Asita Behzadi

Sterben dürfen im Krankenhaus

Paradoxien eines ärztlichen Postulats
in der Behandlung Schwerstkranker

I0005629

DE GRUYTER

Autorin
Asita Behzadi, geboren 1974, ist promovierte (Dr. phil.) Diplom-Psychologin. Sie ist als wissenschaft-liche Mitarbeiterin und Psychoonkologin in der Klinik m. S. Hämatologie, Onkologie und Tumorimmu-nologie der Charité Universitätsmedizin Berlin am Campus Virchow-Klinikum tätig. Bei der vorlie-genden Arbeit mit dem Titel „Sterben dürfen im Krankenhaus. Paradoxien eines ärztlichen Postulats in der Behandlung Schwerstkranker" handelt es sich um eine leicht überarbeitete Fassung ihrer Dissertation, die sie im Dezember 2019 am Fachbereich Erziehungswissenschaft und Psychologie der Freien Universität Berlin verteidigt hat.

Diese Publikation wurde ermöglicht durch eine Co-Finanzierung für Open-Access-Monografien und -Sammelbände der Freien Universität Berlin.

ISBN: 978-3-11-070628-4
e-ISBN (PDF): 978-3-11-070715-1
e-ISBN (EPUB): 978-3-11-070723-6
DOI: https://doi.org/10.1515/9783110707151

Library of Congress Control Number: 2020944768

Bibliografische Information der Deutschen Nationalbibliothek
Die Deutsche Nationalbibliothek verzeichnet diese Publikation in der Deutschen Nationalbibliographie; detaillierte bibliografische Daten sind im Internet über http://dnb.d-nb.de abrufbar.

© 2020 Asita Behzadi, publiziert von Walter de Gruyter GmbH, Berlin/Boston.
Dieses Buch ist als Open-Access-Publikation verfügbar über www.degruyter.com.

Einbandabbildung: Asita Behzadi
Satz/Datenkonvertierung: L42 AG, Berlin
Druck und Bindung: CPI Books GmbH, Leck

www.degruyter.com

Danksagung

Diese Arbeit wäre nie entstanden ohne die Offenheit und Motivation meiner Interviewpartner*innen und der Schlüsselpersonen, die bestehende Handlungspraxis im Krankenhaus zu reflektieren und zu gestalten. Ihnen und allen Pflegenden, Ärzt*innen, Sozialarbeiter*innen, Physiotherapeut*innen, Reinigungskräften, Transporteuren, Masseuren, Psycholog*innen und vielen mehr, die tagtäglich in der Behandlung schwer kranker Menschen engagiert sind, danke ich für die Einblicke in ihre Welten und die vielfältige Zusammenarbeit.

Meiner Erstgutachterin, Prof. Dr. Babette Renneberg, danke ich für ihre Bereitschaft, ein Praxisforschungsprojekt im akademischen Rahmen für dieses spezifische klinische Feld zu ermöglichen. Ihr Vertrauen in meine selbstständige Arbeit und die Anerkennung der Relevanz des Forschungsthemas haben mich im gesamten Prozess getragen. Meinem Zweitgutachter, Prof. Dr. Manfred Zaumseil, danke ich für sein Vertrauen in meine Forschungskompetenz und die wertvollen inhaltlichen Anregungen, die eine Verzahnung von Theorie und Praxis in meiner Arbeit unterstützt haben.

Dass aus einer Frage aus der Praxis überhaupt ein Forschungsprojekt wurde, habe ich Prof. Dr. Anja Hermann, PD Dr. Peter Thuss-Patience und den Klinikleitungen aus den beteiligten Forschungsfeldern zu verdanken, die mich im Projektantrag unterstützten und mir zutrauten, das komplexe Thema zu bearbeiten. Ein großer Dank gilt der Berliner Krebsgesellschaft (BKG) für die Anschubfinanzierung der Studie. Mit der Förderung hat die BKG die Interdisziplinarität und Relevanz der Fragestellung anerkannt und mir den notwendigen Wechsel zwischen Innen- und Außenperspektive auf die Arbeit im Krankenhaus ermöglicht. Einen zentralen Reflexionsrahmen in allen Forschungsphasen hatte ich durch eine begleitende Arbeitsgruppe, zu der, neben Prof. Dr. Anja Hermann und PD Dr. Peter Thuss-Patience, Dipl.-Psych. Gesine Leithäuser und Thea Neumann, M. A. gehörten. Unsere Diskussionen haben mir weitere Perspektiven auf das Untersuchungsfeld eröffnet und zu einer sinnvollen Strukturierung des Forschungsprozesses geführt. Zudem haben Pascale Schmidt als Moderatorin der Gruppendiskussion sowie Thea Neumann, M. A. und Xaver Neumann mit Transkriptionen, außerdem Dipl.-Psych. Gesine Leithäuser und Dipl.-Psych. Isabel Bahro durch intensive Literaturrecherche die Arbeit unterstützt. Maria Matschuk danke ich herzlich für das sorgfältige und kurzfristige Korrektorat und Dipl.-Psych. Sale Traoré danke ich für den kollegialen Rückhalt und Austausch in der klinischen Praxis.

Mein Dank gilt Kolleginnen und Kollegen aus Forschung und Praxis sowie Freundinnen und Freunden, die mich als Türöffner und Diskussionsbegleiter immer wieder ermutigten, klinische Fragestellungen wissenschaftlich zu bearbeiten, und meinen Denkprozess bereichert haben. Dazu gehören neben den bereits benannten vor allem Prof. Dr. Hella von Unger, Prof. Dr. Ulrike Kluge, Prof. Dr. Morus Markard, Prof. Dr. Henning Krampe, Prof. Dr. Bernd Alt-Epping, Prof. Dr. Werner Vogd, Dipl.-

Psych. Rusanna Werbicki, Julia Schnegg, M. A., Samuel Ben Thorah Cohen, Dipl.-Psych. Ronny Krüger, Prof. Dr. Olaf Neumann, Dipl.-Psych. Alkje Königer, Dipl.-Psych. Heike Lampe, Dr. Heike Weschenfelder, Philip Auf, M. A., Dr. Martina Preisler, PD Dr. Anne Letsch, Dr. Oliver Henke und Dr. Gerhard Wolf, das gesamte Team der Palliativstation und des Palliativdienstes am Campus Virchow-Klinikum der Charité sowie meine Familie, die neugierig, herzlich und unterstützend meinen Lebensweg begleitet.

Ganz besonders möchte ich Lale Behzadi und Anja Hermann dafür danken, dass sie bis zur letzten Sekunde des Schreibens gleichermaßen kritisch-sorgsam wie konstruktiv-motivierend mit mir im Gespräch über den Text geblieben sind und dabei den Abschluss im Blick hatten.

Inhalt

Abkürzungsverzeichnis

BÄ	Bundesärztekammer
DGP	Deutsche Gesellschaft für Palliativmedizin
DHPV	Deutscher Hospiz- und Palliativverband
DRG	Diagnosis Related Groups (Fallpauschalen)
EbM	Evidenzbasierte Medizin
EoL	End-of-Life (Lebensende)
GTM	Grounded Theory Methodologie
IP	Interviewpartner*innen
ITS	Intensivstation
KHG	Krankenhausfinanzierungsgesetz
LCP	Liverpool Care Pathway
MBO	Musterberufsordnung für Ärzt*innen
MD	Moral Distress (moralischer Disstress)
OA/OÄ	Oberarzt/Oberärztin
OPS	Operationen- und Prozedurenschlüssel
PA	Prognostic Awareness (prognostische Bewusstheit)
PC	Palliative Care (Palliativversorgung)
PKD	Palliativkonsildienst/Palliativdienst
PV	Patient*innenverfügung
SAPV	Spezialisierte Ambulante Palliativversorgung
SDM	Shared Decision Making (geteilte Entscheidungsfindung)
SOP	Standard Operating Precedures
StGB	Strafgesetzbuch
WHO	Weltgesundheitsorganisation

1 Einleitung

Der Titel dieser Arbeit, „Sterben dürfen im Krankenhaus", beinhaltet keinen Aufruf zur aktiven Sterbehilfe. Vorgestellt werden vielmehr Studienergebnisse, die Widersprüche zwischen konzeptionellen Überlegungen, ethisch-moralischem Anspruch, normativen Erwartungen und klinischer Praxis in der Behandlung Schwerstkranker und Sterbender[1] aufzeigen: Im *Postulat vom Sterbendürfen im Krankenhaus* verdichtet sich der Appell der interviewten Ärztinnen und Ärzte zu Hinweisen auf eine diffuse ärztliche Bewusstheit in der Behandlung Sterbender sowie – einmal mehr – auf die stark hierarchische Organisation des deutschen Gesundheitswesens.

Anstoß für die vorliegende Untersuchung war zum einen eine erlebte Diskrepanz zwischen gesundheitspolitischen Konzepten und Initiativen wie der Charta zur Betreuung schwerstkranker und sterbender Menschen [1] und der Behandlungspraxis im Krankenhaus, zum anderen die notwendige Auseinandersetzung mit der Behandlung eben dieser Patient*innengruppe[2] im Krankenhaus als dem Sterbeort Nummer Eins in Deutschland mit ca. 50 % aller Sterbefälle [2]. Bereits 2001 hatte der Sachverständigenrat für die konzentrierte Aktion im Gesundheitswesen in einem Gutachten zur Bedarfsgerechtigkeit und Wirtschaftlichkeit die Dominanz einer an akuten Krankheiten ausgerichteten kurativen[3] Behandlung festgestellt, mit der die Versorgung terminaler und chronisch Kranker in Deutschland als unbefriedigend beschrieben wurde [3, S. 19ff]. Die demografischen und medizinischen Entwicklungen verweisen darauf, dass weiterhin, trotz der gesundheitspolitischen Stärkung ambulanter palliativmedizinischer Versorgungsstrukturen, sogar mehr Patient*innen mit fortgeschrittenen Krebserkrankungen oder anderen chronischen progredient verlaufenden Erkrankungen akut stationär aufgenommen werden. Damit geht es weniger um das Ob des Sterbens in Institutionen, sondern um das Wie und Wann.

---

1 Die Begriffspaarung *schwerstkranke und sterbende Patient*innen* greife ich konzeptuell auf in Anlehnung an die Charta zur Versorgung schwerstkranker und sterbender Menschen [1], um nicht vorab z. B. die Kategorie Palliativpatient*innen festzulegen und um im Untersuchungsverlauf differenzierende Begriffsverwendungen der interviewten Ärzte und Ärztinnen rekonstruieren zu können.
2 In der vorliegenden Arbeit verwende ich eine gender*sensible Schreibweise. Die Bezeichnung *Akteur* und *Behandler* verwende ich übergreifend wie Mensch und Person. Ist eine konkrete Person gemeint, dann wird sie entsprechend ihrem sozialen Geschlecht benannt. Um dem Untersuchungskontext Krankenhaus gerecht zu werden, verwende ich den Terminus Patient*innen im Zusammenhang mit der Behandlung von Menschen im Krankenhaus. Der Begriff *Versorgung* umfasst Angebote und Leistungen unterschiedlicher Professionen im Gesundheitswesen. Behandlungen oder Therapien sind spezifische Versorgungsmaßnahmen.
3 Unter einer kurativen Behandlung wird eine Behandlung mit dem Ziel der Heilung verstanden. Eine palliative Behandlung fokussiert nicht auf Heilung, sondern auf Symptomlinderung. *Palliativ* leitet sich vom lateinischen Wort *pallium* ab und bedeutet „ummanteln", was mit *umsorgen* übersetzt wird. Im Verlauf der Ergebnisdarstellung zeige ich, wie Kriterien, Begriffe und Behandlung von den interviewten Ärzten und Ärztinnen begründet bzw. verwendet werden.

Die Spannweite der sowohl gesellschaftlich als auch fachlich geführten Debatte über ethisch-moralische Fragen der Behandlung und Versorgung von Menschen am Ende des Lebens reicht von der Thematisierung der rechtlichen Regelung der Sterbehilfe, dem inzwischen auch politisch aufgegriffenen Pflegenotstand[4] bis hin zu einer normativen Erwartung an Patient*innen, ihre Sterberolle einzunehmen [4–5]. In der öffentlichen Präsenz palliativer und hospizlicher Themen zeigt sich: Tod und Sterben[5] sind kein Tabu mehr – und doch bleibt das konkrete Sterben, der eigene Tod unvorstellbar [6]. Epikur schrieb über den Tod: „Solange wir sind, ist er nicht da, und wenn er da ist, sind wir nicht mehr." [7, S. 40]. Diese Nicht-Sichtbarkeit oder Ausblendung des Todes bezeichnet Brachtendorf als einzigartigen anthropologischen Konflikt: Der fundamentale Antrieb des Menschen, sich selbst erhalten zu wollen, kollidiere mit der Gewissheit, dass genau dies unmöglich ist [8, S. 257].

Der von Epikur positiv gedachte Bezug zum Leben durch die Ausblendung des Todes hat Konsequenzen für die klinische Praxis eines Krankenhauses, in der Antworten auf die offenen Fragen des Wie und Wann des Sterbens für die Behandler*innen täglich zwingend sind. Zudem zeigen sich gegenwärtig völlig gegenläufige Trends, vor deren Hintergrund die Behandlung stattfindet:

- Eine rasante Entwicklung diagnostischer und therapeutischer Techniken mit einer Fokussierung aller Beteiligten auf Heilung bei einem gleichzeitig breiter werdenden Spektrum unheilbar chronisch kranker Menschen und einer zunehmenden Professionalisierung der Palliativversorgung[6].
- Eine gesellschaftlich lauter werdende Forderung nach würdevoller und individueller Sterbebegleitung bei einem immer stärker ökonomisierten Gesundheitswesen.
- Ein Paradigmenwechsel in der medizinischen Behandlung vom Benefizienz- zum Autonomie-Prinzip – neoliberal ausgelegt als Anbieter-Kunden-Beziehung –, welche die Ärzt*in-Patient*in-Beziehung verändert und die ärztliche Profession transformiert.

Diese widersprüchlichen Entwicklungslinien finden ihren Widerhall in der klinischen Praxis, was mich zur Forschungsfrage führt: Wie erleben die medizinischen Akteure die Behandlungspraxis im Krankenhaus in Anbetracht der vielfältigen An-

---

4 Die Begriffe Pflege, Pflegekraft, Pflegepersonal verwende ich synonym als Professionsbezeichnung.

5 In der (Forschungs)Literatur findet sich oftmals eine Gleichsetzung von Tod und Sterben. Wenn ich in dieser Arbeit von Sterben schreibe, dann meine ich einen Prozess über Tage, Wochen bis Monate mit Präterminal-, Terminal- und Finalphase, die dem Tod vorangeht. Dieser lange Zeitraum verweist auf die Nähe zu chronischen Erkrankungen mit schweren Verläufen. Der Tod bezeichnet in Anlehnung an die biomedizinische Definition das Ende aller Lebens- und Hirnfunktionen.

6 Die Begriffe Palliative Care, Palliativmedizin und Palliativversorgung werden oft synonym verwendet. In dieser Arbeit werde ich vorrangig von Palliativversorgung sprechen. Die unterschiedlichen Begriffstraditionen erläutere ich in Kapitel 2.1.5.

forderungen? Mit dem Wissen, dass nur die wenigsten schwerstkranken und sterbenden Patient*innen im Krankenhaus auf einer Palliativstation behandelt werden, ergibt sich daraus eine weitere Frage: Wie erfolgt die somit für alle medizinischen Fach- und Funktionsbereiche eines Krankenhauses relevante Palliativversorgung?

Obwohl der Nutzen einer palliativmedizinischen Versorgung im gesamten Behandlungsverlauf bereits wissenschaftlich untermauert wird, gibt es eine Forschungslücke hinsichtlich der organisatorischen und sozialen Bedingungen der Integration bzw. der Gründe für ihr Misslingen. Denn Forschungsaktivitäten im Bereich der Palliativversorgung beschränken sich bisher meist auf die Untersuchung spezialisierter Bereiche wie Palliativstationen, Palliativkonsildienste (PKD) oder die Spezialisierte Ambulante Palliativversorgung (SAPV). Zudem lassen sich Ergebnisse und Erfahrungen aus anderen Ländern, in denen diese Forschungslücke gefüllt wurde, aufgrund der sehr unterschiedlichen Medizinkulturen sowie Organisations-, Rechts- und Finanzierungsmodelle der Gesundheitssysteme schwerlich übertragen, sehr wohl aber als Lernmodelle betrachten [9–12].

Für ein besseres Verständnis der Voraussetzungen für die Einbeziehung palliativer Ansätze in alle medizinischen Bereiche und Fachdisziplinen ist daher eine gründliche Erforschung der handlungsleitenden bzw. -rechtfertigenden Konzepte stationärer Akteure jenseits der Palliativversorgung in Deutschland notwendig. Ärzte und Ärztinnen sind im hierarchisch organisierten Krankenhaus diejenigen, die maßgeblich Diagnostik und Therapie verantworten und im Spannungsfeld von „ärztlichem Ethos und der ökonomisch administrativen Rationalität" entscheiden [13, S. 434]. Wie erleben sie die Behandlung palliativer Patient*innen, dieser nicht Heilbaren, gar Sterbenden im Krankenhaus, die Vogd als „Verstörungen" routinierter Abläufe identifiziert hat [13, S. 435]? Im Fokus der vorliegenden qualitativen Untersuchung steht daher die ärztliche Perspektive als soziale Repräsentation der Behandlungspraxis im organisationalen Feld Krankenhaus.

Für eine grundlegende Kontextualisierung der Untersuchung stelle ich in Kapitel 2 zunächst als Rahmenbedingung die Rolle des Krankenhauses in der medizinischen Versorgung dar, konkret in der Behandlung schwerstkranker und sterbender Patient*innen unter rechtlichen, ökonomischen, medizinischen und ethischen Gesichtspunkten. Aus den theoretischen Vorüberlegungen zu ärztlichen Herausforderungen in palliativen Behandlungssituationen, den daraus resultierenden Implikationen für die Ärzt*in-Patient*in-Beziehung, den ärztlichen Einstellungen zu spezialisierten palliativmedizinischen Angeboten sowie der Entscheidungsfindung am Lebensende als Ausnahmesituation entwickle ich die Fragestellung für die vorliegende qualitative Untersuchung weiter (Kap. 3). Daran anschließend stelle ich die methodologische Konzeption und methodische Durchführung vor (Kap. 4). Die Rekonstruktion der ärztlichen Erfahrungen mit der Behandlung schwerstkranker und sterbender Patient*innen und die Zusammenführung der Ergebnisse im *ärztlichen Postulat vom Sterbendürfen im Krankenhaus* erfolgt in Kapitel 5. Abschließend ordne ich die Analyseergebnisse in gegenwärtige wissenschaftliche Diskurse ein und lote ihr Potenzial für Forschung und Praxis aus (Kap. 6).

2 Rahmenbedingungen und Stand der Forschung

Fragen zum Umgang mit Lebensphänomenen wie Krankheit und Sterben sind Themen der Bioethik; und Düwell stellt dazu fest: „Die Fragen der Bioethik sind nur in interdisziplinärer Zusammenarbeit zu beantworten." [14, S. 25]. In der vorliegenden Arbeit trage ich dieser Forderung nach Interdisziplinarität Rechnung und beziehe Forschungsarbeiten aus unterschiedlichen Fachdisziplinen zum Thema *Sterben im Krankenhaus* ein: Medizinsoziologie, Medizinethik, Anthropologie, Ethnologie, Psychologie und Public Health. Die Medizin ist traditionell ein Feld, in dem verschiedenste medizinische und auch nicht-medizinische Professionen und Fachdisziplinen zusammenarbeiten. Da der Fokus dieser Studie auf den stationsärztlichen Erfahrungen mit der Behandlung schwerstkranker und sterbender Menschen im Krankenhaus liegt, gehe ich spezifischer auf Überlegungen zum ärztlichen Handeln ein.

Mit der Vorstellung der institutionellen, organisationalen, rechtlichen, ökonomischen und ethischen Rahmenbedingungen möchte ich die Leser*innen in diesem Kapitel einstimmen auf die heterogenen Anforderungen und Ansprüche an die medizinische Behandlung nicht heilbar oder schwer chronisch Erkrankter im Krankenhaus (vgl. Kap. 2.1.). Daran anschließend vertiefe ich den Blick auf theoretische und empirische Überlegungen zum ärztlichen Erleben und (Be)Handeln schwerstkranker und sterbender Menschen (vgl. Kap. 2.2.).

2.1 Institutionalisierung, Verrechtlichung und Professionalisierung der Sterbebegleitung

Mit den Fortschritten der Medizin und dem demografischen Wandel in modernen Gesellschaften haben sich seit Mitte des 20. Jahrhunderts die Fragen zum Thema Sterben und Tod grundlegend geändert [15–16].[7] Dies betrifft:

---

[7] Einen umfassenden Überblick über die historische Entwicklung des gesellschaftlichen Bildes vom Tod bieten u. a. Nassehi & Weber. Sie zeigen für die Moderne kein homogenes Todesbild und ein vorherrschendes Primat naturwissenschaftlicher Erkenntnis mit einer Verdrängung des Todes als strukturellem Merkmal der Modernität. Dies führt sie zum Entwurf einer Theorie der Todesverdrängung, welche einer Paradoxie entspringt: „So entpuppt sich die Rationalisierung des Todes als seine Irrationalisierung, d. h. als seine Ausgliederung als sinnhafter Topos aus der Welt rationaler Bedeutungen." [17, S. 319]. Sie folgen damit Elias, der die soziale Verdrängung des Todes im Zuge des Zivilisationsschubes beschreibt: „Nichts ist charakteristischer für die gegenwärtige Haltung zum Tode als die Scheu der Erwachsenen, Kinder mit den Fakten des Todes bekannt zu machen." [18, S. 31]. Einer Kritik an dem Befund einer gegenwärtigen Todesverdrängung halten Nassehi & Weber entgegen, dass trotz der zunehmenden öffentlichen Thematisierung des Todes, spätestens seit Kübler-Ross [19], eine Verdrängung des Todes aus dem Sozialen bestehe. Weitere thanatologische Überlegungen, welche eher die Ambivalenz des Todes zwischen Skandal und Verheißung als die Verdrängung diskutieren, finden sich bei Gehring et al. [20]. Ebeling versammelt in seinem Sammelband

- den Zeitpunkt des Todeseintritts (Wann?), der durch die Möglichkeiten der Reanimation und der künstlichen Lebensverlängerung dem medizinischen Handeln und damit der verantwortbaren Entscheidung unterliegt;
- den Ort des Sterbens (Wo?), da Sterben überwiegend in Institutionen wie Krankenhäusern, (geriatrischen) Pflegeeinrichtungen oder Hospizen stattfindet;
- und die Bedingungen des Sterbens (Wie?), die mit Bezug zum Zeitpunkt und dem Ort des Sterbens u. a. medizinische, ethische, rechtliche, ökonomische und habituelle Fragen aufwerfen.

Im Gesundheitswesen finden sich diese Fragen wieder in einem Spannungsfeld von Kooperation und Wettbewerb. Sie finden sich ebenfalls wieder als gravierende Kulturunterschiede in der Medizin, beispielsweise in den Gegensätzen von kurativ vs. palliativ, ambulant vs. stationär und disziplinär vs. inter- und multidisziplinär [23–25]. Diese Kulturunterschiede bleiben so lange unproblematisch, wie die Einflusssphären und Identitäten der professionell Beteiligten nicht angetastet werden. Besonders zwei Faktoren stellt Rosenbrock als Hindernisse für Entwicklungen im Gesundheitswesen heraus: das Primat der Ökonomie und die Dominanz der kurativen Medizin [26]. Palliativmedizin berührt die Handlungsorientierung im Gesundheitswesen fundamental, da sie nicht Heilung, sondern Lebensqualität ins Zentrum stellt [9, 27]. Dörner beschreibt im Lehrbuch der ärztlichen Grundhaltung in der Orientierung an den schwächsten Patient*innen, d. h. einer Arbeit „vom letzten her", die Chance, die Behandlungs- und Versorgungsqualität für alle Patient*innen zu steigern [28, S. 97ff].

2.1.1 Die Rolle des Krankenhauses

Das moderne Krankenhaus als Ort der Heilung ist eine Erfindung der letzten 200 Jahre. Bis dahin war es als Siechenhaus Ort der Pflege für die Ärmsten. Erst mit der zunehmenden Forschungsaktivität und der Entwicklung medizinischer Fachdisziplinen zogen Ärzt*innen hauptberuflich ins Krankenhaus ein, wo vormals die Pflege dominierte – und mit ihnen ein grundlegend neuer, rationaler Umgang mit Krankheit und Tod [29]. Ariés beschreibt eine Verschiebung der Orte des Todes seit den 1930er Jahren. Gestorben werde nicht mehr selbstverständlich zu Hause, sondern im Krankenhaus. Als Grund benennt er die potentielle Möglichkeit der Heilung im Krankenhaus:

Überlegungen prominenter Philosophen zum Tod in der Moderne [21]. In seinen Studien zur Geschichte des Todes im Abendland rekonstruiert Ariés die historische Entwicklung der Einstellungen zum Tode mit einem Bild vom „verbotenen Tod" in der Moderne [22].

> Man stirbt im Krankenhaus, weil das Krankenhaus zu der Stätte geworden ist, wo man die Betreuung erhält, die zu Hause nicht mehr gewährleistet ist. Es war früher das Asyl der Notleidenden, der Pilger; es wurde fürs erste zum medizinischen Zentrum, in dem man heilte und gegen den Tod kämpfte. Diese kurative Funktion hat es immer gehabt, doch beginnt man heute auch, einen bestimmten Typus von Krankenhaus als privilegierten Ort des Todes aufzufassen. Man ist im Krankenhaus gestorben, weil die Ärzte beim Versuch der Heilung erfolglos waren. [22, S. 58]

Die kurative Funktion des Krankenhauses werte den Tod an diesem Ort auf, da um das Leben gekämpft worden sei. Mit seiner These, das Krankenhaus sei ein privilegierter Sterbeort, bietet er eine plausible Erklärung für das Auftauchen Schwerstkranker und Sterbender in Rettungsstellen – ob allein oder durch ihre Angehörigen gebracht. Zugleich macht diese These die gesundheitspolitische Hoffnung zunichte, dass allein strukturelle Maßnahmen der Stärkung des ambulanten Bereiches daran etwas ändern. Vielmehr wird es notwendig, gesamtgesellschaftlich nach Vorstellungen zu Gesundheit und Krankheit sowie den Potenzialen und Grenzen einer medizinisch-technischen Machbarkeit – nicht nur in der Institution Krankenhaus – zu fragen.

Auch gegenwärtig bestreitet niemand die Rolle des Akutkrankenhauses bei der Versorgung schwerkranker sowie sterbender Menschen. Die Zahlen sprechen eine deutliche Sprache: Obwohl 55 % der Deutschen angeben, zu Hause sterben zu wollen [30][8], sieht die Praxis anders aus: Das Sterben in Deutschland ereignet sich mit bis zu 75 % vor allem in Institutionen. Untersuchungen zeigen als Orte des Sterbens mit 50 % das Krankenhaus, 20 % Pflegeeinrichtungen, 24 % zu Hause, 5 % Hospize und 1–2 % Palliativstationen [2, 31–33]. In den letzten 20 Jahren bewegt sich der Anteil der Sterbefälle[9] im Akutkrankenhaus relativ konstant zwischen 45 bis 50 % [31, 35–37]. Das Krankenhaus ist damit der häufigste Sterbeort in Deutschland wie in anderen Industriestaaten. Somit ist für den genuin kurativ orientierten Bereich Akutkrankenhaus die Versorgung schwerstkranker und sterbender Patient*innen sowie schwer chronisch Kranker kein Randthema.[10] Und doch bleibt in der Zielsetzung des

---

8 Wie die Ergebnisse einer Befragung von vornehmlich gesunden Menschen zum bevorzugten Sterbeort einzuordnen sind, muss kritisch diskutiert werden. Denn Angaben zur Präferenz des „zu Hause" Sterbens bieten einen breiten Interpretationsspielraum: Ist es eine Aussage zur eigenen Sterbeplanung, eine Ausblendung von eigener Krankheit und Pflegebedürftigkeit oder eine soziale Aussage mit einer Ablehnung des angenommenen „einsamen" Sterbens in Institutionen?

9 Im Jahr 2015 verstarben 925.200 Menschen in Deutschland. Die Hälfte der verstorbenen Frauen und ein Viertel der verstorbenen Männer waren 85 Jahre und älter. Die häufigsten Todesursachen sind seit Jahren gleichbleibend an erster Stelle Herz-Kreislauferkrankungen und an zweiter Stelle Krebserkrankungen [34].

10 Strukturpolitische Maßnahmen zur Förderung der spezialisierten ambulanten Palliativversorgung in Deutschland berufen sich auf die Diskrepanz von realen Sterbeorten und dem Wunsch zum Ort der Pflege und des Sterbens. Ergebnisse einer Untersuchung in Kanada und Großbritannien verweisen allerdings auf die Erfahrung von Akteuren der Palliativversorgung, dass eine verbesserte ambulante Unterstützung der Patient*innen und Angehörigen nicht den Sterbeort verschiebt, aber den stationären Aufenthalt in den letzten Lebenstagen verkürzt [38, 10].

Krankenhauses Sterbebegleitung unerwähnt; allenfalls der Terminus der Linderung könnte als symptomorientierte Behandlungsperspektive ausgelegt werden. So sind Krankenhäuser laut Krankenhausfinanzierungsgesetz „Einrichtungen, in denen durch ärztliche und pflegerische Hilfeleistung Krankheiten, Leiden oder Körperschäden festgestellt, geheilt oder gelindert werden sollen oder Geburtshilfe geleistet wird und in denen die zu versorgenden Personen untergebracht und verpflegt werden können" [39].[11] Dieser Behandlungsauftrag gilt für Krankenhäuser aller drei Versorgungsstufen [41]: Krankenhäuser der Grundversorgung[12], Schwerpunktkrankenhäuser[13] und Krankenhäuser der Maximalversorgung[14]. Zusätzlich ist als Aufgabe von Universitätskrankenhäusern Lehre und Forschung festgeschrieben.

Bereits seit 2002 wurde vom Deutschen Bundestag durch die Enquete-Kommission „Ethik und Recht der modernen Medizin" die Empfehlung ausgesprochen, die Behandlung Sterbender in Krankenhäusern durch strukturelle Maßnahmen zu unterstützen, da die Situation unbefriedigend sei. Damit sind sowohl Fort- und Weiterbildung des Personals als auch die stärkere Einbeziehung der Pflege in die Sterbebegleitung und deren Berücksichtigung in den Stellenschlüsseln gemeint. Insgesamt wird für die Sterbebegleitung in den Krankenhäusern eine bessere finanzielle Absicherung gefordert, z. B. Tagesbudgets für Schwerkranke und Sterbende und eine angemessene Finanzierung der Palliativmedizin [42] (vgl. Kap. 2.1.3. zur ökonomischen Situation der Krankenbehandlung). Der Deutsche Ethikrat hat in einer nachfolgenden Stellungnahme das Patient*innenwohl als ethischen Maßstab für das Krankenhaus insgesamt formuliert [43]. Auch wenn Krankenhäuser laut Selbst- und Fremddefinition ein humanes Ziel verfolgen, schreiben Nassehi und Weber [17, S. 183ff & S. 234f] in Anlehnung an Rhode [44, S. 13ff] der Institution Krankenhaus zwei dehumanisierende[15] Strukturmerkmale zu: Zum einen sei einer modernen Gesellschaft die Gefahr inhärent, Institutionen nach rein funktionalistischen Prinzipien

---

11 Eine ähnliche Formulierung findet sich in § 107 des Sozialgesetzbuchs Fünftes Buch (SGB V), welches den Arbeitsauftrag von Krankenhäusern definiert [40].

12 Krankenhäuser der Grundversorgung verfügen über mindestens eine Hauptfach- oder Belegabteilung für Innere Medizin sowie eine weitere Abteilung eines anderen Fachgebiets, oftmals Chirurgie.

13 Schwerpunktkrankenhäuser verfügen über Hauptfachabteilungen für Innere Medizin und Chirurgie sowie über mindestens sechs weitere Hauptfachabteilungen.

14 Krankenhäuser der Maximalversorgung verfügen über Hauptfachabteilungen für Innere Medizin und Chirurgie sowie über mindestens zehn weitere Hauptfachabteilungen, denen besondere Aufgaben der Hochleistungsmedizin zugewiesen sind, z. B. die Organtransplantation und die Blutstammzelltransplantation.

15 Als Gegenoffensive hat die Medizin seit kurzem die individualisierte oder personalisierte Medizin als neues Behandlungsparadigma ausgerufen. Schleidgen et al. definieren das Ziel der individualisierten Medizin als therapeutische Ansätze, die mit Hilfe von Biomarkern und der Genetik auf das Individuum zugeschnitten sind [45]. Anders als die Begriffe „individuell" und „personalisiert" suggerieren, ist hier nicht das Individuum als psychosoziale Person gemeint, sondern die Genetik einer Person. Wie sich diese paradigmatische Neuorientierung, die sich in den Begriffen und durchaus im

zu strukturieren. Das inhumane oder depersonalisierende Bild von Krankenhäusern in der Öffentlichkeit werde verstärkt durch eine technische Orientierung und Verschiebung des Tätigkeitsspektrums auf patientenferne, bürokratische Handlungen, während die Kommunikation und Interaktion mit den Patient*innen, aber auch der professionellen Akteure untereinander an Bedeutung verliere [23, 46]. Arnold formuliert die Konsequenzen dieser Entwicklung wie folgt: „Unvermeidlich musste dies Rückwirkungen auf das Verständnis des Krankenhauses, sein Bild in der Öffentlichkeit und die Erwartungen der Patienten haben." [47, S. 17]. Interessanterweise ist das Bild in der Öffentlichkeit gegenwärtig eher ambivalent als rein kritisch. Rhode beschrieb schon 1973 das Verhältnis von Krankenhaus und Gesellschaft als Dimension, „welche zwischen den beiden Extremen der Glorifizierung und der Denunziation sich polarisiert und vermutlich – wenn man so etwas wie ein kollektives Bewusstsein annehmen will – zwischen diesen Polen ständig oszilliert" [44, S. 632].

Das zweite dehumanisierende Strukturmerkmal ergebe sich aus der Charakterisierung des Krankenhauses als Ausprägung einer „totalen Institution", die Goffman wie folgt beschreibt:

> Eine totale Institution läßt sich als Wohn- und Arbeitsstätte einer Vielzahl ähnlich gestellter Individuen definieren, die für längere Zeit von der übrigen Gesellschaft abgeschnitten sind und miteinander ein abgeschlossenes, formal reglementiertes Leben führen. [48, S. 11]

Dieses Bild des Abgeschnitten-Seins der Menschen im Krankenhaus lässt sich für alle Stationsbereiche zeigen. Zudem verweist das Abgeschnitten-Sein auf die nach wie vor starke sektorale Abgrenzung zwischen einer ambulanten, häuslichen Versorgung einerseits und einer stationären Krankenhausbehandlung andererseits. All dies sind gute Gründe, das Krankenhaus als wichtiges Lernfeld anzusehen, in dem wir mehr über den gegenwärtigen gesellschaftlichen Umgang mit schwerkranken und sterbenden Menschen erfahren können.

Die aktuellste Situationsbeschreibung zum Thema „Sterben im Krankenhaus" in Deutschland liefern George et al. unter dem gleichnamigen Titel [49]. Bereits vor 25 Jahren hatten die Forscher in einer bundesweiten Befragung den Umgang mit Sterben(den) in Krankenhäusern untersucht und können daher Trends aufzeigen. Insgesamt beteiligten sich 212 Krankenhäuser an der Befragung 2013. Der Fragebogen mit 39 Items wurde von Teilnehmer*innen verschiedener Berufsgruppen beantwortet. Die Ergebnisse zeigen zusammenfassend, dass über alle Professionen hinweg vor allem die zeitliche Ressource für die Betreuung Sterbender im Krankenhaus nach wie vor als unzureichend eingeschätzt wird. In der medizinischen Ausbildung gebe es eine Verbesserung im Vergleich zu 1988; gemessen am heutigen Wissensstand wird jedoch ein großer Weiterbildungsbedarf für die Palliativversorgung formuliert.

---

medizinisch-technischen Ansatz zeigt, auf der sozialen und psychologischen Ebene einer Krankenbehandlung und damit der Ärzt*in-Patient*in-Beziehung bemerkbar macht, bleibt abzuwarten.

Ein bedeutsames Ergebnis ist die Zunahme von unnötig lebensverlängernden Maßnahmen an Sterbenden aus Sicht der Befragten. Sagten das 1988 noch 32 %, waren es 2013 mit 43 % deutlich mehr [50, S. 87]. Fazit aus den Studienergebnissen: „Kliniken sind auf Sterbende nicht vorbereitet." [51].

Die Institution Krankenhaus nimmt neben der dargestellten kulturellen auch eine soziale Rolle in der Gesellschaft ein bzw. diese wird ihr zugeschrieben. Die soziale Rolle zeigt sich in den vielfältigen Interaktionen zwischen verschiedensten Akteuren. In der medizinischen Behandlung wird der Beziehung zwischen Ärzt*in und Patient*in eine zentrale Stellung eingeräumt. Diese Beziehung stelle ich in Kapitel 2.2.1.2. vor.

2.1.2 Medizinethische und -rechtliche Grundlagen

Die Frage des Wie des Sterbens wird explizit von der Palliativmedizin aufgegriffen, die sich aus der Hospizbewegung als eigenständige medizinische Fachrichtung entwickelt hat [52]. Gleichwohl folgen palliativmedizinische Ansätze den ältesten ärztlichen Prinzipien einer angewandten Ethik [28, 53–54]. Beauchamp und Childress haben vier klassische medizinethische Prinzipien zusammengefasst [55]:

(1) Das **Autonomieprinzip**: Jede Person besitzt Entscheidungsfreiheit und das Recht auf Förderung der Entscheidungsfähigkeit. Grundlage der Entscheidung ist die Forderung des informierten Einverständnisses (engl.: *informed consent*) vor jeder diagnostischen und therapeutischen Maßnahme und die Berücksichtigung der Wünsche, Ziele und Wertvorstellungen der Patient*in.

(2) Das **Prinzip der Schadensvermeidung**: Schädliche Eingriffe sind zu unterlassen. Dies scheint zunächst selbstverständlich, kommt aber bei eingreifenden Therapien (z. B. Chemotherapie) häufig in Konflikt mit dem Prinzip der Fürsorge.

(3) Das **Prinzip der Fürsorge**: Behandler*innen sind zu aktivem Handeln verpflichtet, welches das Wohl der Patient*in fördert und ihm/ihr nützt. Das Fürsorgeprinzip steht häufig im Konflikt mit dem Prinzip der Schadensvermeidung.

(4) Das **Prinzip der Gerechtigkeit**: Gefordert ist eine faire Verteilung von Gesundheitsleistungen. Gleiche Fälle sollten gleichbehandelt werden.

Ärzt*innen in Deutschland schwören heute nicht mehr den Eid des Hippokrates, das älteste bekannte ärztliche Gelöbnis aus dem 5. Jahrhundert vor Beginn der Zeitrechnung. Dennoch enthält er Elemente, die sich auch heute in der Medizinethik und Berufsordnung für Ärtzt*innen wiederfinden, wie das Nicht-Schadensprinzip, die Schweigepflicht und auch das Thema der Sterbehilfe [56–57]. Vor allem die Aussage zur Sterbehilfe, die abzulehnen sei, wird kontrovers diskutiert und damit auch die Frage, ob der hippokratische Eid heute noch dem Zeitgeist entspricht. Interessanterweise sind es oftmals Medizinethiker*innen, die darin durchaus das Potenzial als Reflexionstext sehen [58]. Heute ist es das Genfer Gelöbnis, welches Ärztinnen und Ärzte ablegen. 2017 hat der Weltärztebund das Gelöbnis von 1948 aktualisiert, um dem

Paradigmenwechsel von der Fürsorgeethik zur Patientenautonomie Rechnung zu tragen [59]. Das aktuelle Gelöbnis der Musterberufsordnung (MBO) der Bundesärztekammer orientiert sich stark am Genfer Gelöbnis.[16] In den Präambeln der MBO der Bundesärztekammer (BÄ) sind auch die Aufgaben und die Verantwortung von Ärzt*innen bei der Begleitung und Versorgung sterbender Patient*innen umfassend formuliert. Darin wird betont, dass die ärztliche Verpflichtung, Leben zu erhalten, nicht unter allen Umständen bestehe und im Falle „irreversiblen Versagens einer oder mehrerer vitaler Funktionen" durch die Hilfe bei einem menschenwürdigen Sterben ersetzt werden sollte:

> Aufgabe der Ärztinnen und Ärzte ist es, das Leben zu erhalten, die Gesundheit zu schützen und wiederherzustellen, Leiden zu lindern, Sterbenden Beistand zu leisten und an der Erhaltung der natürlichen Lebensgrundlagen im Hinblick auf ihre Bedeutung für die Gesundheit der Menschen mitzuwirken. [60, S. A2: § 1 (2)]

Von der Bundesärztekammer sind zudem Grundsätze zur ärztlichen Sterbebegleitung formuliert [61]: Für Patient*innen, die in absehbarer Zeit sterben werden, auch, wenn sie sich noch nicht im Sterbeprozess befinden, gelte das Gebot einer Änderung des Behandlungsziels von einer Lebensverlängerung zu einer Leidensverkürzung mit Verweis auf eine nachfolgende palliative Behandlung. Auch der Wille der Patient*in könne die Änderung des Behandlungsziels gebieten:

> Bei Patienten, die sich zwar noch nicht im Sterben befinden, aber nach ärztlicher Erkenntnis aller Voraussicht nach in absehbarer Zeit sterben werden, ist eine Änderung des Behandlungsziels geboten, wenn lebenserhaltende Maßnahmen Leiden nur verlängern würden oder die Änderung des Behandlungsziels dem Willen des Patienten entspricht. An die Stelle von Lebensverlängerung und Lebenserhaltung tritt dann die palliativmedizinische Versorgung einschließlich pflegerischer Maßnahmen. [...] Ein offensichtlicher Sterbevorgang soll nicht durch lebenserhaltende Therapien künstlich in die Länge gezogen werden. Darüber hinaus darf das Sterben durch Unterlassen, Begrenzen oder Beenden einer begonnenen medizinischen Behandlung ermöglicht werden, wenn dies dem Willen des Patienten entspricht. Dies gilt auch für die künstliche Nahrungs- und Flüssigkeitszufuhr. [61, S. A347]

Bei der Entscheidungsfindung über eine Therapiezieländerung wird ein Konsens von Ärzt*in und Pflegenden angeraten sowie eine Beachtung des Willens der Patient*in [61, S. A346]. Der mehrfache Verweis auf den Willen der Patient*in in den Grundsätzen des BÄ folgt einer Formulierung im 2009 in Kraft getretenen Gesetz zur Patientenverfügung (PV) § 1901a Abs. 1 im Bürgerlichen Gesetzbuch [62]. Damit wurde ein Paradigmenwechsel eingeläutet von der Fürsorge hin zum Vorrang der Patient*innen-Autonomie. Die PV ist eine vorsorgliche Erklärung der Patient*in, mit der medi-

---

16 Vgl. Bundesärztekammer zum ärztlichen Gelöbnis: „Bei meiner Aufnahme in den ärztlichen Berufsstand gelobe ich, mein Leben in den Dienst der Menschlichkeit zu stellen. Ich werde meinen Beruf mit Gewissenhaftigkeit und Würde ausüben. Die Erhaltung und Wiederherstellung der Gesundheit meiner Patientinnen und Patienten soll oberstes Gebot meines Handelns sein." [60, S. A2].

zinische Maßnahmen, die eventuell in Zukunft erforderlich werden können, im Vorhinein erbeten oder untersagt werden können. Nach einer Rechtsprechung aus dem Jahr 2016 muss eine PV konkrete Festlegungen für bestimmte beschriebene Situationen enthalten; eine allgemeine Ablehnung lebenserhaltender Maßnahmen reicht nicht aus [63]. Eine PV ist mit der Unterschrift verbindlich. Trotz dieser rechtlichen Möglichkeit, den eigenen Willen über Behandlung und Betreuung verbindlich zu formulieren für den Fall der Einwilligungsunfähigkeit, zeigt sich in der klinischen Praxis, dass PV oftmals nicht berücksichtigt werden. Es lassen sich vier Gründe für die fehlende ärztliche Einbeziehung und Befolgung von Patientenverfügungen im klinischen Alltag differenzieren: Die PV wird a) ärztlicherseits nicht befolgt, ist b) nicht verlässlich und bezogen auf eine spezifische Maßnahme nicht aussagekräftig, ist c) nicht vorliegend oder wurde d) nicht erstellt [64]. Den Zusammenhang von ärztlichen Einstellungen und der Berücksichtigung von PV im Rahmen von Entscheidungen bei Sterbenden stelle ich in Kapitel 2.2.2.2 vor.

Aus der Stärkung des Patient*innenrechts mit dem Patient*innenverfügungsgesetz 2009 und damit des Patient*innenwillens resultiert eine Unsicherheit der Ärzt*innen, die auch auf unklaren Formulierungen in den Grundsätzen der BÄ beruhen. Infolgedessen und auch aufgrund gesellschaftlicher Debatten über selbstbestimmtes Sterben mit Blick auf den Umgang europäischer Nachbarländer wie die Niederlande, Belgien und Luxemburg, in denen aktive Sterbehilfe straffrei ist [65], wurde der Bedarf nach einer Neuregelung der Sterbehilfe laut. Denn einerseits gilt „Unterlassen, Begrenzen oder Beenden einer begonnenen medizinischen Behandlung" als erlaubt, wenn nicht gar geboten, wenn es dem Patient*innenwillen entspricht [65, S. A347]; gleichzeitig ist in der MBO § 16 der BÄ ganz klar das Verbot einer Tötung auf Verlangen, die als aktive Sterbehilfe gewertet wird, formuliert:

> Ärztinnen und Ärzte haben Sterbenden unter Wahrung ihrer Würde und unter Achtung ihres Willens beizustehen. Es ist ihnen verboten, Patientinnen und Patienten auf deren Verlangen zu töten. Sie dürfen keine Hilfe zur Selbsttötung leisten. (...) Eine gezielte Lebensverkürzung durch Maßnahmen, die den Tod herbeiführen oder das Sterben beschleunigen sollen, ist als aktive Sterbehilfe unzulässig und mit Strafe bedroht. [60, S. A5]

Wie ist das gestärkte Patient*innenrecht einer Ablehnung von medizinischen Maßnahmen mit der ärztlichen Behandlung zu vereinbaren? Zunächst möchte ich einige Begriffe zur Abgrenzung klären und ihre Einordnung in die Deutsche Rechtsprechung vornehmen. Dabei orientiere ich mich an Vorschlägen von Nauck, Ostgathe und Radbruch [66], die prominente Vertreter der Deutschen Gesellschaft für Palliativmedizin (DGP) sind:

- **Aktive Sterbehilfe/Tötung auf Verlangen** liegt laut Strafgesetzbuch (StGB) § 216 vor, wenn jemand durch das „ausdrückliche und ernstliche Verlangen" des Getöteten zur Tötung bestimmt wurde und den Tod gezielt aktiv herbeiführt. Die Tötung auf Verlangen ist in Deutschland strafbar [67].
- **Geschäftsmäßige Förderung der Selbsttötung** ist nach § 217 StGB strafbar [68].

- **Beihilfe zur Selbsttötung** (Assistierter Suizid): Suizid mit Hilfe einer Person, die ein Mittel bereitstellt, ist u. U. eine Ordnungswidrigkeit, aber kein Tötungsdelikt und somit nicht strafbar, wenn keine Geschäftsmäßigkeit vorliegt.
- **Therapiezieländerung, Therapieverzicht, Therapieabbruch, passive Sterbehilfe und Sterben lassen** sind Formulierungen für Maßnahmen, die einen begonnenen Sterbeprozesses durch Verzicht, Abbrechen oder Reduzieren lebensverlängernder Behandlungen zulassen. Dazu zählt insbesondere der Verzicht auf künstliche Ernährung, Flüssigkeitszufuhr, Medikamentengabe, Beatmung, Intubation, Dialyse, Reanimation bzw. deren Abbruch vor Eintritt des Hirntodes. Diese Maßnahmen sind nicht strafbar und sogar geboten, wenn es dem Willen des Patienten/der Patientin entsprechend § 1901a BGB entspricht [62]. Der Begriff „Therapiezieländerung" fokussiert darauf, dass nicht grundsätzlich auf alle therapeutischen Maßnahmen verzichtet wird, wie die Begriffe Behandlungsabbruch oder Behandlungsverzicht nahelegen; vielmehr erfolgt eine Korrektur hinsichtlich des ursprünglichen Therapieziels der Heilung.
- **Palliative Sedierung** meint den überwachten Einsatz von Medikamenten mit der Absicht der Abschirmung des Bewusstseins, um Belastungen durch sonst unerträgliches und durch keine anderen Mittel beherrschbares Leiden zu lindern. Die palliative Sedierung kann intermittierend oder kontinuierlich erfolgen in Form einer oberflächlichen (mit reduziertem Bewusstsein) oder eher tiefen Sedierung (mit Verlust des Bewusstseins). Ziel ist eine Symptomlinderung, nicht die Beschleunigung des Todeseintrittes.

Aus ethischer Sicht ist folgende Formulierung in den Grundsätzen der BÄ zur ärztlichen Sterbebegleitung bedeutsam: „Die Entscheidung hierzu darf nicht von wirtschaftlichen Erwägungen abhängig gemacht werden." [61, S. A346]. Neben der Maßgabe einer würdevollen Begleitung und einem Fokus auf Symptomlinderung vor Lebensverlängerung werden hier ökonomische Aspekte als Kriterium für eine Therapiezieländerung klar ausgeschlossen bzw. verboten. Wie beschrieben, ist Beihilfe zum Suizid in Deutschland straffrei. Was bedeutet das aber für Behandler*innen in der Konfrontation mit Sterbewünschen? Von 2013 bis 2015 fand in Deutschland eine heftige und kontrovers geführte politische und öffentliche Debatte über das Recht auf Selbsttötung und die Frage der Beihilfe statt. Am 6. November 2015 wurde nach Diskussion vier verschiedener Gesetzesvorlagen im Bundestag die rechtliche „Regelung zur Beihilfe zur Selbsttötung" verabschiedet, welche nach § 217 StGB die geschäftsmäßige Sterbehilfe unter Strafe stellt [69]. Nach einem Urteil des Bundesverfassungsgerichts vom 26.02.2020 ist § 217 StGB mit dem Grundgesetz unvereinbar und damit nichtig. Was das für die Praxis bedeutet, wird gegenwärtig diskutiert.

2.1.3 Ökonomische Situation der Krankenbehandlung

Der Gesundheitsbereich gehört zu den wichtigsten Wirtschaftsbereichen in Deutschland mit vielen unterschiedlichen Leistungserbringern und Interessensvertretern aus verschiedensten Branchen. Von den medizinischen Versorgungsbereichen ist das Akutkrankenhaus in den letzten Jahrzehnten an die Spitze des Mittelbedarfs und damit Ausgabenblocks der gesetzlichen Krankenversicherungen gerückt [23, S. 17]. Insbesondere die Krankenhauskosten am Lebensende sind aufgrund der explodierenden Behandlungskosten in den letzten zwölf Lebensmonaten in den Fokus der deutschen Gesundheitspolitik und Kostenträger geraten. Eine therapeutische Überversorgung am Lebensende belegen die Untersuchungsergebnisse von Dasch et al. für die onkologische Behandlung in einem deutschen Universitätskrankenhaus [70]. In einer vergleichenden Studie über die Gesundheitskosten in neun Ländern von French et al. wird deutlich, dass vor allem der kostenintensive Bereich der Krankenhausaufenthalte die Zahlen in Deutschland in die Höhe treibt [71]. Die Autor*innen interpretieren die Ergebnisse als Überversorgung mit kostenintensiven intensivmedizinischen Maßnahmen bei chronisch kranken Menschen im Krankenhaus. Sie empfehlen zur Entlastung den weiteren Ausbau des ambulanten Bereichs und der Altenpflege. Nöthen kann zeigen, dass die hohen Kosten im Gesundheitswesen nicht nur eine Frage des zunehmenden Alters sind: „Die Behandlungskosten sind sowohl am Lebensende als auch im Alter hoch." [72, S. 672]. Zusammenfassend kann festgehalten werden, dass sowohl die demografische Entwicklung als auch der verstärkte Einsatz medizinisch-technischer Maßnahmen in der Akutversorgung zu einem Anstieg der Kosten im Gesundheitswesen führen [73].

Zentralen Einfluss auf die Behandlung im Krankenhaus hat das im Jahr 2000 verabschiedete Gesetz zur Reform der gesetzlichen Krankenversicherung, welches festlegte, ab 2003 ein „durchgängiges, leistungsorientiertes und pauschalierendes Vergütungssystem einzuführen" [74]. Alle voll- und teilstationären Krankenhausleistungen, mit Ausnahme von psychiatrischen und psychosomatischen Einrichtungen, werden seitdem über diagnosebezogene Fallpauschalen (Diagnosis Related Groups – DRG) vergütet. Ziele waren u. a. die Verkürzung der Liegezeiten im Krankenhaus, eine Stabilisierung der Ausgaben der gesetzlichen Krankenversicherung, eine leistungsbezogene Vergütung der Krankenhäuser, mehr Transparenz hinsichtlich Leistungen und Kosten der Krankenhäuser und mehr Wettbewerb der Krankenhäuser untereinander. DRG fassen eine Vielzahl unterschiedlicher Diagnosen- und Prozeduren-Kombinationen zu Gruppen mit vergleichbarem ökonomischem Aufwand in möglichst auch medizinisch-klinisch homogenen Gruppen zusammen [75]. Die leistungsorientierte Vergütung nach DRG beziehe sich nicht auf die tatsächlichen Kosten einer Krankenhausbehandlung, vor allem nicht bei multimorbiden Patient*innen, so die Kritik des Deutschen Ethikrates [43, S. 48ff]. Dieses Finanzierungssystem führe nicht zu einer Kostensenkung im Gesundheitswesen, zudem zeige sich eine Unterfinanzierung der Krankenhäuser. Für „besondere Einrichtungen" besteht daher die Möglichkeit, krankenhausindividuelle Entgeltsätze zu vereinbaren [74]. Für die Behandlung schwerstkranker und sterbender Patient*innen im Krankenhaus, deren Behandlung nicht im Sinne der DRG zu finanzieren ist, wurden Zusatzentgelte über die Operationen- und Prozedurenschlüssel (OPS) festgelegt.[17]

In einer Studie der Bundesärztekammer von 2007 wurde bereits unmissverständlich auf den zentralen Konflikt zwischen ärztlicher Praxis einerseits und dem ökonomisch-wirtschaftlichen Prinzip im Krankenhaus andererseits hingewiesen:

> Das ökonomische Prinzip ist deshalb so erfolgreich, weil es klare, damit aber auch eingegrenzte Ziele verfolgt (das Krankenhaus verliert damit seine Stellung als soziale Einrichtung), die Effekte im Wesentlichen auf der monetären Ebene abgebildet werden (soziale Fernfolgen bleiben unbeachtet), Erfolg und Misserfolg lediglich auf die Einzelorganisationen bezogen und langfristige Effekte meist ausgeblendet werden. [77, S. 26]

Die kurzfristige Einsparungslogik führe zudem zu einer chronischen Unterfinanzierung von Krankenhäusern mit Konsequenzen für die Stellenplanung. Aber auch eine Überfinanzierung und -versorgung bestimmter Bereiche durch finanzielle Anreize für spezifische Behandlungen lässt sich zeigen. Manzeschke stellt dies am Beispiel der Rückenoperationen vor, deren Zahl sich in den Jahren 2005 bis 2011 um 560 % gesteigert habe [78]. Was die Einführung der DRG-Finanzierung im Krankenhaus zudem für die Ärzt*in-Patient*in-Beziehung bedeutet, hat Vogd in seinen Studien zu ärztlichen Entscheidungsprozessen im Krankenhaus deutlich aufgezeigt: Durch das Fallpauschalen-System erfolgt eine Ausweitung der Indikationsstellung oder eine Fragmentierung des Behandlungsprozesses. Jeweils wird die Sicht auf die Patient*in als Individuum verstellt. Vogds These ist, dass damit die Patient*innen weniger in ihrer Bedürftigkeit wahrgenommen werden, denn als Fallpauschale [13, 79].

Seit Beginn der 1990er Jahre sind die Krankenhausfallzahlen[18] um 25 % angestiegen. Parallel zu den kontinuierlich steigenden Fallzahlen halbierte sich im Gegenzug die durchschnittliche Verweildauer[19] der Patient*innen von 14 auf 7,3 Tage [80]. In der Einführung der Fallpauschalen-basierten Erstattung von Leistungen und dem Ausbau der ambulanten Versorgung sieht der Gemeinsame Bundesausschuss zwei maßgebliche Gründe für diese Entwicklung [81]. Infolge von Schließungen und

---

17 Seit 2005 gibt es für die „stationäre palliativmedizinische Komplexbehandlung" mit der OPS Ziffer 8–982 und seit 2012 mit OPS-8-98e für die „spezialisierte stationäre palliativmedizinische Komplexbehandlung" für die Behandlung auf einer Palliativstation ein Zusatzentgelt. Seit 2013 ist auch die Leistung eines Palliativdienstes mit dem Angebot einer spezialisierten palliativmedizinischen Komplexbehandlung abrechenbar (OPS 8–98 h). Vgl. auch die Gemeinsame Stellungnahme der DGP & des Deutschen Hospiz- und Palliativverbandes (DHPV) zum Gesetzentwurf der Bundesregierung für ein Hospiz- und Palliativgesetz zur Palliativversorgung im Krankenhaus [76].

18 Die Fallzahl gibt die Anzahl der (stationär, teilstationär oder ambulant) behandelten Patienten/ Patientinnen eines Jahres wieder. Jede/r Patient/in wird pro Krankenhausaufenthalt gezählt.

19 Die Verweildauer bzw. Liegedauer gibt die Zeit an, die ein Patient/eine Patientin in einem Krankenhaus stationär behandelt wird.

Fusionen von Krankenhäusern ist die Zahl der Betten in den letzten 20 Jahren um ca. 25 % gesunken, und das bei steigenden Fallzahlen [82]. Auch die Privatisierung hat Einfluss auf die Versorgungsqualität, da private Träger in besonderer Weise auf Wirtschaftlichkeit achten. Die zunehmende Spezialisierung und Konzentration von medizinischen Hochleistungsangeboten im Akutkrankenhaus sind eine weitere Entwicklung der letzten Jahrzehnte. Damit sind vier parallele Trends benannt, welche auf wachsende ökonomische Zwänge im Krankenhaus verweisen: steigende Fallzahlen, sinkende Verweildauer und Bettenzahlen, zunehmende Privatisierung der Krankenhäuser und zunehmende Spezialisierung der Krankenhäuser [83, S. 47].

Die Ergebnisse einer bundesweiten Umfrage in deutschen Krankenhäusern von 2014 zeigen, dass von allen Befragten deutliche finanzielle Restriktionen wahrgenommen werden [84]. 46 % der befragten Chefärzt*innen geben an, aus ökonomischen Gründen bereits nützliche Maßnahmen vorenthalten oder durch weniger effektive, aber kostengünstigere Alternativen ersetzt zu haben. 39 % der Chefärzt*innen glauben, dass in ihrem Fachgebiet wirtschaftliche Rahmenbedingungen zu überhöhten Fallzahlen führen, insbesondere in der Orthopädie und der Kardiologie. Vor allem fehle Zeit für die Zuwendung zu Patient*innen als eine Konsequenz der finanziellen und damit personellen Rationierungen, so die befragten Ärzt*innen und Pflegenden. Vergleichbare Einschätzungen von medizinischen Akteuren zeigen sich in Georges Studie zur Behandlung Sterbender in deutschen Krankenhäusern [50].

2.1.4 Medizinische Mythen und Behandlungskulturen

Mythen werden im Allgemeinen als kulturell überlieferte Glaubensvorstellungen, als Erzählungen, Bilder und Aussagen mit symbolischem Bedeutungsgehalt verstanden [85]. Saake und Vogd benennen einige „Moderne Mythen in der Medizin" in ihrem gleichnamigen Sammelband [86]: z. B. den Mythos von mündigen Patient*innen [87], den „Mythos der Ganzheitlichkeit der Pflege" [88, S. 307] und den Mythos von der guten Ärzt*in [28]. Für die Einordnung der ärztlichen Erfahrungen in der vorliegenden Studie erscheinen drei Mythen wesentlich und werden auf ihre Erzählungen und Bilder untersucht: das medizinische Versprechen einer Machbarkeit und Heilung (vgl. Kap. 2.1.4.1.), die Eindeutigkeit bei diagnostischer, therapeutischer und prognostischer Ungewissheit (vgl. Kap. 2.1.4.2.) und, bezogen auf die Palliativmedizin, das Versprechen eines guten Sterbens (vgl. Kap. 2.1.4.3.). Medizinische Mythen werden nicht nur von den Akteuren im medizinischen Feld geteilt, sondern sind kollektiv getragene kulturelle Vorstellungen. Mythen in der Medizin sind daher sowohl handlungsleitend für alle Akteure im Feld als auch wirkmächtig für Erklärungen; sie sind in ihrer Bedeutung also Ziel und Begründung einer Handlung. Die kollektiven Erzählungen werden in der Medizin darüber hinaus wissenschaftlich vereinnahmt.

2.1.4.1 Medizinisch-technische Machbarkeit

Eine Kritik der Bioethik an den zunehmenden medizinisch-technischen Möglichkeiten, d. h. an der biotechnologischen Machbarkeit, besagt, sie habe „die Endlichkeit des Menschen vergessen" [14, S. 134] bzw. würde diese negieren. Oder, wie der Philosoph Jean-Paul Sartre im Lehrbuch für Palliativmedizin zitiert wird: „Wenn man sieht, was die heutige Medizin fertigbringt, fragt man sich unwillkürlich: Wie viele Etagen hat der Tod?" [89, S. 66]. Gestorben wird heute seltener infolge von Infektionskrankheiten und damit plötzlich und unvermittelt. Intensivmedizinische und medikamentöse Maßnahmen können inzwischen Leben – und, so die Kritiker, auch das Sterben – verlängern [90–92]. In der Behandlung von Krebs zeigen sich eindrucksvoll die Entwicklungen neuer medizinisch-technischer Methoden sowie immer öfter genetische und immunologische Erkenntnisse; sehr präsent ist dabei die Kampfmetapher in der Krebstherapie [93].

Mittlerweile ist es möglich, auch schwerwiegende Erkrankungen, die noch bis vor 50 Jahren tödlich gewesen wären, wenn schon nicht zu heilen, so doch in einen chronischen Verlauf zu wandeln. Gute Beispiele dafür sind HIV (Humanes Immundefizienz-Virus) und AIDS (durch HIV erworbenes Immunschwächesyndrom), einige onkologische Erkrankungen und auch Erkrankungen, die früher nur im Kindesalter auftraten, wie Mukoviszidose (eine erbliche Stoffwechselerkrankung) oder Sichelzellanämie (eine erbliche Erkrankung mit Störung der roten Blutkörperchen). Damit ergeben sich für die Medizin, insbesondere für die Akutmedizin neue Themen: die Konfrontation mit und andauernde Begleitung von chronisch (schwer) kranken Menschen (vgl. Kap. 2.1.5.).[20]

Der Medizinethiker Giovanni Maio sieht auch die Gesellschaft in der Verantwortung, denn Medizin in einer Gesellschaft, die kein Schicksal dulde, folge dem Mythos der Machbarkeit [109]. Damit ist die Dialektik zwischen angebotener medizinischer Behandlung durch Ärzt*innen (und andere medizinische Akteure) und eingeforderter medizinischer Behandlung durch Patient*innen und/oder Angehörige bereits umrissen.

---

20 Die Psychologie hat das Thema chronischer somatischer Erkrankungen als Stressor für die Betroffenen spätestens seit den 1980er Jahren aufgegriffen, wobei Angehörige erst spät in den Fokus der Forschung gelangt sind [94]. Beachtenswert für die vorliegende Forschungsarbeit und für weiterführende Überlegungen sind psychologische Konzeptualisierungen zu folgenden Themen: kritische Lebensereignisse [94, 95]; Coping [97]; subjektive Krankheitstheorien [98–101]; Wissen über Gesundheit und Krankheit [102–104]; Belastungen im Krankheitsverlauf [105]; Psychoonkologie [106–108]. Vor allem der psychosoziale Umgang und Erfahrungen mit onkologischen Erkrankungen wurden und werden breit untersucht, was sicher auf die Wahrnehmung von Krebs als „König aller Krankheiten", wie Mukherjee formuliert [93], zurückzuführen ist, sowie auf die existenzielle Situation aufgrund der inhärenten Todesdrohung im Krankheitsverlauf. Untersuchungen zum Belastungserleben und Herausforderungen von professionellen Akteuren im Gesundheitswesen im Umgang mit schwerstkranken und sterbenden Patient*innen stelle ich in Kapitel 2.2. vor.

2.1.4.2 Eindeutigkeit oder Eingrenzung der Ungewissheiten

Das medizinische Versprechen einer Behandlungsgewissheit geht einher mit einer Unsicherheit im ärztlichen Handeln bezüglich Diagnose, Therapie und Prognose. Denn, wie Streckeisen zusammenfasst: „Offensichtlich gibt es im Falle der modernen Medizin eine Überkomplexität der Aufgaben im Verhältnis zu den verfügbaren wissenschaftlichen Lösungsmöglichkeiten." [110, S. 194]. Damit sind nicht nur Patient*innen verunsichert, welche Behandlung die bestmögliche für sie ist, ebenso sind es die Behandler*innen, die mit der Fülle von Studien und Therapiemöglichkeiten konfrontiert sind. An drei Beispielen möchte ich Eingrenzungsversuche der Ungewissheit in der Medizin vorstellen:

a) Zur Überwindung der Unsicherheit bzw. als Absicherungsstrategie haben sich in der Medizin Leitlinien[21] etabliert, die den gegenwärtigen Wissensstand einer evidenzbasierten Medizin zusammenfassen und expertenkonsensuierte Handlungsempfehlungen innerhalb der verschiedenen medizinischen Fachgesellschaften wiedergeben. Leitlinien werden somit mit Hilfe der evidenzbasierten Medizin (EbM) entwickelt. EbM definiert Schwing als: „der gewissenhafte und vernünftige Gebrauch der aktuell besten Belege, der größten Glaubwürdigkeit und höchsten Validität aus klinischer Forschung bei der Behandlung individueller Patienten" [112, S. 46]. EbM wird damit zu einem Handlungsleitfaden zur Herstellung von Eindeutigkeit.

Vogd analysiert evidenzbasierte Medizin als einen kulturellen Mythos einer Wissensgesellschaft [113]. Mit der Verwissenschaftlichung der klinischen Praxis, wie Vogd anmerkt, sei das Theorie-Praxis-Problem eben nicht gelöst, sondern vielmehr mit zusätzlicher Komplexität belastet. Entlang von Leitlinien lässt sich gut ablesen, wie der gegenwärtige gesellschaftliche Diskussionsstand Einfluss auf die Expert*innenmeinung nimmt, denn es wird ganz offen benannt, dass neben den wissenschaftlichen Erkenntnissen und Erfahrungen aus der Praxis auch ökonomische Aspekte in die Behandlungsempfehlungen einfließen. Auch wenn Leitlinien rechtlich nicht bindend sind, scheint das ärztliche Handeln überprüfbarer, denn jede Abweichung vom Standard der Leitlinienempfehlung muss begründet werden. Da vor allem aufgrund veröffentlichter wissenschaftlicher Studien zu spezifischen Therapien oder epidemiologischer Entwicklungen Leitlinien entwickelt werden, ist auf das Problem des Publikationsbias hinzuweisen, d. h. eine möglicherweise verzerrte Repräsentation der Datenlage in wissenschaftlichen Zeitschriften. Die Wissenschaftlichkeit medizinischen Handelns wird durch Leitlinien und EbM als Mythos einerseits neu stabilisiert und andererseits in eine Abhängigkeit von einer ökonomischen und stark haftungsorientierten

---

21 Die Arbeitsgemeinschaft der Wissenschaftlichen Medizinischen Fachgesellschaften e. V. definiert Leitlinien als „systematisch entwickelte Hilfen für Ärzte zur Entscheidungsfindung in spezifischen Situationen. Sie beruhen auf aktuellen wissenschaftlichen Erkenntnissen und in der Praxis bewährten Verfahren und sorgen für mehr Sicherheit in der Medizin, sollen aber auch ökonomische Aspekte berücksichtigen. Die > Leitlinien < sind für Ärzte rechtlich nicht bindend und haben daher weder haftungsbegründende noch haftungsbefreiende Wirkung." [111].

Handlungslogik gebracht. Für die soziale Interaktion zwischen Ärzt*in und Patient*in stellen sie einen begrenzenden Faktor dar. Der Zusammenhang von individuellem Handeln, sozial und kulturell konstruierten und objektiven Fakten zeigt sich in Leitlinien und evidenzbasierter Medizin eindrucksvoll: In unterschiedlichen Ländern finden sich durchaus differente Empfehlungen – jeweils orientiert an Forschungsstand, Erkenntnissen aus der Praxis, ökonomischem Handlungsspielraum und gesellschaftlichem Diskussionsstand zum Themenkomplex Gesundheit und Krankheit.

b) Die sogenannte Überraschungsfrage (aus dem Englischen: *Surprise Question*) zur prognostischen Voraussage des Todeszeitpunktes bei schwerkranken Patient*innen kann als weiterer ärztlicher Versuch zur prognostischen Absicherung und Annäherung an eine Eindeutigkeit eingeordnet werden. In den „klug entscheiden"-Empfehlungen[22] (aus dem Englischen: *choose wisely*) von zwölf medizinischen Fachgesellschaften unter dem Dach der Deutschen Gesellschaft für Innere Medizin wird die Frage zudem mit dem Ziel einer frühzeitigen Identifizierung von Patient*innen mit palliativen Behandlungsbedürfnissen empfohlen [114, S. 54 & S. 66]. Die Frage an die behandelnde Ärztin/den behandelnden Arzt lautet: „Wären Sie überrascht, wenn der Patient/die Patientin in den nächsten 12 Monaten verstirbt?" Eine aktuelle Metaanalyse zeigt allerdings, dass die *Surprise Question* eine schlechte Voraussagequalität hat, vor allem bei nicht-onkologischen Erkrankungen [115].

c) Ein Beispiel für die Gleichzeitigkeit des Machbarkeits- und Heilungsmythos sowie der medizinischen Eingrenzung der Ungewissheit im Mythos der Eindeutigkeit zeigt sich im Umgang mit der prognostischen Unsicherheit in der Onkologie. Für die Prognose eines onkologisch erkrankten Menschen wird die statistische Überlebenszeit nach Diagnosestellung als Kriterium genutzt, konkret: das Fünf-Jahres-Überleben. Von Heilung und einer kurativen Behandlungsintention wird gesprochen, wenn Patient*innen den Zeitraum von fünf Jahren nach Diagnosestellung mit hoher Wahrscheinlichkeit überleben werden. Die Fünf-Jahres-Überlebensrate ist abhängig von der Art der Tumorerkrankung. Hier liegt ein Entstehungsmoment für diskrepante Einschätzungen über die Prognose in der Onkologie bei Patient*innen und Angehörigen einerseits und Behandler*innen andererseits, denn der auf fünf Jahre begrenzte Bezugsrahmen der Heilung ist für medizinische Laien – Patient*innen und Angehörige – nicht offensichtlich [116].

Auch der Einsatz von PV und die Klärung der medizinischen Indikation im Konzept der Medical Futility können als Versuche der Eingrenzung von Ungewissheit angesehen werden. Beide Ansätze diskutiere ich als Entscheidungshilfen in Kapitel 2.2.2.2.

---

22 Die Positiv- und Negativempfehlungen zur Hilfe bei der Indikationsstellung von diagnostischen und therapeutischen Maßnahmen haben das Ziel, Über- und Unterversorgung zu vermeiden. Die Empfehlungen seien dem Ziel verpflichtet, die Versorgungsqualität zu verbessern, so die Autor*innen. Sie seien kein Ersatz für Leitlinien, für individuelle Entscheidungen aufgrund der spezifischen Situation des einzelnen Patienten/der einzelnen Patientin oder der Erfahrung von Ärzt*innen [114].

2.1.4.3 Gutes Sterben

Wie thanatologische Studien zeigen, lässt sich gegenwärtig keine Tabuisierung des Todes in der öffentlichen Thematisierung, aber doch eine Auslagerung des Sterbens aus dem sozialen Leben erkennen [17–22]. Der Befund eines institutionalisierten und medikalisierten Sterbens in Krankenhäusern, Pflegeeinrichtungen und zunehmend in Hospizen verdeutlicht diesen Auslagerungsprozess und zudem die Unmöglichkeit eines „natürlichen" Sterbens und Todes [4]. Das Konstrukt des natürlichen Sterbens muss eher als ethisch-moralische Kategorie verstanden werden mit Hinweisen auf juristische Aspekte, wie das Gegenstück „nicht-natürlicher Tod" nahelegt [117]. Dem Sterben im Krankenhaus als „Organisations-Schlamassel" [118, S. 7], also als Missgeschick und Fehler, stehen verschiedene Bilder eines 'guten Sterbens' gegenüber:

Dreßke hat Hospize als Labore des „guten Sterbens" identifiziert mit einer „ideologischen Inszenierung eines friedlichen Sterbens" [119, S. 226]. Es gelte das Ideal und Versprechen der Schmerzfreiheit und Begleitung, eines sozial eingebundenen Sterbens. Mit dem Ideal verbunden sei die Anforderung an den Kranken, den Tod anzunehmen und sich bewusst mit dem Sterben auseinanderzusetzen [120]. Mit ähnlichen Idealen tritt die Palliativmedizin an mit dem Schwerpunkt Symptombehandlung und dem Ziel eines symptomarmen und damit guten Sterbens (vgl. Kap. 2.1.5.). Palliativmedizin stelle sich einer Medizin entgegen, die bei einer nicht heilbaren Erkrankung mit Behandlungs- und Beziehungsabbruch drohe und in der Aussage münde: „Wir können nichts mehr für sie tun." [92, S. 347]. Hier zeigt sich zudem ein Beziehungsideal im Mythos des guten Sterbens.

Ein schnelles „kurz-und-gut"-Sterben [4, S. 81], wie es vor allem bis in die 1950er Jahre aufgrund von kurzen Verläufen bei Infektionskrankheiten ohne die heute mögliche Behandlung mit Antibiotika vorkam, findet sich heute noch als Ideal in der öffentlichen Diskussion um aktive Sterbehilfe. Das Versprechen eines (wenn schon Sterbens, dann) 'guten Sterbens' ist nicht nur Anliegen der Palliativmedizin und der Hospizbewegung. Auch in den Leitlinien der Deutschen Krebsgesellschaft gibt es für die Behandlung von Palliativpatient*innen eine Empfehlung einer bestmöglich unterstützenden Behandlung (engl.: *Best Supportive Care*)[23], welche eine symptomgelinderte, an Lebensqualität[24] orientierte Behandlung empfiehlt und damit ein gutes Sterben in den Blick nimmt [123].

---

23 „Als *Best Supportive Care* wird eine Behandlung bezeichnet, deren Hauptziel es ist, die Symptome einer schweren Erkrankung zu lindern und eine möglichst gute Lebensqualität zu erreichen." [121] Im Deutschen wird für *Supportive Care* der Terminus Supportivversorgung verwendet: Supportive Behandlungsmaßnahmen sind zu jedem Zeitpunkt einer Erkrankung angezeigt, unabhängig vom Behandlungsziel.

24 Lebensqualität wird durch die Weltgesundheitsorganisation definiert als „subjektive Wahrnehmung einer Person über ihre Stellung im Leben in Relation zur Kultur und den Wertsystemen, in denen sie lebt, und in Bezug auf ihre Ziele, Erwartungen, Standards und Anliegen." [122]. Die Betonung der Lebensqualität als Ziel von PC wird häufig mit einem Zitat der Hospiz-Pionierin Cicely Saunders

2.1.5 Palliative Care und Palliativmedizin im Kanon der Medizindisziplinen

Palliativmedizin ist die jüngste Disziplin im Kanon der medizinischen Fächer und vor allem in der Versorgung von Krebspatient*innen weit entwickelt [124–126]. Palliative Care (PC), Hospice Care oder Palliativmedizin, End-of-Life Care (EoL) und Terminal Care werden in verschiedenen Sprachen, Ländern und Kulturen z. T. synonym, aber auch unterschiedlich benutzt.[25]

Die Begriffsvielfalt aufgrund unterschiedlicher historischer und politischer Entwicklungen verweist auf die Notwendigkeit einer Definierung und Kriterienentwicklung für eine länderübergreifende ebenso wie für die regionale Zusammenarbeit [89, 124, 128]. Die WHO definiert PC wie folgt:

> Palliative Care ist ein Ansatz zur Verbesserung der Lebensqualität von Patienten und ihren Familien, die mit den Problemen konfrontiert sind, die mit einer lebensbedrohlichen Erkrankung einhergehen, und zwar durch Vorbeugen und Lindern von Leiden, durch frühzeitiges Erkennen, untadelige Einschätzung und Behandlung von Schmerzen sowie anderen Beschwerden körperlicher, psychosozialer und spiritueller Art. [129]

PC ist laut WHO bereits zu einem frühen Zeitpunkt der Erkrankung sinnvoll, wenn im Zusammenhang mit kurativen Therapien belastende Symptome auftreten. Folgende Prinzipien sind in der Palliativversorgung zentral:

- Lebensbejahung und Betrachtung des Todes als normalen Prozess;
- Orientierung am Konzept der Lebensqualität durch exzellente medizinische und pflegerische Schmerz- und Symptomkontrolle;
- Integration von medizinischen, psychischen, sozialen und spirituellen Bedürfnissen der Patient*innen, der Angehörigen und des Behandlungsteams;
- Orientierung am Bedarf der erkrankten Person und ihrer Angehörigen;
- Versorgung und Begleitung orientieren sich am Bedarf und nicht an Sektorengrenzen mit einer gemeindenahen Orientierung, d. h. Stärkung der Versorgung im häuslichen Lebensumfeld;
- Interdisziplinäre Zusammenarbeit im multidisziplinären Team unter Einbeziehung ehrenamtlicher Arbeit.

---

belegt: „Es geht nicht darum, dem Leben mehr Tage zu geben, sondern den Tagen mehr Leben." [392]. Nach Recherche des St. Christopher´s Hospice von David Oliviere und Denise Brady heißt es im Original: „Even when you can´t add days to life, you still can add life to days.".

25 Kleinman & van der Geest haben sich aus medizinanthropologischer Perspektive mit den unterschiedlichen Bedeutungen des *Care*-Begriffs auseinandergesetzt. Sie sehen den Begriff nicht auf die Profession der Pflege festgelegt. Vielmehr definieren sie ihn als einen fürsorgenden Umgang in der Gesundheitsversorgung. Damit laden sie zu einer kritischen Diskussion der Rolle von „Care in Health Care" ein, verbunden mit der Frage, wie moralische Werte in einer biomedizinisch orientierten Praxis in Erinnerung gerufen werden können [127].

2.1.5.1 Entwicklung von Palliative Care

Palliative Care (PC) wird im Deutschen meist mit Palliativversorgung übersetzt. Der Begriff wurde Anfang der 1970er Jahre vom kanadischen Arzt Balfour Mount geprägt und umfasst gleichwertig ärztliche, pflegerische und psychosoziale Kompetenzen. Der Begriff wurde für das bilinguale Kanada gewählt, da im Französischen unter dem *Hospice Care* eine eher passive Begleitung verstanden wird, welche der Idee einer aktiven Behandlung von schwer kranken Menschen entgegenstand. International und auch in Deutschland hat sich PC als übergeordneter Begriff inzwischen etabliert. PC ist dennoch nicht zu trennen von dem Gedanken und internationalen Konzept *Hospice Care* der Hospizbewegung. *Hospice Care*, im Deutschen Hospizversorgung, bezeichnet weniger eine Versorgungsstrategie als eine (Versorgungs-)Philosophie. Ausgehend von Großbritannien und außerhalb des staatlichen Gesundheitssystems stellt dieser Ansatz seit den 1960er Jahren die Bedürfnisse schwerstkranker und sterbender Menschen und ihrer Angehörigen in den Mittelpunkt. Der Begriff Hospiz (lateinisch für Gastfreundschaft oder Herberge) wurde von der englischen Krankenschwester, Sozialarbeiterin und Ärztin Dame Cicely Saunders mit neuem Leben gefüllt. Sie verband die christliche Tradition der Sterbebegleitung in Hospizen mit der modernen Medizin und gründete in London 1967 das erste stationäre Hospiz St. Christopher's [52, S. 31ff; 9, S. 12ff].

Die Grenzen zwischen hospizlicher und palliativer Arbeit sind fließend, zum Teil werden die Begriffe auch synonym verwendet. In Deutschland ist mit hospizlicher Arbeit v. a. das ehrenamtliche Engagement gemeint, während Palliativmedizin und Palliativpflege von professionellen Helfer*innen angeboten werden. Palliativ- und Hospizversorgung leben von der kommunikativen Kompetenz sowie der Reflexionsbereitschaft der beteiligten Akteure. Grundhaltung ist, dass zu einem würdigen Leben und Sterben die Achtung vor dem Selbstbestimmungsrecht der Patient*in und der Angehörigen gehört. Dieses Recht bedeutet in der Hospizarbeit nicht, den Zeitpunkt des eigenen Todes zu bestimmen, denn aktive Tötung wird abgelehnt.

Die Palliativmedizin hat sich aus der Hospizbewegung als medizinische Fachrichtung entwickelt und bezeichnet im engeren Sinn den medizinischen Teil der Palliativversorgung [52]. Im Vordergrund stehen dabei Schmerztherapie und Symptomkontrolle. Innerhalb der Palliativmedizin bezeichnet die Palliativpflege das pflegerische Fachwissen und Vorgehen einer Palliativversorgung. Eine begriffliche Gleichsetzung von Palliativmedizin und PC bzw. Palliativversorgung, wie sie in Deutschland häufig vorkommt, kann als ein Verweis auf die Dominanz der medizinischen Profession im Gesundheitswesen gelesen werden [128]. Und auch die Unterscheidung in „harte" medizinische und „weiche" pflegerische und psychosoziale Komponenten einer Palliativbehandlung laut Definition des Lehrbuchs für Palliativmedizin [89, S. 2] sei ein deutsches Spezifikum, so Pleschberger [9].

Mit *Terminal Care* (oder *Care of the Dying*) wird die Versorgung in der Sterbephase eines Menschen, also in den letzten Stunden, Tagen und Wochen bezeichnet. *End-of-Life Care* schließlich fasst alle wissenschaftlichen, praktischen und politischen Aktivitäten zusammen, die sich für eine Verbesserung von Lebens- und Sterbensbedingungen einsetzen. PC/Palliativversorgung (als veränderte professionelle Orientierung im Umgang mit chronischen Krankheiten und dem Sterben), *Hospice Care*/Hospizversorgung (als philosophische Rahmung) und *Terminal Care*/Sterbebegleitung lassen sich somit alle unter der Überschrift *End-of-Life Care*/Versorgung am Lebensende fassen.

Viele schwerkranke und sterbende Menschen werden von Angehörigen, Hausärzt*innen und Pflegediensten adäquat ambulant versorgt.[26] Damit ist die allgemeine Palliativversorgung auf Basisniveau definiert. Wird von PC gesprochen, dann meint dies meist Palliativversorgung auf Spezialniveau, also eine Versorgung von Patientinnen und Patienten, die aufgrund ausgeprägter Symptome eine intensivierte Versorgung benötigen.

Ebenfalls aufschlussreich ist ein Blick auf die öffentliche Wahrnehmung von Sterben und Tod. In einer Umfrage der Deutschen Hospiz Stiftung 2003 bei 1005 Personen zeigte sich, dass 95 % der Menschen keine Vorstellung davon haben, was Palliativversorgung bedeutet. Zudem wünschen die meisten Menschen (81 %), schnell und plötzlich zu sterben; nur 13 % entscheiden sich für ein palliativmedizinisch begleitetes Sterben [132]. Ähnlich wie Umfragen zum bevorzugten Sterbeort bzw. Ort der Versorgung am Lebensende oder zur fehlenden vorausschauenden Pflegeplanung, einem sogenannten *Advanced Care Planning* [133], zeugen diese Ergebnisse neben einer Unkenntnis über medizinische und pflegerische Möglichkeiten in der deutschen Gesellschaft von einer Ausblendung des eigenen Sterbens. Damit ist keine Tabuisierung des Todes gemeint, sondern eine Tabuisierung der konkreten Gestaltung.

Mit der zunehmenden Zahl von Angeboten der Palliativversorgung kam es in den letzten Jahren zu einer Diversifizierung in den ambulanten und stationären Einrichtungen. So unterscheidet die Bundesarbeitsgemeinschaft Hospiz bei den ambulanten Diensten zwischen Hospizinitiativen, ambulanten Hospizdiensten, ambulanten Hospizpflegediensten, ambulanten palliativen Konsiliardiensten und ambulanten Palliativpflegediensten [134]. Spezialisierte Angebote der Palliativversorgung im stationären Bereich sind Palliativstationen, Palliativbereiche und PKD in Krankenhäusern sowie stationäre Hospize außerhalb von Krankenhäusern:

- **Palliativstationen:** Die erste Palliativstation in Deutschland wurde 1983 in Köln eröffnet. Palliativstationen sind eigenständige, in ein Krankenhaus integrierte Stationen mit dem Ziel, die Patient*innen so weit in ihrer Symptomatik zu stabilisieren, dass sie in ihre häusliche Umgebung, in ein Hospiz oder in ein Pfle-

---

26 Der Streit um die Zuständigkeit und Kompetenz in der Palliativversorgung wird nicht nur interdisziplinär und interprofessionell, sondern auch an den Sektorengrenzen geführt. Simmenroth-Nayda & Gágyor fragen ganz direkt: „Wem gehört die Palliativmedizin?" [130]. Sie plädieren für eine hausärztliche Zuständigkeit und eine Zusammenarbeit in Kooperation und nicht Konkurrenz mit spezialisierten palliativmedizinischen Angeboten. Ein Kompetenz- und Zuständigkeitsgerangel zeigt sich auch zwischen einer hospizlichen und palliativmedizinischen Behandlungstradition [131].

geheim entlassen werden können. Aufnahmekriterien sind komplexe Symptomlast, wie Schmerzen, Luftnot, Übelkeit, Erbrechen, psychosoziale Belastungen, die einer intensiven Behandlung bedürfen, sowie eine Überforderung in der häuslichen Versorgung [135]. Ihre Finanzierung erfolgt über die reguläre Krankenhausfinanzierung des DRG-Systems und ihre Anerkennung als besondere Einrichtungen, die räumlich und organisatorisch abgegrenzt sind und mindestens fünf Betten haben. Ein weiteres notwendiges Merkmal ist ein multiprofessionelles Behandlungsteam. Auf Palliativstationen findet sich mittlerweile eine große Spannbreite bei den behandelten Patient*innen, Erkrankungen und den durchgeführten Therapien [125]. Im Jahr 2016 gab es in Deutschland 2507 Palliativbetten verteilt auf 304 Palliativstationen bzw. Palliativeinheiten. Berlin, wo die vorliegende Untersuchung stattgefunden hat, ist mit 12 Palliativstationen Schlusslicht im Bundesländervergleich [136–137].

– **Palliativbereich:** Bei einem Palliativbereich handelt es sich nicht um eine abgeschlossene Station mit den Merkmalen einer Palliativstation, sondern um einzelne Palliativbetten integriert in eine Station im Krankenhaus.

– **Palliativkonsildienste oder Palliativdienste** (PKD) im Krankenhaus: „Der Palliativdienst ist ein abteilungsübergreifend tätiges organisatorisch eigenständiges, multiprofessionelles und auf die komplexe Palliativbehandlung spezialisiertes Team, bestehend aus ärztlichem Dienst, pflegerischem Dienst und mindestens einem Vertreter eines weiteren Bereiches: Sozialarbeit/Sozialpädagogik, Psychologie/Psychotherapie, Physiotherapie, Ergotherapie. Er bietet seine Leistungen zur Mitbehandlung von Patienten auf einer fallführenden Abteilung an und stimmt diese mit der fallführenden Abteilung ab." [138, S. 1]. Die Finanzierung erfolgt seit 2017 über OPS 8–98 h als „spezialisierte palliativmedizinische Komplexbehandlung durch einen Palliativdienst". Durch die neue Finanzierungsmöglichkeit entstehen gegenwärtig verstärkt PKD.

– **Hospize:** Das erste Hospiz in Deutschland wurde 1987 in Aachen gegründet. Im deutschen Gesundheitssystem sind Hospize stationäre Einrichtungen für schwerstkranke und sterbende Menschen, deren Versorgung weder zu Hause noch in anderen Einrichtungen adäquat geleistet werden kann. Ihre Finanzierung erfolgt über das Sozialgesetzbuch V (§ 39a Abs. 1) sowie über Beiträge der Pflegekassen (SGB XI). Anspruch auf die Aufnahme in ein Hospiz haben Patient*innen, die an einer Erkrankung leiden, die progredient verläuft mit einer begrenzten Lebenserwartung von Wochen oder wenigen Monaten. Zudem muss ein ärztliches Gutachten die Notwendigkeit einer spezialisierten stationären palliativmedizinischen Behandlung bescheinigen mit einer begrenzten Lebenszeitprognose von maximal sechs Monaten (Rahmenvereinbarung § 39a Abs. 4, Sozialgesetzbuch V). Versicherte der gesetzlichen Krankenversicherung, die keiner Krankenhausbehandlung bedürfen, haben seit 1997 Anspruch auf einen Zuschuss zu stationärer oder teilstationärer Versorgung in Hospizen. Voraussetzung hierfür ist, dass eine ambulante Versorgung im Haushalt oder der Familie des Versicherten nicht erbracht werden kann. Die gesetzlichen Krankenkassen übernehmen unter Berücksichtigung des Finanzierungsanteils der Pflegeversicherung 90 % (bzw. bei Kinderhospizen 95 %) der zuschussfähigen Kosten eines Hospizes. Im Bundesgebiet sind 236 Hospize aufgelistet sowie über 1500 ambulante Hospizdienste mit geschätzten 100.000 Ehrenamtlichen [136].

Auch wenn die Anzahl von stationären Einrichtungen der Hospiz- und Palliativversorgung seit den 1980er Jahren stetig gewachsen ist, wird der Bedarf an Palliativ- und Hospizbetten bisher als noch nicht gedeckt angesehen, wobei alle Bedarfsberechnungen (mit 50 Betten je 1 Million Einwohner) Schätzungen darstellen [136, 134, 139]. In der Literatur finden sich ganz unterschiedliche Berechnungen der erforderlichen Betten einer flächendeckenden Palliativversorgung. Für Deutschland wurde in einem Modellvorhaben zum Aufbau von Palliativstationen ein Bedarf von 50 bis 75 Betten für eine Million Einwohner allein für Krebspatient*innen ermittelt [140]. Nicht mitgedacht wird bei diesen Berechnungen ein systemischer Ansatz, der die Bedeutung von krankenhausinternen PKD berücksichtigt, so die Kritik [141].

2.1.5.2 Integration der Palliativversorgung im Behandlungsverlauf

War es in den letzten 30 Jahren zunächst individuelles und ehrenamtliches Engagement, welches die Palliativversorgung in Deutschland weiterentwickelte, so eröffnete die gesetzliche Festschreibung einer finanzierten Palliativversorgung und Stärkung des ambulanten Sektors die Aussicht auf eine vernetzte sektorenübergreifende Versorgung jenseits von Insellösungen. Mit der Gesundheitsreform im Jahr 2007 wurden zwei neue Paragraphen (§ 37b Abs. 1, SGB V; § 132 d, SGB V) in das Sozialgesetzbuch V eingeführt, mit denen ein individueller Leistungsanspruch der Versicherten auf Spezialisierte Ambulante Palliativversorgung (SAPV) festgeschrieben wurde. Mit dem Hospiz- und Palliativgesetz wurde 2015 eine weitere rechtliche Regelung zur verbesserten Finanzierung palliativer Angebote eingeführt [142]. Für den stationären Bereich sind PKD finanziell gestärkt worden, mit noch offenem Integrationserfolg in die Behandlungs- und Versorgungsstrukturen eines Krankenhauses. Neben den vorgestellten medizinrechtlichen, ökonomischen und fachlichen Ansätzen finden sich gesundheitspolitische Initiativen wie die Charta zur Betreuung schwerstkranker und sterbender Menschen der DGP, des DHPV und der Bundesärztekammer [1], welche die Forderung nach integrierter Versorgung in einer nationalen Strategie aufgreifen. Die Unterzeichnung der Charta ist freiwillig und erfolgte bis zum Jahr 2018 von 1.808 Organisationen und Institutionen sowie 21.707 Einzelpersonen [143]. Nach wie vor herrscht bei medizinischen Akteuren und Organisationen strukturelle, fachliche und habituelle Unsicherheit in Bezug auf die Gestaltung von Versorgungsstrukturen, die der anspruchsvollen Forderung nach einer „Sterbebegleitung unter würdigen Bedingungen" [1, S. 6] genügen. Deshalb ist der Grundgedanke der Charta, nicht nur Forderungen zu stellen, sondern auch Handlungsempfehlungen zu geben.

Die Verbreitung der Hospizbewegung und parallel dazu die Entwicklung der Palliativmedizin in Deutschland in den letzten Jahren verlief rasant [35, 144–145]. Gleichzeitig ist die stationäre Palliativversorgung in Deutschland nach wie vor ein wenig integriertes Angebot. Jaspers und Schindler haben den Nachholbedarf im Vergleich zu anderen Ländern aufgezeigt [37]. In der Folge haben einige Analysen zur gegenwärtigen Situation in ausgewählten Regionen Deutschlands neue Wege in der Palliativversorgung untersucht und Integrationsvorschläge entwickelt [141, 146–149].

Ein theoretischer Ansatz, der hilfreich für Überlegungen zur Integration der Palliativversorgung in die Medizin scheint, ist das von Corbin und Strauss entwickelte Modell der Krankheitsverlaufskurve (Original: *Trajectory-Model*) [105]. Es befasst sich mit der Organisation der Arbeit, die im Verlauf einer (chronischen) Erkrankung anfällt. Krankheitsverlaufskurven werden beschrieben als „die gesamte Organisation der Arbeit, die in diesem Verlauf anfällt, und der Eingriff in das Leben der Menschen, die mit dieser Arbeit und der Organisation befasst sind" [105, S. 29]. Mit dem Modell der Krankheitsverlaufskurve ist eine theoretische Sensibilität für die verschiedenen Arbeits- und Unterstützungsanforderungen im Krankheitsverlauf geschaffen worden. Für verschiedene Krankheiten differenziert eine Verlaufskurve die je erforderlichen organisatorischen, medizinischen und pflegerischen Tätigkeiten, Fertigkeiten und Ressourcen mit deutlichen Hinweisen auf eine erforderliche Arbeitsteilung zwischen den beteiligten medizinischen und nicht-medizinischen, professionellen und nicht-professionellen Akteuren (z. B. Angehörigen). Krankheitsverläufe, die sich über einen längeren Zeitraum erstrecken, werden in Phasen eingeteilt. Dabei können sich akute, stabile und instabile Phasen abwechseln. Murray et al. haben z. B. Krankheitsverlaufskurven bei Krebs, Organversagen und Schwäche gezeichnet [150]. Diese zeigen, dass nicht nur der Funktionsstatus mit dem Belastungserleben variiert, sondern auch die Abfolge von akuten oder stabilen Phasen sowie die Dauer der terminalen Phase sich unterscheide.

Für Krebserkrankungen – die Erkrankung, die nach wie vor am häufigsten mit Symptomlast und einer palliativen Behandlung assoziiert wird – heißt das: Akute Phasen mit belastenden Symptomen in der Folge von Therapien oder Progress heben sich ab von Phasen, in denen die Betroffenen mehr oder minder symptomfrei leben. Je nach Phase unterscheidet sich die zu leistende Arbeit. Hier wird sichtbar, dass Krankheitsverläufe bis zum Tod und somit auch die Länge der Sterbephasen sowie eine potentiell zu behandelnde Symptomlast sehr unterschiedlich sein können [151].

Allgemein werden in der Medizin drei zentrale Behandlungsperspektiven unterschieden, die sich auch in der Finanzierungslogik der Kranken- und Rentenversicherer wiederfinden: kurative Therapien, palliative Therapien und die Behandlung von chronischen Erkrankungen. Noch bis Mitte der 1980er Jahre galt eine medizinische Behandlungsorientierung von kurativ und palliativ als einander ausschließend (vgl. Abb. 2.1). Palliativmedizin setzte dann ein, wenn keine kurativen, also auf Heilung ausgerichteten Therapieoptionen mehr bestanden, auch wenn es bereits zu einem früheren Zeitpunkt ein symptomatisches Belastungserleben bei den Erkrankten gab [152]. Palliativversorgung war ausschließlich der Sterbephase zugeordnet.

Gegenwärtig existiert im deutschen Gesundheitssystem bereits eine schrittweise Integration der Palliativmedizin in die Gesamtbehandlung bzw. wird heute schon zu einem früheren Zeitpunkt die Expertise der spezialisierten Palliativversorgung hinzugezogen (vgl. Abb. 2.2).

Folgt man der WHO-Definition, ist Palliativversorgung über den gesamten Behandlungsprozess mitzudenken und je nach Bedarf im Krankheitsverlauf zu integrieren [129]. In der palliativen Phase tritt das Behandlungsziel der Lebensqualität in den Vordergrund. Während der kurativen Behandlung wird diese zugunsten der Heilungsintention u. U. vernachlässigt. Die Palliativversorgung mit Symptombehandlung und Berücksichtigung psychosozialer Bedürfnisse von Patient*in und Angehörigen wird somit über den gesamten Behandlungsprozess mitgedacht und je nach Krankheitsverlauf integriert. Eine an Person und Bedarf orientierte Hilfe ist hier handlungsleitend, nicht eine einander ausschließende polare Orientierung an kurativem oder palliativem Therapieziel. Folgt man diesem Ansatz, gewinnt die intersektorale und interdisziplinäre Zusammenarbeit in der Gesundheitsversorgung an Bedeu-

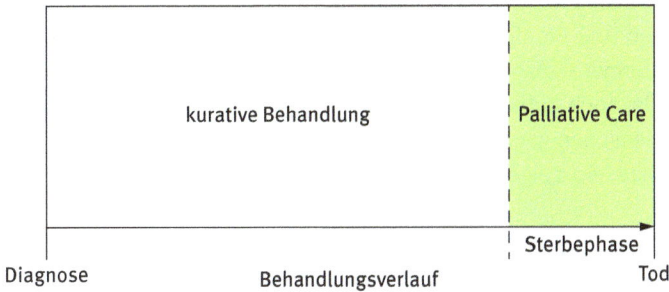

Abb. 2.1: Verhältnis von kurativer und palliativer Behandlung als einander ausschließende Behandlungslogiken; Quelle: eigene Darstellung.

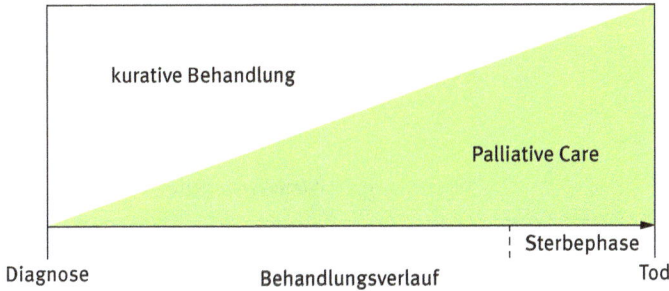

Abb. 2.2: Verhältnis von kurativer und palliativer Behandlung im Behandlungsverlauf als schrittweise Integration; Quelle: eigene Darstellung.

tung. Es gibt sehr differenzierte konzeptionelle Vorschläge für die Integration von PC, insbesondere für die Onkologie [153, 402]: Zum einem erfolgt ein PC-Angebot von Beginn der Diagnosestellung an mit einer begrifflichen Erweiterung der Palliativversorgung um Supportivversorgung [123], zum anderen wird das Angebot von PC weiter ausdifferenziert in eine hospizliche Versorgung am Ende des Lebens und sogar verlängert über das Versterben hinaus mit der Trauerbegleitung von Angehörigen (vgl. Abb. 2.3).

Gegenwärtig werden sowohl prozesshafte Modelle diskutiert als auch das Konzept der supportiven Therapie – insbesondere in der Onkologie – von der Diagnosestellung einer schweren Erkrankung an, unabhängig ob mit kurativer oder palliativer Behandlungsintention. Ein nachweislicher Effekt der Erweiterung einer onkologischen Behandlung um PC wurde 2010 von Temel et al. gezeigt und heftig diskutiert: Die Autor*innen konnten zeigen, dass die frühzeitige Einbeziehung von PC bei Patient*innen mit einem metastasierten kleinzelligen Lungen-Karzinom zu einer signifikanten Verbesserung der Lebensqualität führte und zu einem längeren Überleben (berechnet ab der Diagnosestellung) [154]. Vor allem die längere Überlebenszeit bei ausbleibender Tumortherapie sorgte für Aufsehen in der medizinischen Gemeinschaft. Denn eine verlängerte Überlebenszeit gilt vor allem außerhalb der Palliativmedizin als Kriterium für eine erfolgreiche Behandlung.

In aktuellen Leitlinien und Empfehlungen nationaler und internationaler medizinischer Fachgesellschaften wird also zunehmend die Integration von Palliativversorgung parallel zur Standardbehandlung empfohlen. Wie ein Angebot für schwerstkranke und sterbende Menschen genannt wird, scheint dabei einen direkten Einfluss auf die Nutzung zu haben. So zeigen Hui und Bruera in einer US-amerikanischen

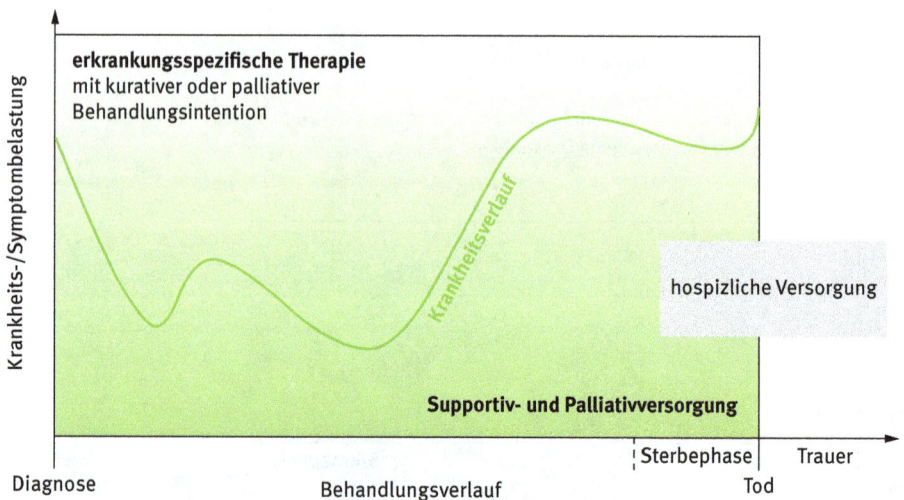

Abb. 2.3: Konzeption kurativer, supportiv-palliativer und hospizlicher Versorgung nach Bedarf im onkologischen Krankheitsverlauf; Quelle: eigene Darstellung, modifiziert nach [153, 402].

Studie, dass die meisten Ärzt*innen im Krankenhaus mit PC eine terminale Situation, mindestens aber eine Unheilbarkeit assoziieren und daher eine Einbeziehung oft erst spät initiieren. Heißt das Angebot nicht PC, sondern *Supportive Care,* steigert sich die Inanspruchnahme, und die Einbeziehung erfolgt frühzeitiger im Erkrankungsverlauf [155]. Weitere Untersuchungen über ärztliche Einstellungen zu spezialisierten palliativmedizinischen Angeboten stelle ich in Kapitel 2.2.5. vor.

2.1.5.3 Palliativmedizinische Ausbildung

Im Jahr 1999 wurde der erste deutsche Lehrstuhl für Palliativmedizin in Bonn gegründet; 2018 gibt es zehn Lehrstühle. 1994 wurde die Deutsche Gesellschaft für Palliativmedizin (DPG) gegründet. Sie versteht sich als medizinisch-wissenschaftliche Fachgesellschaft zur Etablierung der Palliativmedizin in Deutschland sowie als Gesellschaft für alle palliativmedizinisch tätigen Berufsgruppen, mit Schwerpunkt in der Aus- und Weiterbildung. Die Zusatzbezeichnung Palliativmedizin kann seit 2004 in Weiterbildungs-Curricula erworben werden und dient der Sicherung des Qualitätsstandards in der Palliativversorgung. Sie ist multiprofessionell ausgerichtet. Damit soll die vielschichtige Zusammenarbeit der beteiligten Professionen geschult und die Wertschätzung untereinander gefördert werden. Überlegungen zu Professionskonkurrenzen und Professionalisierung stelle ich in Kapitel 2.2.1. dar. An einigen Universitäten gab es seit Ende der 1990er/Anfang der 2000er Jahre fakultative palliativmedizinische Kurse. Auf dem 106. Deutschen Ärztetag in Köln 2006 wurde gefordert, die Palliativmedizin als ein Pflichtfach im Medizinstudium zu bestimmen und als Querschnittsfach in die neue Approbationsordnung aufzunehmen. Die Novellierung der Approbationsordnung mit Ergänzung um das Fach Palliativmedizin erfolgte erst im Jahr 2009. Das bedeutet konkret: Seit 2014 ist Palliativmedizin als 13. Querschnittsfach fester Bestandteil der universitären Ausbildung; und wer ab Oktober 2014 das 2. Staatsexamen in Medizin ablegt, muss Leistungsnachweise im Fach Schmerz- und Palliativmedizin erbringen. Die Weiterentwicklung in der Ausbildung der Mediziner*innen ist eine Reaktion auf die vielfach festgestellte schlechte Versorgungssituation von Palliativpatient*innen und trägt der Tatsache Rechnung, dass die Kommunikation mit schwerkranken Menschen a) zur ärztlichen Aufgabe gehört und b) eine der größten Herausforderungen für Mediziner*innen ist. Die regelhafte Integration palliativmedizinischer Themen in das Medizinstudium ist noch so jung, dass aktuell die ersten Absolvent*innen in der Klinik ankommen. Es bleibt also abzuwarten, inwieweit die veränderte Ausbildung Einfluss auf die ärztliche Behandlung nimmt.

In den letzten 20 Jahren ist insgesamt das Thema der kommunikativen Kompetenz in der Ärzt*in-Patient*in-Beziehung stärker in den Fokus ärztlicher Ausbildung gerückt. Kommunikationsmodelle zum Überbringen schlechter Nachrichten (aus dem Englischen: *breaking bad news*) berücksichtigen die hohen Anforderungen an Gespräche mit Patient*innen und Angehörigen in einer palliativen oder terminalen Situation und finden sich heute auf vielen Lehrplänen [156]. Inzwischen steht in fast allen medizinischen Lehrbüchern unterschiedlichster Fachdisziplinen ein Kapitel zu diesem Thema [157]. Neben einer Flut an Publikationen zum Thema „Umgang mit Sterben" erschienen zwei zentrale Lehrbücher für Palliativmedizin [89, 158]. PC für Pflegende oder andere Berufsgruppen wird in eigenständigen Curricula angeboten und ist verpflichtende Qualifikationsanforderung für die Arbeit in der spezialisierten Palliativversorgung [35]. Ein Lehrstuhl für Palliativpflege existiert in Deutschland nicht, obwohl die Bedeutung der Pflege in der Versorgung Sterbender von klinischen Akteuren und in diversen Forschungsarbeiten als zentral herausgestellt wird [110].[27]

2.2 Ärztliches Erleben und (Be)Handeln am Lebensende

Ausgehend von der zentralen ärztlichen Rolle im Krankenhaus werde ich im folgenden Kapitel eine Annäherung an ärztliches Erleben und (Be)Handeln in der spezifischen Situation der Behandlung Schwerstkranker und Sterbender vornehmen – wohl wissend, dass im Krankenhaus verschiedene Berufsgruppen in inter- und multiprofessionellen Teams arbeiten mit „unterschiedlichen Werdegängen und Rollenverständnissen, die aber aufgerufen sind, gemeinsam unter einem Dach Leistungen zu erbringen mit dem Ziel, den Patienten zu heilen oder in einem zumindest besseren Zustand zu entlassen" [160, S. 5]. Zur Einordnung ärztlichen Handelns sind Überlegungen zur Sozialisation und Identitätsentwicklung, zur sozialen Repräsentation und Rolle (vgl. Kap. 2.1.1.) sowie Beziehungs- und Kommunikationsmodelle mit Blick auf Entscheidungen in Behandlungssituationen weiterführend (vgl. Kap. 2.2.2.). Daran anschließend stelle ich Forschungsergebnisse zur ärztlichen Einstellung zur Behandlung am Lebensende (vgl. Kap. 2.2.3.), Überlegungen zu Moral Distress und Burnout (vgl. Kap. 2.2.4.) sowie zu ärztlichen Erfahrungen und Einstellungen zu spezialisierten palliativmedizinischen Angeboten im Krankenhaus (vgl. Kap. 2.2.5.) vor.

2.2.1 Ärztliche Sozialisation und Repräsentation

Sowohl der individuell-biografische Erfahrungshintergrund, persönliche berufliche Ziele, eine gegenwärtig biomedizinische Konzeptualisierung von Behandlung im deutschen Gesundheitswesen, die Institution Krankenhaus und der Platz innerhalb

---

27 Eine kritische Diskussion der nach wie vor aktuellen Bestrebungen zur Akademisierung der Pflege und der damit angestrebten Professionalisierung findet sich bei Wilkesmann [159, S. 68ff]. Sie verweist darauf, dass Akademisierung nur ein Teilprozess von Professionalisierung sein kann. Selbst die Herstellung eines neuen Pflegewissens und damit Verwissenschaftlichung ihrer Praxis sei kein Garant für mehr Autonomie. Pflegerisches Handeln ist nach wie vor an die ärztliche Diagnose und damit Anordnung und Entscheidung von medizinischen Maßnahmen gebunden.

der Hierarchie als auch die ärztliche Sozialisation sowie der Kontakt zu Patient*innen und Angehörigen beeinflussen das Handeln von Ärzt*innen. Good hat in seiner anthropologischen Untersuchung eindrucksvoll beschrieben, dass für Medizinstudent*innen neben der Erweiterung des kognitiven Wissens vor allem eine spezifische Sozialisation prägend ist [161]. Ärztliches Erleben und Handeln sind also mit Beginn des Medizinstudiums Teil des professionellen Sozialisationsprozesses. In der sozialen Welt [162–163] Krankenhaus wird die ärztliche Sozialisation und Identitätsbildung im Anschluss an das Studium fortgesetzt. Eine pointierte Beschreibung der „ärztlichen Welt" innerhalb der sozialen Welt Krankenhaus hat Hermann für die stationäre chirurgische Behandlung von Sarkomerkrankungen[28] vorgenommen [116, S. 86–136]. Ihre Untersuchungsergebnisse zur Behandlungsperspektive bei sterbenden Patient*innen stelle ich in Kapitel 2.2.3. vor.

Vor und mit dem Medizinstudium sowie fortgeführt in der klinischen Praxis wird der ärztliche Habitus entwickelt und verfestigt. In Anschluss an Bourdieu zeigt sich der Habitus als Schlüsselkonzept zur Vermittlung zwischen Struktur und praktischem Handeln: Der Habitus ist ein „Erzeugungs- und Strukturierungsprinzip von Praxisformen und Repräsentationen" in Form gemeinsamer Wahrnehmungs-, Denk- und Handlungsschemata, die allerdings nicht andauernd individuell bewusst sind [165, S. 165 und S. 186ff]. Der Habitus sei vielmehr eine unbewusste Umsetzung verinnerlichter sozialer Spielregeln [166, S. 168]. In den ärztlichen Rollenerwartungen und ärztlichen Entscheidungen werden habituelle Dispositionen sichtbar.

Für die berufliche/professionelle[29] Sozialisation entwickelten Dreyfus und Dreyfus ein fünfstufiges Entwicklungskonzept vom Novizen bis zur Expert*in [169]. Novizen, also Anfänger*innen, seien noch nicht in der Lage, komplexe Situationen umfassend zu analysieren oder routiniert-intuitiv zu handeln, daher orientierten sie sich eher strikt am Regelwerk [159, S. 73]. Für meine Untersuchung von ärztlicher Behandlungspraxis ist dieses Konzept anregend: Wenn Stationsärzt*innen als Novizen bzw. fortgeschrittene Anfänger*innen einzuordnen sind, dann werden über ihre Praxis einer eher strikten Einhaltung von Regeln die Regeln der Krankenbehandlung im Krankenhaus repräsentiert.

---

28 Knochen- und Weichgewebssarkome sind seltene onkologische Erkrankungen, betreffen häufig junge Menschen und gehen mit einer hohen Morbidität und Mortalität einher [164].

29 Die Entwicklung und Abgrenzung der Begriffe Profession, Beruf und deren Ablösung durch Spezialist*innen/Experten*innenarbeit fasst Wilkesmann zusammen [159, S. 62f]. Weiterführend für die Diskussion meiner Untersuchungsergebnisse scheint der Hinweis auf Kompetenz-Konkurrenzen von Professionen, die Abbott auf drei Handlungsebenen beschreibt: der intraprofessionellen und der interprofessionellen Konkurrenz sowie der Konkurrenz um soziale und ökonomische Ressourcen, die alle Professionen teilen [167, S. 315]. Für das Krankenhaus beschreibt Vogd z. B. eine intraprofessionelle Konkurrenz um Kompetenz und Entscheidungshierachie zwischen verschiedenen Fachärzt*innen [13]. Freidson sieht Professionalität als drittes Oganisationsprinzip der Arbeitsteilung, welches der Logik des Marktes und der Bürokratie gegenübersteht [168].

Medizinsoziologische Untersuchungen beschäftigen sich seit den 1950er Jahren mit den komplexen Vorgängen und der „Dramaturgie der Krankenbehandlung" [170, S. 44]. Vor allem das Krankenhaus zeigte sich dabei als Schnittstelle von Medizin, Ökonomie, Bildung und Wissenschaft und damit als Zentrum gesellschaftlicher Aushandlungen im Umgang mit Gesundheit und Krankheit [13, 23, 29, 171–174]. Mit der Erforschung sozialer Repräsentationen lassen sich nun diese Untersuchungen um die psychologische Fragestellung nach Denken und Wissen erweitern, ohne auf die engen Begriffe von Kognition und Schema zu reduzieren [175, S. 28]. Soziale Repräsentationen definiert Moscovici in seinem von Émile Durkheim weiterentwickelten Ansatz als wiederkehrendes und umfassendes Modell von Bildern, Glaubensinhalten und symbolischen Verhaltensweisen [176, S. 310ff]. Moscovici benennt die besondere Erkenntnismöglichkeit durch die Theorie der sozialen Repräsentation wie folgt:

> Die Theorie der sozialen Repräsentation ist deswegen einzigartig, weil sie zugleich eine allgemeine Theorie gesellschaftlicher Phänomene und eine spezielle Theorie psychischer Phänomene sein möchte. [176, S. 272]

Im Gegensatz zur Erfassung subjektiver Theorien beschränken sich soziale Repräsentationen jedoch nicht auf individuelles Wissen. Vielmehr wird davon ausgegangen, dass Vorstellungen sozial geteilt sind, d. h. weniger individuumsspezifisch als gruppenspezifisch zu finden sind. Als Ziel der Theorie der sozialen Repräsentation formuliert Moscovici: „Sie versucht, auf Grundlage der zentralen Phänomene der Kommunikation und Repräsentation die Verknüpfung zwischen der Denkweise der Menschen und den zeitgenössischen sozialen und kulturellen Herausforderungen zu erfassen." [176, S. 306]. Über die Repräsentationen der Ärzt*innen im Krankenhaus lässt sich damit sowohl etwas zum gesellschaftlichen Diskurs über den Umgang mit schwerstkranken und sterbenden Menschen erfahren als auch die konkrete Auseinandersetzung von Ärzt*innen mit der Behandlung als psychisches Phänomen thematisieren.

2.2.1.1 Rollenmodelle

Rollenmodelle sind nach wie vor lohnend für die Betrachtung der Sozialbeziehungen in der klinischen Praxis. Als soziale Rolle wird in der Psychologie ein sozial definiertes Verhaltensmuster bezeichnet, welches von einer Person, die in einer Gruppe eine bestimmte Funktion innehat, erwartet wird. Verschiedene Situationen ermöglichen dem Individuum auch die Übernahme unterschiedlicher sozialer Rollen [177, S. 410]. Ist Identität[30] das Bewusstsein einer Person über sich selbst, so scheint eine Rolle weniger bewusst und reflektiert [177, S. 545f]. Parsons versteht unter dem Konzept der Rolle vor allem komplexe Verhaltenserwartungen [180]. Für Ärzt*innen charakterisiert er die Rollenerwartung durch:

---

30 Weiterführende Überlegungen zu moderner und postmoderner Identitätsbildung stellen Zaumseil [178] und Keupp et al. [179] an.

- große fachliche Kompetenz besitzend,
- eine universalistische Haltung einnehmend,
- den gezielten funktionalen Auftrag respektierend,
- affektive Neutralität bewahrend,
- eine auf das Wohl der Gemeinschaft ausgerichtete Haltung einnehmend.

Natürlich sind diese Forderungen an die Ärzt*innenrolle idealtypisch zu verstehen. Freidson sieht keinen Unterschied in der Erwartung an eine Ärzt*in oder einen beliebigen anderen Beruf, der für einen Laien eine Dienstleistung erbringt [181]. Er charakterisiert die ärztliche Haltung als primär auf Handeln ausgerichtet. Den idealisierten Erwartungen kann eine Ärzt*in nicht dauernd genügen, dennoch beeinflussen sie seine/ihre Wertvorstellungen, Selbsteinschätzung und Identität. Obwohl die Ärzt*innenrolle einem gesellschaftlichen Wandel unterliegt, findet sich nach wie vor mehrheitlich das Stereotyp vom wohlwollenden, autoritären Arzt/Ärztin mit hoher ethischer Verantwortung und fachlicher Kompetenz, deren Führung und Rat nicht nur in medizinischen Belangen gefragt ist [182, S. 448ff]. Konkret für den Umgang mit Schwerstkranken und Sterbenden identifiziert Streckeisen im Gegensatz zur Pflegekraft nun eine Bedrohung der ärztlichen Rolle:

> In Parsonsschen Termini ausgedrückt: Die kollektivitätsorientierte Schwester lässt sich vom Sterben eines Patienten in ihrer Spezifität weniger bedrohen als der Arzt, weil das spezifische Rollenhandeln in ihrer Arbeit geringere Bedeutung hat. Im Gegensatz dazu erlebt der auf Wissenschaft, Fachkompetenz und Leistung bezogene Arzt den Tod eines Patienten als Ergebnis seines beruflichen Unvermögens und fühlt sich tendenziell disqualifiziert. [110, S. 198]

Zudem zeigen sich in komplexen Situationen eine Rollenüberlastung und damit Rollenkonflikte, die Rhode prototypisch für die Position des Klinikarztes/der Klinikärztin beschreibt [44, S. 639]. Bei der Gleichzeitigkeit konkurrierender Erwartungen, wie Patient*innenversorgung, Forschung, Lehre und administrativer Aufgaben, sei es unvermeidlich, dass Arrangements zur Bewältigung eingegangen werden.

Ebenso wie für die ärztliche Rolle hat Parsons eine Beschreibung der sozialen Rollenerwartung an den Erkrankten entwickelt [180]. Ein Erkrankter sei demnach:
- von den normalen sozialen Rollenverpflichtungen befreit,
- für seinen/ihren Zustand nicht verantwortlich,
- verpflichtet, gesund werden zu wollen und
- zur Kooperation mit der Ärzt*in verpflichtet.

Diese vielfach kritisch diskutierten Rollenerwartungen implizieren, dass Kranksein keine vorsätzliche oder bewusste Handlung ist, gleichzeitig wird zunehmend die Verantwortlichkeit von Patient*innen betont. Aus ärztlicher Sicht sei die ideale Patient*in in unserem Kulturkreis klar, geordnet, bereit sich helfen zu lassen, gelöst, konzentriert, frisch, friedlich, vergnügt, wie eine Studie zu niedergelassenen Ärzt*innen ergab [183, S. 95]. Anstrengende, „schwierige" Patient*innen gelten demgegenüber als schwach, ernst, nachgiebig, müde, krank, braucht Anregung, redselig, nüchtern, ordentlich, weitschweifig, unsympathisch. Diese stereotype ärztliche Einschätzung von Patient*innen werde dann problematisch, wenn sie die Behandlung ungünstig beeinflusst [182, S. 456ff].[31] Kritisiert wurde besonders von Freidson eine mangelnde Unterscheidung der Krankheiten nach Schweregrad und Dauer sowie eine einseitige Ableitung der Bedingungen für moderne Industrienationen [181]. Für die Untersuchung der Behandlung Schwerstkranker und Sterbender ist diese Kritik genauer zu explizieren: Wird die Rollenverpflichtung und -zuschreibung des „Gesund-Werden-Wollens" aufgehoben, wenn der Schweregrad der Erkrankung maximal bzw. eine Patient*in sterbend ist?

2.2.1.2 Ärzt*in-Patient*in-Beziehung

Die Interaktion von Ärzt*in und Patient*in stellt zwar nur eine Form der im Krankenhaus stattfindenden Begegnungen dar und muss doch als Zentrum eines asymmetrischen Behandlungsgeschehens bezeichnet werden. Der Arzt/die Ärztin ist zentrale/r Adressat/in für Orientierungs-, Behandlungs- und Beziehungserwartungen von Patient*in und Angehörigen:

> Unabhängig davon, wie sich die Netzwerke der Krankenbehandlung entfalten werden, wird es interaktiv, organisational und gesellschaftlich immer darauf ankommen, die Art und Weise zu moderieren, wie sich der Körper des Arztes dem Körper des Patienten nähert, dessen Zustände beschreibt und verändert und sich wieder von ihm löst. Technik und Bürokratie sind die Schnittstellen dieser ebenso körperlichen wie kommunikativen Begegnung, nicht die Bedingung ihrer Unmöglichkeit. [170, S. 58]

Es gibt nicht „das Modell" der Ärzt*in-Patient*in-Beziehung, welches die vielfältigen Aspekte dieser Konstellation berücksichtigt, sondern verschiedene Modellvorstellungen [185]. Szaz und Hollender beschreiben 1956 drei Modelle der Ärzt*in-Patient*in-Beziehung, die sich bezüglich der Aktivitäten der beteiligten Akteure unterscheiden: das Modell Aktivität-Passivität, das Modell der Führung und Kooperation und das Modell der beiderseitigen Beteiligung an Entscheidungen [186].

Emanuel und Emanuel benennen vier Modelle für die Ärzt*in-Patient*in-Beziehung, die sich hinsichtlich der Ziele, der ärztlichen Verpflichtungen, der Rolle der Werte der Patient*in und der Konzeption von Patient*innenautonomie unterscheiden: 1) das paternalistische Modell, 2) das informative Modell, 3) das interpretative

---

31 Ist bis vor kurzem im Zusammenhang mit der Patient*innenrolle noch über Compliance gesprochen worden, also das strikte Befolgen von ärztlichen/medizinischen Anweisungen durch den Patienten/die Patientin, wird heute aufgrund einer zunehmend gewünschten Patient*innenbeteiligung das Konzept der Adhärenz zugrunde gelegt. Es definiert das Ausmaß an Übereinstimmung zwischen dem Verhalten eines Patienten/einer Patientin mit den Vorgaben des Behandlers [184]. Damit gilt das Konzept als wertfreier als Compliance. Ob neben einer begrifflichen Änderung diese inhaltliche Nuance in der klinischen Praxis verstanden wird, ist fraglich. Denn auch Adhärenz bedeutet übersetzt aus dem Englischen: Einhalten, Befolgen.

Modell und 4) das Diskussions- bzw. Verhandlungsmodell [187]. Alle vier Modelle müssen als idealtypisch diskutiert werden, da sie in der ärztlichen Praxis nie in dieser Reinform auftreten und keine Differenzierung bzgl. Behandlungsort, Schwere oder Dauer der Erkrankung vornehmen. Von Emanuel und Emanuel wird das Diskussions- bzw. Verhandlungsmodell favorisiert. Dieses Modell kommt dem Modell der partizipativen Entscheidungsfindung (engl.: *Shared Decision Making* – SDM) am nächsten [188]. Dessen Ursprung liegt einerseits in der Patient*innenrechtsdebatte, welche eine größere Patient*innenbeteiligung in Behandlungsentscheidungen nicht allein durch Informierung gewährleistet sieht, sondern zusätzlich solle Patient*innen Kontrolle über Behandlungsentscheidungen gegeben werden. Ein anderer Ursprung liegt in der Entdeckung von Patient*innen als Kund*innen.[32]

Emanuel und Emanuel weisen darauf hin, dass die vier Modelle die Beziehungskonstellationen zwischen Ärzt*in und Patient*in nicht erschöpfend betrachten. Sie könnten z. B. durch ein instrumentelles Modell erweitert werden [187]. Bei diesem sind die Vorstellungen der Patient*in nicht relevant, denn die Ärzt*in verfolgt unabhängig vom Patient*innenwillen ein Behandlungsziel. Dieses Modell könnte für die Behandlung in Akutsituationen und bei Nicht-Einwilligungsfähigkeit relevant werden – in Situationen also, in denen eine Kommunikation mit der Patient*in nicht möglich ist. Anders als beim paternalistischen Ansatz erfolgt im instrumentellen Modell keine Überzeugungsarbeit mehr, sondern direkt eine ärztliche Behandlung. Interessant wird in dieser Situation der ärztliche Umgang mit Angehörigen bzw. Bevollmächtigten, wenn eine Patient*in ihren Willen nicht mehr formulieren kann.

Neben allen Forderungen nach stärkerer Einbeziehung der/des Erkrankten wird in der Medizinethik heute gleichzeitig auch die Rolle des unterstützungsbedürftigen Menschen betont. Vor allem in Situationen, in denen Patient*innen vorübergehend oder auf Dauer nicht entscheidungsfähig sind und auch kein eindeutiger Patient*innenwille ermittelt werden kann, erleben Ärzt*innen ethische Dilemma-Situationen und werden – trotz Befürwortung partizipativer Ansätze – zu zentralen Entscheidern [192, S. 359].[33]

---

32 Eine ausführliche und kritische Diskussion von SDM entlang empirischer Untersuchungen im Kontext der Ärzt*in-Patient*in-Beziehung der ambulanten und stationären Psychiatrie führen Terzioglu [189], Koepsel [190] und Zaumseil [191]. Charles et al. machen darauf aufmerksam, dass das Konzept des SDM besonders auf Settings anwendbar ist, die sich durch Kriterien auszeichnen, die einen Schlüsselmoment im Krankheitsverlauf darstellen, z. B. Therapiebeendigungen oder Entscheidungen, die im Zusammenhang mit potenziell lebensbedrohlichen Erkrankungen getroffen werden [188].
33 Für diese und andere konflikthafte Situationen hat sich in den letzten Jahren das Konzept der klinischen Ethikberatung [193–194] und der ethischen Fallbesprechung [195] entwickelt. Auch wenn sie bisher in wenigen deutschen Krankenhäusern regelhaft etabliert sind, wird zunehmend ihr Nutzen gesehen. Für die Entwicklung der Ärzt*in-Patient*in-Beziehung sind diese Ansätze weiterführend, da sie mit Blick auf Macht und Partizipation neue Wege aufzeigen.

Der Terminus des gemeinsamen Entscheidungsprozesses als dialogischer Prozess zwischen Ärzt*in und Patient*in bzw. Vertreter*in hat spätestens seit der rechtlichen Regelung zur PV Eingang in die Empfehlungen der Bundesärztekammer gefunden [196, S. A2439]. Der Prozess der Entscheidungsfindung wird hier mit dem Ziel der Konsensfindung vorgestellt. Ein fehlender Konsens wird für zwei zentrale Konfliktsituation beschrieben: 1.) eine medizinische Maßnahme ist aus ärztlicher Sicht indiziert, wird aber von Patient*in bzw. Vertreter*in abgelehnt und 2.) eine nicht indizierte medizinische Behandlung wird von Patient*in oder Vertreter*in eingefordert. Bei beiden Dissenssituationen müsse das Betreuungsgericht eine Entscheidung übernehmen. Für Notfallsituationen, wie sie im Akutkrankenhaus häufig beschrieben werden, findet sich von der Bundesärztekammer folgende Empfehlung: „In Notfallsituationen, in denen der Wille des Patienten nicht bekannt ist und für die Ermittlung individueller Umstände keine Zeit bleibt, ist die medizinisch indizierte Behandlung einzuleiten, die im Zweifel auf die Erhaltung des Lebens gerichtet ist." [196, S. A2441]. Diese Formulierung verweist auf wichtige Themen, die für die medizinische Behandlung schwerstkranker und sterbender Menschen zu bedenken sind: a) die Gültigkeit bzw. Beständigkeit von vorab festgelegten Wünschen zu medizinischen Behandlungen, b) die potentielle medizinische Uneindeutigkeit einer Erkrankungssituation mit der Frage, ab wann ein Mensch sterbend ist und c) die Priorisierung einer auf Lebenserhaltung ausgerichteten medizinischen Behandlung.

Aus rechtlicher und medizinethischer Perspektive ist die Einbeziehung der Patient*innen in den Prozess der Entscheidungsfindung – auch am Ende des Lebens – unerlässlich. Empirische Untersuchungen aus dem angloamerikanischen und westeuropäischen Raum zeigen zudem übereinstimmend, dass die meisten Patient*innen über ihre Diagnose, Prognose und Therapie offen aufgeklärt werden möchten. Das beinhaltet auch den Wunsch, bei Therapieentscheidungen Verantwortung zu übernehmen [197–199]. Gleichzeitig zeigen Studien, dass bei schlechter Prognose das Thema Hoffnung auf Heilung oder Besserung der Erkrankungssituation für die Patient*innen zentraler Anker bleibt, verbunden mit der Hoffnung, bei den Behandler*innen in guten Händen zu sein [116, 200–201]. Diese Einstellung wirkt sich auch auf Entscheidungen am Lebensende aus. Hier zeigt die Studie von Schildmann et al. zwei Gruppen: a) Patient*innen, die auf die ärztliche Expertise vertrauen, und b) Patient*innen, die ihre Autonomie bei Behandlungsentscheidung betonen [201]. Neben der Einflussnahme der Interaktionspartner*innen auf die Behandlung ist es lohnend, in Beziehungsmodelle das Thema des Vertrauens von Patient*innen in den Arzt/die Ärztin einzubeziehen [202]. Bezogen auf professionstheoretische Überlegungen zeigt Wilkesmann einen Macht- und Autonomieverlust von Ärzt*innen aufgrund der zunehmenden Informiertheit von Patient*innen auf. Mit der universellen Verfügbarkeit von Informationen im Internet werde das Wissensmonopol aufgehoben. Damit verändere sich die Selbst- und Fremdzuschreibung der Rolle von Ärzt*innen als Expert*innen [159, S. 69].

2.2.1.3 Ärzt*in-Patient*in-Kommunikation

Die Aufklärung von Patient*innen über Diagnose, Therapie und Prognose findet hauptsächlich im Gespräch mit dem Arzt/der Ärztin statt [203–205] – ein weiterer Verweis auf die zentrale Bedeutung der Ärzt*in-Patient*in-Beziehung. Bezüglich der Diagnoseaufklärung hat sich seit den 1980er Jahren ein Wandel vom Nicht-Aufklären zum Aufklären vollzogen [206–207]. Neben veränderten Behandlungsverläufen und einem veränderten Medizinstudium spielen sicherlich die veränderte rechtliche Situation und der Paradigmenwechsel (oder zumindest Wandel) in der Medizin eine zentrale Rolle (vgl. Kap. 2.1.2.).

Studien, die auf die ärztlichen Kommunikationsstrategien am Lebensende fokussieren, belegen meist idealtypische Vorstellungen bei allen Beteiligten darüber, wie Gespräche über das Sterben und den Tod zu führen seien: offen, wahrhaftig, frühzeitig und mit Zeit, immer wieder im Behandlungsverlauf, unter Beteiligung der Patient*innen und Angehörigen, eine Balance zwischen Hoffnung und Realität in den Gesprächen u. ä. An dieser Aufzählung werden die idealistisch aufgeladene Situation und die hohen Erwartungen an die Interaktion zwischen Ärzt*in und Patient*in deutlich. Die Ärzt*innen- und Patient*innenrollen, wie von Parsons formuliert, erweisen sich hier durchaus noch als aktuell (vgl. Kap. 2.2.1.1.).

Besonders eine palliative Behandlung erfordere eine intensive und begleitende Auseinandersetzung mit den Patient*innen, so Arends und Unger [208]. Im palliativen Handeln müsse „das Drängen auf die Ermutigung zum Ertragen eingreifender Behandlungsstrategien [...] ersetzt werden durch eine interagierende stufenweise Therapieführung, ein individuell adaptiertes Vorgehen, welches den Wünschen und der Leidensfähigkeit des Patienten eine ähnliche oder größere Bedeutung beimisst als dem medizinischen Ehrgeiz des Arztes" [208, S. 31]. Die Forderung hat Einfluss auf die ärztliche Gesprächsführung und Beziehungsgestaltung. Insbesondere für die Onkologie und die Intensivmedizin sind das Überbringen schlechter Nachrichten – dazu gehören die Diagnose, Prognose, ein Krankheitsprogress, der Wechsel von einem kurativen auf ein palliatives Behandlungsziel – sowie daran anschließend die Entscheidungsfindung über weitere Behandlungen vielfältig untersuchte Themen [156, 209, 384–385]. Granek et al. haben als Ergebnis einer qualitativen Interviewstudie mit 20 stationär arbeitenden Onkolog*innen aus drei US-amerikanischen Krankenhäusern Einflussfaktoren aus drei Bereichen beschrieben, die eine frühzeitige, prozesshafte und ehrliche Aufklärung und Information verhindern bzw. erschweren [209]:

a) **ärztliche Faktoren:** Schwierigkeit in der gleichzeitigen Durchführung von krankheitsspezifischer Therapie und PC; ein Unbehagen, über Tod und Sterben zu sprechen; unklare Verantwortlichkeit und mangelhafte Kommunikation im Team; Fokus auf Heilung mit einem „death-defying mode" [209, S. e131]; fehlende Erfahrung in Gesprächsführung in schwierigen Situationen; fehlende Mentorenschaft bzw. Lehrende;

b) **Patient*innen-Faktoren:** Ablehnung der Angehörigen, die Patientin/den Patienten über eine Verschlechterung oder über Tod/Sterben aufzuklären; Ableh-

nung von Patient*innen, über schlechte Nachrichten/das Sterben zu sprechen; Sprachbarrieren; junge Patient*innen;
c) **institutionelle Faktoren:** PC wird in der Abteilung als Stigma erlebt; fehlende EoL-Handlungsleitlinien in der Klinik und fehlende Kommunikationstrainings.

In verschiedenen Studien konnte zudem gezeigt werden, dass sich die Interaktions- und Kommunikationsbeziehung zwischen Ärzt*in und Patient*in im Erkrankungsverlauf zwar verändert, das Gespräch mit den behandelnden Ärzt*innen als der zentrale Orientierungsrahmen für Patient*innen jedoch bestehen bleibt [200, 210–211].

Bereits in frühen Untersuchungen zeigte sich, dass die Kommunikations- und Interaktionssituation, in der sich Patient*innen und Ärzt*innen im institutionellen Rahmen Krankenhaus befinden, als strukturelle Ungleichheit charakterisiert werden kann [173]. Goffman sah in der medizinischen Behandlung gar ein „Musterbeispiel paternalistischer Täuschung", denn hier herrsche „die klassische Gewohnheit, schlechte Nachrichten einem Patienten vorzuenthalten, der bald sterben wird oder dessen Situation hoffnungslos ist" [212, S. 117]. Pribersky sprach von einer hierarchischen Struktur in der Ärzt*in-Patient*in-Kommunikation, die dieser strukturellen Ungleichheit entspringt [205]. Neben der Profi-Laie-Konstellation der Ärzt*in-Patient*in-Beziehung ist das hierarchische Gefälle auf den hohen gesellschaftlichen Stellenwert des Arztberufes zurückzuführen. Das asymmetrische Verhältnis zwischen Ärzt*in und Patient*in ergebe sich aus dem Wissensungleichgewicht, so Kreibich-Fischer [213]. Dieser Aspekt werde im Gespräch zwischen Ärzt*in und Patient*in bedeutsam. Ein ungleicher Wissensstand meint auch unterschiedliche Sprachen. Die technische, medizinische Expert*innensprache verwirrt den Laien und muss notwendigerweise übersetzt werden. Eine weitere Barriere bildet das Bildungsniveau, das eine bestimmte Sprachkultur mit sich bringt. Für Patient*innen, die nicht der Mittelschicht angehören, entsteht die Schwierigkeit, Ärzt*innen zu verstehen und Fragen zu beantworten. Wie Heim es ausdrückte, kann der Arzt/die Ärztin in verhängnisvoller Weise „die vordergründige Passivität des Patienten dahin fehlinterpretieren, dass dieser tatsächlich kein Interesse an seiner Krankheit habe oder intelligenzmäßig nicht in der Lage sei, bestimmte Zusammenhänge zu verstehen" [182, S. 461].

Eine Studie zur Einschätzung des medizinischen Nutzens von Therapien aus der Perspektive von ärztlichen und pflegerischen Akteuren aus dem Intensivbereich und eines Palliativteams in einem deutschen Krankenhaus zeigt, dass der Unterschied vor allem im kommunikativen Umgang mit Patient*innen lag [214]: Während Mitarbeiter*innen des Intensivbereiches eine indirekte und schrittweise Eröffnung der Prognose favorisierten, setzten Mitarbeiter*innen des Palliativteams auf eine empathische, aber direkte Informationsstrategie.[34] Gründe für die Fortführung als nutzlos

---

34 Qualitative und quantitative Studien zur Perspektive von sterbenden Menschen und ihren Angehörigen auf die ärztliche Kommunikation und Behandlung am Lebensende sowie die Einflussfak-

eingeschätzter medizinischer Maßnahmen wurden vor allem auf emotionaler Ebene beschrieben, wie Schuld, Trauer oder Angst vor rechtlichen Konsequenzen oder der Reaktion der Familie. Andere Gründe für die Fortführung waren organisatorische Routinen, mangelhafte rechtliche und palliativmedizinische Kenntnisse.

2.2.2 Ärztliches Entscheiden

Im Zusammenhang mit der Ärzt*in-Patient*in-Beziehung habe ich Entscheidungs-modelle vorgestellt (vgl. Kap. 2.2.1.2.). Das Treffen von Entscheidungen ist die zentra-le Aufgabe im ärztlichen Handeln und erfolgt, trotz eines propagierten Paradigmen-wechsels hin zu geteilter Entscheidungsfindung, weiterhin häufig ohne Patient*in-nenbeteiligung [199].[35] Daher möchte ich Überlegungen zum ärztlichen Entscheiden weiter ausdifferenzieren. Im kompetenten ärztlichen Handeln sieht Oevermann eine „Logik der Risikoabwägung", bei der „unter den Bedingungen des Nicht-Wissens oder der Unklarheit darüber, welche Krankheit genau vorliegt bzw. welche therapeu-tische Maßnahme genau passen könnte, eine Entscheidung getroffen werden" muss [113, S. 306]. Vogd differenziert an Oevermann anschließend die ärztliche Arbeit als den Umgang mit Unsicherheit auf den Ebenen von Diagnose, Netzwerk, Ökonomie, Recht und Organisationskultur:

> In den Vordergrund der ärztlichen Aufmerksamkeit tritt (...) eher die Frage, wie man elegant mit diagnostischer Unsicherheit (kann man dem Krankheitsbefund und den Untersuchungsergeb-nissen trauen?), mit Netzwerkunsicherheit (an wen kann ich den Patienten weiterleiten, um ihn gut betreut zu wissen?), mit ökonomischer und rechtlicher Unsicherheit (knappe Mittel bei gleichzeitiger Sorgfaltspflicht) und nicht zuletzt mit organisatorischer Unsicherheit (wie kommt man mit dem Team und der Hierarchie zurecht?) umgehen kann. [219, S. 458]

Ärztliche Entscheidungsfindungen im Krankenhaus mit prekären medizinischen Pro-blemlagen – wie z. B. der Abbruch einer Chemotherapie und der Wechsel zu einer palliativen Behandlung – stellen somit komplexe soziale Phänomene dar, die Vogd soziologisch auf der Folie der Systemdynamik medizinischer Organisationen erklärt. In seiner Untersuchung zeigt er das „Spannungsfeld von System- und Zweckrationa-lität" im Krankenhaus auf, in welchem die Ärzt*innen einen professionellen und in-dividuellen Umgang mit Erkrankungen suchen, denen eine Lebenszeitverkürzung in-härent ist. Für die Behandlung palliativer Patient*innen sieht er die „diagnostische und therapeutische Zweckveranstaltung eines Akutkrankenhauses" ins Leere laufen,

---

toren auf die Lebensqualität in dieser Erkrankungsphase zeigen den ausdrücklichen Wunsch nach emotionaler Begleitung und persönlicher Zuwendung durch den behandelnden Arzt/die behandeln-de Ärztin [215–218].

35 Das gilt im Übrigen auch für alle Sozialbeziehungen im Krankenhaus: Trotz einer Professionalisie-rung der Pflege bis hin zur Forderung nach Akademisierung entscheidet immer erst der Arzt/die Ärz-tin über eine Diagnose und die daran anschließende medizinische Maßnahme [159, S. 68ff].

da sowohl Akutbehandlung als auch Heilung nicht indiziert seien [13, S. 345]. In diesen komplizierten sozialen Situationen würden die Stationsärzt*innen im Zentrum der Auseinandersetzungen stehen: „Ihnen obliegt es, zwischen Angehörigen-, Patienten- und Organisationsinteressen eine Mitte zu finden, in der in der Regel nicht nur die eigene ärztliche Identität, sondern auch die Identität medizinischer Organisationen reproduziert werden." [13, S. 363]. Ob die Verantwortungslast übernommen oder anderen zugeschrieben werde, gehöre zum entwickelten ärztlichen Habitus, so Vogd [13].[36] Die Behandlung von Palliativpatient*innen berge per se hoch prekäre Entscheidungen. Er analysiert unterschiedliche Modi der ärztlichen Entscheidungsfindung, die er folgenden Typen zuordnet [13, S. 364]:

- sterbeorientiert vs. therapieorientiert;
- offener vs. geschlossener Bewusstheitskontext;
- Kompetenzdefizite vs. ärztliche Kompetenz im Team;
- beziehungsorientiert vs. medizinal.

Konkret für die Behandlung palliativer Patient*innen im Krankenhaus rekonstruiert Vogd die Diffusität als zentralen Modus der Kommunikation und Sozialbeziehungen. Gerade das nicht offene Kommunizieren über das Sterben eröffne Handlungsspielräume für die Ärzt*innen. Von besonderer Bedeutung sei dabei die jeweilige Stellung innerhalb der ärztlichen Hierarchie, wenn eine komplexe Entscheidung getroffen werde. Je unsicherer und komplexer, desto hierarchischer wird entscheiden. Hier zeigt sich die hierarchische Ordnung bei der Absicherung, Übernahme und/oder Verschiebung von Verantwortung besonders deutlich: „Die Rollen des Lehrenden und Lernenden sind gleich einer quasi militärischen Ordnung mit der formalen Hierarchie festgeschrieben." [220, S. 300].

Handlungstheoretisch lässt sich eine Entscheidung zwar als rationaler Akt ansehen, aber ohne Einbeziehung der Erkenntnisse über Hierarchie- und Systemeinflüsse, kulturelle, soziale, motivationale und emotionale Einflüsse bleibt die Diskussion unbefriedigend. Rational-Choice-Theorien gehen von einem umfassend informierten, zielgerichteten, nutzenorientierten und -maximierenden sowie vom individuell rational handelnden Akteur mit einem berechenbaren Verhalten aus [221–223]. Kritik daran formulieren u. a. Goldstein und Gigerenzer, die neben der Kontextspezifität von Entscheidungen die Einbeziehung des (unbewussten) Erfahrungswissens der Akteure in Entscheidungssituationen betonen [224]. Die Vorstellung eines rationalen Entscheidens bezeichnet Bourdieu mit Hinweis auf den Habitus als „scholastischen Irr-

---

36 Für den Umgang mit Unsicherheit im Entscheidungsprozess gibt es inzwischen etablierte Strukturmerkmale mit Einfluss auf den habituellen Umgang wie der regelhafte Einsatz von Tumorkonferenzen. Die hier stattfindende Klärung von Unsicherheiten in intra- und interdisziplinären Konstellationen verändert das hierarchisch-habituelle Feld Krankenhaus. Insofern ist SDM im Kontext Krankenhaus bereits angekommen, jedoch nicht primär auf die Ärzt*in-Patient*in-Konstellation gerichtet, sondern auf interdisziplinäre Konstellationen.

tum" [225, S. 176f]. Zwar treffe ein Individuum eine Entscheidung, gleichwohl sei Entscheiden keine wohldurchdachte Einzelleistung. Trotz der bekannten Unsicherheiten und Einflüsse hält sich der medizinische und ärztliche Mythos vom rationalen und eindeutigen Entscheiden (vgl. Kap. 2.1.4.2.).

Anregende psychologische Überlegungen zum Umgang mit Unsicherheit finden sich im Konzept der Ambiguitätstoleranz, also der Fähigkeit, „Vieldeutigkeit und Unsicherheit zur Kenntnis zu nehmen und ertragen zu können" [226, S. 33]. Ein weiteres, bisher nur spärlich und ausschließlich bei Patient*innen untersuchtes Konzept von Rodin et al. ist das der *Double Awareness* (gleichzeitiges/doppeltes Bewusstsein) bei nicht heilbar Erkrankten [227–228]. Reddemann und Schulz-Kindermann beschreiben das doppelte Bewusstsein von nicht heilbar kranken Menschen über ihre Situation folgendermaßen:

> Seelische Stabilität erfordert die Balance widerstreitender Kräfte: Den Tod ins Auge fassen und gleichzeitig das Jetzt bewusst leben. Mich auf tief befriedigende Beziehungen einlassen und gleichzeitig deren Ende ins Auge fassen. Endlich den Geschmack eigener Vitalität kennenlernen und zugleich dessen Verlust antizipieren. [229, S. 362]

Die Betrachtung der Gleichzeitigkeit von sich widersprechenden Bewusstheiten und Gewissheiten in der medizinischen Behandlung erscheint mir auch für die Analyse professionellen/ärztlichen Handelns am Lebensende ein interessanter Ansatz; insbesondere mit dem Wissen, dass professionelle Akteure in der Begegnung mit nichtheilbar erkrankten Menschen und antizipiertem Leid selbst zu Betroffenen werden [116, 230] bzw. auf ihre individuellen Erfahrungen und Intuition bei Entscheidungen zurückgreifen [231–232].

2.2.2.1 Bewusstheit und Gewissheit

Unterschiedliche Typen der Bewusstheit und ihr Einfluss auf die Interaktion von Krankenhauspersonal mit Sterbenden haben Glaser und Strauss bereits Ende der 1960er Jahre herausgearbeitet [172]. Zentrale Frage ihrer Studie war: „Wenn die meisten Amerikaner zunehmend in Krankenhäusern sterben und dabei eher von Ärzten und Schwestern als von Angehörigen gepflegt werden: wie verhalten sich diese Vertreter der Gesellschaft im weiteren Sinn und wie gehen sie mit Sterbenden um?" [172, S. 6]. Die Autoren fanden vier typische Bewusstheitskontexte und damit Interaktionskonstellationen zwischen den Behandler*innen und Patient*innen mit begrenzter Lebenserwartung:

– eine geschlossene Bewusstheit (*closed awareness*): der Patientin/dem Patienten wird ihr/sein Erkrankungszustand verheimlicht, aber alle anderen Beteiligten wissen darum;

– eine argwöhnische Bewusstheit (*suspected awareness*): die Patientin/der Patient vermutet, dass die Behandler*innen und/oder Angehörige etwas wissen, aber nicht kommunizieren;

- eine Bewusstheit der wechselseitigen Täuschung (*context of mutual pretense*): alle Beteiligten (Behandler*innen, Patient*in und Angehörige) wissen jeweils um den Erkrankungszustand, ohne dieses Wissen miteinander kommunikativ zu teilen;
- eine offene Bewusstheit (*open awareness*): alle Beteiligten (Behandler*innen, Patient*in und Angehörige) wissen um den Erkrankungszustand und kommunizieren offen darüber.

Die Bewusstheitskontexte haben Auswirkungen auf Interaktionskonstellationen und die Kommunikation. Zur Einordnung der vorliegenden Untersuchung besonders interessant sind die Ergebnisse zur Frage, ob und wann eine Patient*in von den Behandler*innen als sterbend eingeschätzt wird. Dies erfolge entlang von zwei Komponenten: 1) dem Ob des Todes, also die Frage der Gewissheit; 2) dem Wann, also dem Todeszeitpunkt. Die Kombination beider Komponenten lässt vier Todeserwartungen der Behandler*innen unterscheiden (Tab. 2.1).

Sowohl der Bewusstheitskontext als auch die Einschätzung der Todeserwartung haben entscheidenden Einfluss auf die Interaktion zwischen Sterbenden, Behandler*innen und Angehörigen, und zwar in Bezug auf die Offenheit der Kommunikation zwischen den Beteiligten sowie im Umgang mit der Ungewissheit und daraus resultierenden Hilflosigkeit von Pflegenden und Ärzt*innen [116, S. 209–221].

Eine aktuelle Untersuchung von Saake und Kolleg*innen beschreibt für den Kontext deutscher Palliativstationen inzwischen eine explizite ärztliche Thematisierung des Sterbens [5]. Mit Hinweis auf die Untersuchungsergebnisse von Glaser und Strauss [172] sei in den vergangenen 50 Jahren eine verschleierte, unvollständige oder gar fehlende Aufklärung dem 'Paradigma des bewussten Sterbens' gewichen: Eine bewusste, offene Thematisierung des Sterbens sehen Saake et al. inzwischen als „mehr oder weniger durchgesetzte Praxis" [5, S. 33]. Im Anschluss an eine offene ärztliche Thematisierung werde von den Patient*innen ein Wechsel von der Krankenin die Sterberolle erwartet [4]. Verweigern Patient*innen den Rollenwechsel, führe das zu Konflikten mit den Behandlern. Saake et al. kritisieren mit ihren Untersuchungsergebnissen die normative Gleichsetzung eines bewussten mit einem 'guten Sterben' in der Palliativmedizin. Sie plädieren für Kommunikationsangebote, die Sterbenden auch die Nicht-Thematisierung des Sterbens ermöglichen. Hier zeigt sich

Tab. 2.1: Todeserwartungen der Behandler*innen; Quelle: [172], eigene Darstellung.

	Gewissheit des Todes	Ungewissheit des Todes
Bekannter Todeszeitpunkt	a) Gewissheit des Todes zu bekannter Zeit	b) Ungewissheit des Todes, aber der Zeitpunkt, an dem die Gewissheit eintritt, ist bekannt
Unbekannter Todeszeitpunkt	c) Gewissheit des Todes zu unbekannter Zeit	d) Ungewissheit von Tod und Todeszeitpunkt

eine Anschlussstelle zum vorgestellten Konzept einer *Double Awareness* bei nicht-heilbar Erkrankten (vgl. Kap. 2.2.2.). Ob sich das 'Paradigma des bewussten Sterbens' auch außerhalb des spezialisierten Versorgungsbereichs einer Palliativstation im Krankenhaus durchgesetzt hat, ist eine Forschungsfrage der vorliegenden Untersuchung.

Für die Ärzt*innen wurde die Einschätzung der Prognose als Versuch der Eingrenzung der Ungewissheit vorgestellt (vgl. Kap. 2.1.4.2.). Die Prognoseeinschätzung dient zudem als Kriterium bei Behandlungsentscheidungen und wird im Konzept der medizinischen Sinnhaftigkeit und Indikation aufgegriffen (vgl. Kap. 2.2.2.2.). Bei onkologischen Patient*innen wird aktuell häufig das Konzept der *Prognostic Awareness* (PA), also der Grad der Bewusstheit Schwerstkranker und Sterbender über die Unheilbarkeit ihrer Erkrankung und damit verbundenen Verkürzung der Lebenszeit, als relevanter Aspekt der Entscheidungsfindung im Behandlungsverlauf untersucht. PA habe Einfluss auf die Behandlungspräferenzen und würde die Lebensqualität als Entscheidungskriterium für oder gegen eine Behandlung priorisieren [233–234]. Bisher zeigen sich allerdings widersprüchliche Ergebnisse über den Einfluss einer offenen Bewusstheit der Patient*innen: Einige Studien belegen den positiven Einfluss auf die Lebensqualität und eine abnehmende Ängstlichkeit [235–236], andere zeigen die zunehmende psychische Belastung und abnehmende Lebensqualität bei offener Bewusstheit [237–238]. Das Für und Wider einer offenen ärztlichen Kommunikation und Aufklärung steht somit weiter zur Diskussion.

2.2.2.2 Entscheidungshilfen

Am Lebensende stellen sich – nicht nur in der Intensivmedizin – Fragen nach der Begrenzung lebensverlängernder medizinischer Maßnahmen wie Beatmung, Dialyse, die Fortführung einer antibiotischen Therapie, parenteraler (künstlicher) Ernährung, einer erkrankungsspezifischen Therapie oder die Gabe von Blutprodukten [11, 91, 239–240]. Zusätzlich zu den in Kapitel 2.1.4.2. vorgestellten Eingrenzungsversuchen von Ungewissheit im medizinischen Kontext möchte ich zwei Entscheidungshilfen bei Behandlungsfragen am Lebensende diskutieren: der formulierte Patient*innenwillen in der PV und die Überprüfung der Indikation für eine diagnostische oder therapeutische Maßnahme (aus dem Englischen: *Medical Futility*).

Mit der gesetzlichen Regelung zum Betreuungsrecht 2009 hat eine rechtliche Stärkung des Patient*innenrechts stattgefunden, die dem Willen von Patient*innen, der mündlich oder schriftlich in der PV formuliert ist, Vorrang vor gebotener oder empfohlener medizinischer Behandlung gibt (vgl. Kap. 2.1.2.). Gaben 2012 nur 26 % der befragten Erwachsenen in Deutschland an, eine PV verfasst zu haben, sind es fünf Jahre später schon 43 % [241]. Je älter die Befragten, desto häufiger besitzen sie eine PV; so sind es bei Menschen über 60 Jahre bereits 42 %. Zudem zeigt sich, dass Menschen mit chronischen und lebensbegrenzenden Erkrankungen, wie ALS, häufiger eine PV besitzen [242]; auch variiert das Vorhandensein einer PV je nach Behandlungs- bzw. Versorgungsort: 12,4 % der Bewohner*innen von Seniorenheimen [64], 13 % der Patient*innen auf Intensivstationen [240]. Neben dem quantitativen Vorkommen stellt sich die Frage, inwieweit eine PV hilfreich bei medizinischen Therapieentscheidungen am Lebensende und in Akutsituationen ist. Mit Blick auf die Behandlung im Krankenhaus zeigt sich, dass 25 % der akut stationär aufgenommenen Patient*innen nicht einwilligungsfähig sind [243]. Damit wird der vorformulierte Wille z. B. in einer PV bedeutsam.

Am Beispiel der Behandlung auf einer Intensivstation zeigt sich die zugespitzte Situation: Therapielimitierung erscheint als eine der schwierigsten Entscheidungen im Intensivbereich und gleichzeitig in besonderer Weise relevant: Lebensrettung mit Hilfe einer Maximaltherapie ist hier der zentrale Behandlungsauftrag. Dennoch versterben mehr als 40 % der Patient*innen, und die meisten (95 %) sind in kritischen Situationen nicht entscheidungsfähig [91, 240]. Hartog et al. verglichen 2014 in einer retrospektiven Kohortenstudie auf vier ITS einer Universitätsklinik in Deutschland die Behandlung von Patient*innen mit und ohne PV [240]. Nur 50 % der PV wurden überhaupt als „gültig und anwendbar" eingeordnet. Der Vergleich zeigt: Patient*innen mit PV wurden zwar seltener reanimiert und Herz-Lungen-wiederbelebt, allerdings gab es keinen Unterschied bei Entscheidungen über Rückzug/Zurückhaltung von lebensverlängernden Maßnahmen wie Herz-Kreislaufunterstützung, Hämodialyse oder künstlicher Beatmung – auch, wenn diese Maßnahmen in der PV explizit abgelehnt wurden. Die Ergebnisse legen nahe, dass PV im Intensivbereich hilfreich sind bei der grundsätzlichen Reanimationsentscheidung, aber wenig Einfluss auf andere Behandlungsentscheidungen am Lebensende haben. Die Studie klärt nicht die Gründe für die Nicht-Einhaltung, stellt aber Hypothesen auf: Bei den formulierten Anwendungsbedingungen einer PV scheint es einen Interpretationsspielraum zu geben, zudem seien ärztliche Unsicherheiten über die Prognose ein Grund für die Nicht-Einhaltung der Patient*innenpräferenzen bzgl. lebenserhaltender Behandlungen.

Der Palliativmediziner und Psychotherapeut Johann-Christoph Student stellt die These auf, dass „die Unsicherheit im Umgang mit Patientenverfügungen [...] nicht aus mangelnder Rechtssicherheit [resultiert], sondern [...] im Phänomen von Sterben und Tod selbst begründet [liegt]." [244, S. 1]. Ein statisches Instrument wie eine PV werde diesem dynamischen Prozess nicht gerecht. Die Ergebnisse einer Studie zur Einstellung zu PV von Sahm et al. zeigen zudem, dass die Einstellungen von Menschen sich im Verlauf einer Erkrankung verändern und – oftmals anders als vorab festgelegt – belastendere Therapiemaßnahmen gewollt und ertragen werden [245]. Und sie zeigen auch, dass die Behandlungswünsche oftmals denen der Behandler*innen widersprechen.

Mit der Frage, wie Patient*innen in Deutschland bei Entscheidungen am Lebensende einbezogen werden, haben sich Winkler et al. beschäftigt [246]. Als Einflussfaktoren auf die Einbeziehung von Patient*innen mit einer onkologischen Erkrankung fanden die Autor*innen a) ein diskrepantes Therapieziel zwischen Ärzt*in und Patient*in sowie b) den Wunsch von Patient*innen nach Maximaltherapie. Zudem zeigt die Untersuchung, dass etwa die Hälfte der Patient*innen nicht in Entscheidungen zur Therapiebegrenzung einbezogen wurden, obwohl sie entscheidungsfähig waren. Vor allem Patient*innen, deren Wünsche nicht mit dem ärztlichen Therapieziel übereinstimmten, wurden nicht einbezogen.

Wie die referierten Studien zeigen, ist es keine Frage der fehlenden Entscheidungsfähigkeit von Patient*innen, wenn Ärzt*innen den Patient*innenwillen nicht berücksichtigen, sondern eine der Diskrepanz in den Vorstellungen und Einschätzungen über Behandlungsziel und -sinn. Zudem zeigen sich hier einmal mehr die vielfältigen Einflussfaktoren jenseits rationaler Entscheidungen am Lebensende (vgl. Kap. 2.2.1.3. und 2.2.3.). Derzeit wird stark auf das Patient*innenrecht und die ärztliche Aufklärungspflicht verwiesen, was kein Ausdruck einer partnerschaftlichen Beziehung ist, sondern einer mechanistischen Absicherungs- oder Dienstleistungslogik folgt.

Als Praxiskonzept zur Unterstützung von Ärzt*innen bei Behandlungsentscheidungen wird das Kriterium der Medical Futility diskutiert. Darunter wird eine sinnlose, ineffektive oder aussichtslose therapeutische Maßnahme gefasst (auch im Sinne von Übertherapie) und definiert, mit anderen Worten: die fehlende medizinische Indikation. Alt-Epping und Nauck grenzen die medizinische Indikation direkt von einer „unreflektierten wunscherfüllenden Medizin" ab und nehmen gleichwohl das Dilemma divergierender Wünsche von Patient*in und Ärzt*in in der Therapieentscheidung aus ethischer Perspektive in den Blick [247, S. 19f]. Es kann zwischen einem qualitativen und quantitativen Verständnis von medizinischer Aussichtslosigkeit unterschieden werden. Quantitative Überlegungen beziehen sich auf statistische Messwerte: Medizinische Maßnahmen sind dann nutzlos, wenn eine intendierte physiologische Wirkung wenig erfolgversprechend bis absolut wirkungslos ist (z. B. der Erfolg einer Chemotherapie). Qualitative Überlegungen greifen das Thema der Lebensqualität auf: Medizinische Maßnahmen sind dann nutzlos, wenn sie weder zur Verlängerung des Lebens noch zu einer Zunahme der Lebensqualität führen. Interessant ist, dass Lebensverlängerung, also eine zeitlich-quantitative Größe, als qualitatives Kriterium gewertet wird [246]. Damit tritt die ethische Bewertung von Nutzen und Schaden in den Vordergrund. Winkler und Marckmann schlagen fünf Fragen vor, in denen sich bei der Klärung der medizinischen Indikation gleichzeitig zentrale ethische Prinzipen zur Klärung eines Therapieverzichtes wiederfinden [248]:

1. Ist das gewünschte Therapieziel erreichbar?
2. Wie bewertet der Arzt/die Ärztin Nutzen und Belastung durch die Therapie?
3. Ist der Patient/die Patientin in der Lage, Prognose, Therapiefolgen und Alternativen realistisch wahrzunehmen?
4. Wie bewertet der Patient/die Patientin Gewinn und Belastung durch die Therapie?
5. Sollen die Kosten für die Therapie bei marginalem Nutzen von der Versichertengemeinschaft getragen werden?

Die Indikation einer medizinischen Maßnahme über strukturiertes Nachfragen eindeutig festzulegen, muss als Versuch gewertet werden, die in Kapitel 2.2.1.3. benannten Einflussfaktoren auf die ärztliche Kommunikation auszuschließen. Inwieweit die zu Grunde gelegten ethischen Prinzipen als geteilte Werte von Patient*in und Ärzt*in angenommen werden können, wird von den Autor*innen nicht diskutiert.

Schildmann et al. befragten im Jahr 2010 die ärztlichen Mitglieder der DGP zum Thema Entscheidungsfindung bei Patient*innen mit fortgeschrittenen Tumorerkrankungen [249]. Es zeigt sich, dass Entscheidungen für oder gegen medizinische Interventionen am Lebensende immer auch ärztliche Wertentscheidungen sind. Innerhalb der DGP lösten die Studienergebnisse eine Kontroverse aus, da sich in den Ergebnissen eine paternalistische Herangehensweise zeigte. Patient*innen waren in die Entscheidungsfindung wenig bis nicht einbezogen, mit der ärztlichen Begründung, im Interesse der Patient*innen zu handeln. Die Ergebnisse widersprechen der propagierten partnerschaftlichen Ärzt*in-Patient*in-Beziehung, in der Entscheidungen gemeinsam getroffen werden. Die Ergebnisse bestätigten sich für Ärzt*innen aus der Hämatologie/Onkologie [250, 390]: Die befragten Ärzt*innen benannten vor allem nicht-medizinische Faktoren als Kriterien bei Behandlungsentscheidungen bei fortgeschrittenen Tumorerkrankungen, z. B. das Alter und die Bewertung der Lebenssituation von Patient*innen sowie die individuellen Werte und Prioritäten der ärztlichen Behandler*innen hinsichtlich der Behandlungsziele. Die Autor*innen formulieren die dringende Notwendigkeit, diese ärztlichen Werte explizit zu machen, um ethisch fundierte Behandlungsentscheidungen zu ermöglichen.

Eine im deutschen Ärzteblatt veröffentlichte Untersuchung von Weber et al. zeigte, dass die meisten befragten Ärzt*innen die Grundsätze der Bundesärztekammer zur Sterbebegleitung zum juristischen Rahmen von Entscheidungen zur Begrenzung medizinischer Maßnahmen nicht kennen [251]. Befragt wurden Ärzt*innen, die sich bereits in einer palliativmedizinischen Fortbildung befanden. Was heißt das für den Wissenstand von Ärzt*innen ohne diese Weiterbildung? Es ist leicht vorstellbar, dass sich das juristische Wissensdefizit nicht nur auf die Qualität der Diskussion über die Begrenzung medizinischer Maßnahmen auswirkt, sondern direkte Konsequenzen für die Entscheidungen von Ärzt*innen im klinischen Alltag hat. Ende 2015 wurde im Deutschen Bundestag eine neue gesetzliche „Regelung zur Beihilfe zur Selbsttötung" verabschiedet [69], welche die geschäftsmäßige Sterbehilfe unter Strafe stellt (vgl. Kap. 2.1.2.). Ob sich mit der Neuregelung die Rechtssicherheit bzw. das rechtliche Wissen bei Ärzt*innen erhöht, bleibt zu untersuchen.

2.2.3 Ärztliche Einstellungen zur Sterbebegleitung

Wettreck liefert eine der wenigen Studien über die Bedingungen ärztlichen professionellen Handelns an der Grenze von Tod und Sterben [252]. Er rekonstruiert insbesondere an den Übergängen von kurativer Phase zur Palliation ein „Überlebens- und

Leidens-Ideal" sowie eine daraus resultierende „Kampf-Kultur" im Medizinsystem [252, S. 47ff]. Auch Hurst et al. können in einem europäischen Survey zur Typisierung von ethischen Dilemma-Situationen von Ärzt*innen in Italien, Norwegen, Schweiz und Großbritannien zeigen, dass bei allen kulturellen Differenzen der Gesundheitssysteme vor allem für Ärzt*innen im Krankenhaus übereinstimmend Entscheidungen am Lebensende die größte ethische Herausforderung darstellen [253]. Als die „Kunst des Sterbenlassens" bezeichnet Ralf Jox aus seiner Erfahrung als Neurologe und Palliativmediziner den Übergang oder Wechsel der Behandlungsziele am Ende des Lebens [91, S. 13].

Für den stationären kurativ orientierten Bereich gibt die Studie von Hermann aus dem Jahr 2005 wichtige Hinweise auf die sehr unterschiedlichen sozialen Welten der beteiligten Akteure: Ärzt*innen und Pflegende auf einer chirurgischen Station, Patient*innen und ihre Angehörigen [116]. Um im Krankheits- und Behandlungsverlauf trotz sich teilweise widersprechender oder überlagernder Perspektiven und Welten handlungsfähig zu bleiben, gehen die Beteiligten ein 'Arrangement der Hoffnung' ein. Das heißt: sie halten trotz der Möglichkeit eines baldigen Sterbens durch die Krebserkrankung voreinander kommunikativ an der Möglichkeit der Kuration fest: „Diese kurative Fiktion wird selbst dann aufrechterhalten, wenn aufgrund eines fortgeschrittenen Tumorwachstums bzw. pulmonaler Lungenmetastasen die Heilung immer unwahrscheinlicher wird oder medizinisch bereits ausgeschlossen werden muss." [254, S. 126]. Handlungen von Ärzt*innen werden hier nicht allein als individuelles Handeln aufgefasst, sondern als soziales Agieren im Feld Krankenhaus. Die Autorin zeigt die Unterdrückung von eigenen Ängsten und Überforderungsgefühlen sowie die Ausblendung von medizinischen Misserfolgen, zu denen das Sterben von Patient*innen gehört, als Leitmotiv ärztlichen, hier konkret chirurgischen Handelns, um die fragile Handlungsfähigkeit aufrechtzuerhalten [116, S. 136].

Empirische Erhebungen zur ärztlichen Einstellung in der Begleitung Sterbender sind rar. Eine Ausnahmeerscheinung ist die Untersuchung von Kaluza und Töpferwein [36]. In ihrem Forschungsprojekt untersuchen die Autor*innen die Praxis der Begleitung Sterbender sektorenübergreifend in Krankenhäusern, Pflegeheimen und im häuslichen Bereich in der Region Sachsen. Als stärkste Belastung benennen die befragten Ärzt*innen das begrenzte Zeitbudget für die besonderen medizinischen und kommunikativen Anforderungen bei der Begleitung Sterbender, insbesondere in der kommunikativen Betreuung der Angehörigen Sterbender. Die Kommunikation und Kooperation mit anderen Berufsgruppen sowie eigene Wissensdefizite seien demgegenüber weniger belastend. Allerdings wird die eigene Vorbereitung auf den Umgang mit Sterben und Tod im Medizinstudium von einem Drittel der Befragten als schlecht bis sehr schlecht bewertet. Nur 7 % fühlen sich gut vorbereitet. Und auch nach Einstieg in den klinischen Alltag benennen 20 % der Ärzt*innen das Wissensdefizit als anhaltend. Die Autor*innen fassen zusammen, dass Mängel in der Kooperation und Kommunikation, vor allem aber Wissensdefizite immer noch erhebliche Hindernisse für eine Verbesserung der Versorgung darstellen.

Eine Studie von Borasio et al. nimmt die Einstellungen von neurologischen Chefärzten und -ärztinnen in Deutschland zu Themen, wie die Beendigung oder Nichteinleitung lebenserhaltender Maßnahmen, ärztlich assistierter Suizid und Euthanasie, PV und Vorsorgevollmacht, Grundprinzipien der Palliativmedizin sowie ethische und rechtliche Fragen bei der Betreuung terminal Kranker in den Fokus [255]. Interessant ist das Ergebnis der Selbsteinschätzung bezüglich der Kenntnisse für die Begleitung von Patient*innen in der Terminalphase: 46 % bezeichnen ihre Ausbildung als schlecht oder gar nicht vorhanden. Hier leiten die Autor*innen die Gefahr ab, dass die aufgezeigten Wissenslücken auf die nächste Generation von Neurolog*innen übertragen werden.

Herschbach belegt insgesamt den Umgang mit Patient*innen als die stärkste Belastung, der Ärzt*innen im Krankenhaus ausgesetzt sind. Als belastend beschrieben wird: „die eigene Betroffenheit über den Krankheitsverlauf von Patienten, Aufklärungssituationen, Tod und Sterben und damit verbundene Selbstzweifel und Verunsicherungen über die ärztlichen Möglichkeiten" [256, S. 128]. Es sind vor allem Themen, die in Zusammenhang mit der Behandlung schwerstkranker und sterbender Patient*innen stehen, z. B. „Aufklärung über Rezidive/Rückfälle", „Angst, Fehler zu machen", „Angehörigen den Tod eines Patienten mitteilen" und „Miterleben langer Krankheitsprozesse" [256]. Es zeigte sich, dass die Belastung wohl weniger mit ungünstigen Arbeitsbedingungen als mit lange andauernder Konfrontation mit Schwerkranken zusammenhängt. Die Belastungen bei Assistenzärzt*innen mit hohem Arbeitsdruck waren am höchsten im Gegensatz zur Gruppe der Oberärzt*innen. Eine Stressreduktion könne insbesondere durch Anerkennung durch die vorgesetzten Oberärzte und Chefärzte erfolgen, so eine damalige Empfehlung des Autors. Die in der Folge des Belastungserlebens auftretenden Beschwerden wertet Herschbach als charakteristisch für ein Erschöpfungssyndrom [256–257]. Ähnlich thematisieren Hollmann und Geissler die Arbeitsbelastungen von Ärzt*innen und bezeichnen Krankenhäuser als gesundheitsgefährdende Orte [258]. Damit schließen sie an die Burnout-Diskussion in helfenden Berufen an (vgl. Kap. 2.2.4.).

Psychoonkologische Untersuchungen zeigen seit Mitte der 1980er Jahre, dass besonders bei der Behandlung krebskranker Menschen Todesängste von Ärzt*innen reaktiviert werden. Meerwein beschreibt Abwehrmechanismen auf der Ärzt*innenseite, die das Beziehungskonzept im Kontakt mit Patient*innen beeinflussen [106]. Auch Senn hat ärztliches Ausweichverhalten bei der Behandlung von Tumorpatient*innen beobachtet, und zwar nicht erst in der eigentlichen Sterbephase, sondern schon vorher [259]. Gründe seien eine uneingestandene Krebsangst und verdrängte Todesangst bei Ärzt*innen. Steht der Kampf gegen den Tod im Mittelpunkt allen ärztlichen Handelns, bedeute die Konfrontation des Arztes/der Ärztin mit den Grenzen der modernen Medizin oder schwerkranken oder sterbenden Patient*innen einen Angriff auf das berufliche Selbstbild. Auf institutioneller Ebene identifizierte Beck eine „Sterbensfurcht" [260, S. 171] in der Medizin, und Bruera, ein US-amerikanischer Palliative-Care-Pionier, beschreibt gar eine „Palliphobie"[37] in Krankenhäusern [261]. Die „Todes-Ängste in Organisationen" interpretiert Heimerl als Abwehr dessen, was nicht zum Arbeitsauftrag eines Krankenhauses passt, also des Sterbens [262, S. 23f].

2.2.4 Moral Distress und Burnout

Im Zusammenhang mit der psychischen Belastung durch den Kontakt mit schwerstkranken und sterbenden Patient*innen werden in der Forschungsliteratur Phänomene wie ethisch-moralische Konflikte, Moral Distress (MD), moralische Dilemma-Situationen oder Burnout bei den Behandlern thematisiert. Was beschreiben sie und wie stehen diese Phänomene zueinander in Beziehung?

Neben einer psychischen Belastung gehe die Behandlung Schwerstkranker und Sterbender oft einher mit ethisch-moralischen Konflikten im Behandlungsteam z. B. aufgrund sich widersprechender Behandlungsvorstellungen [263]. Psychischer und emotionaler Stress entsteht durch die Konfrontation mit Belastungssituationen, wie Personalknappheit oder Situationen, in denen Angehörige eines/einer sterbenden Patienten/Patientin nicht rechtzeitig informiert werden können. Diese psychisch und emotional belastenden Situationen verletzen aber nicht notwendigerweise die ethisch-moralischen Werte der Behandler*innen. Eine moralische Belastungs- oder Notsituation im Sinne eines MD wurde erstmals 1984 von Jameton beschrieben [264]. MD entstehe dann, wenn der professionelle Akteur zu wissen glaubt, was das angemessene Verhalten ist, sich aber aufgrund von Hindernissen, wie die institutionelle Struktur oder Konflikte mit Kolleg*innen, nicht in der Lage fühlt, entsprechend zu handeln: „knowing the right thing, but constraints make it impossible to pursue the right course" [265, S. 6].

Das Phänomen MD in Abgrenzung zu ethischen Dilemma-Situationen, in denen es Unsicherheit über das angemessene Verhalten gibt, wurde zunächst bei Pflegenden entdeckt und untersucht. Es gibt verschiedene Tests zur Erfassung von MD, die alle im anglo-amerikanischen Sprachraum entwickelt wurden [266–268]. MD ist inzwischen zu einem der zentralen Themen der Medizinethik geworden und wird nicht mehr nur auf die Pflege begrenzt untersucht. Bei aller Unterschiedlichkeit der berufsgruppenspezifischen Tätigkeit zeigt sich MD als geteilte Erfahrung in allen Berufsgruppen [269–270].

Überlegungen zu moralischen Notsituationen im deutschsprachigen Raum finden sich vor allem in der Moralphilosophie. Eine der wenigen empirischen Untersuchungen aus Deutschland zu MD bei Ärzt*innen und Pflegenden in Therapie-

---

37 Bruera hat vier Entwicklungsstadien einer Palliativkultur im Krankenhaus beschrieben: 1. Ablehnung, 2. Palliphobie, 3. Pallilalie und 4. Palliaktivität. Erst im vierten Stadium wird die Palliativversorgung in der Institution strukturell unterstützt und anerkannt [261, S. 316f].

begrenzungssituationen, konkret in der Hämatologie/Onkologie, haben Mehlis et al. vorgelegt [270]. Sie haben quantitativ sowie mit einer offenen Frage zur Begründung der Belastung die Intensität und Ursachen von MD bei Pflegenden und Ärzt*innen untersucht: Die Zufriedenheit mit Therapieentscheidungen über Therapiebegrenzung ist geringer, wenn Patient*innen eine andere Einschätzung der Situation haben, wenn es keine Zeit und Kommunikationsschwierigkeiten im Behandlungsteam gibt. Eine Zufriedenheit stellt sich vor allem dann ein, wenn die Entscheidungsfindung prozesshaft erfolgt.

Thomas und McCullough verweisen darauf, dass sich hinter dem Begriff MD und demzufolge auch bei empirischen Untersuchungen dieses Phänomens mit psychologischen, philosophischen und organisatorisch-strukturellen Aspekten keine einheitliche Definition verbirgt [272]. Vielmehr lassen sich unterschiedliche MD-Situationen kategorisieren, welche die berufliche oder die individuelle Integrität herausfordern, bedrohen oder verletzen. Die definitorische Unklarheit einer moralischen Notsituation im MD in Abgrenzung zum moralischen Dilemma greift Fourie auf und klärt: „Moral distress is a psychological response to morally challenging situations such as those of moral constraint or moral conflict, or both." [273, S. 97]. Sie stellt die psychische Reaktion von MD in den Mittelpunkt bei moralisch herausfordernden Situationen, unabhängig davon, ob es sich um (institutionelle) Zwänge oder individuelle ethische Dilemma-Situationen handelt, in denen die handelnde Person hin- und hergerissen ist zwischen richtig und falsch. Haben die meisten Untersuchungen zu MD zunächst auf die individuellen Akteure und ihre subjektiven moralischen Überzeugungen fokussiert, zeigen neuere Studien, dass vor allem die strukturellen Bedingungen, Begrenzungen und der rechtliche Kontext zentral für das Entstehen von MD sind [274]. Das Auftreten von MD-Situationen in der Patient*innenbehandlung lässt sich auch als Verweis auf Stations-, Abteilungs- und/oder Teamkonflikte lesen. Folgen dieser Konflikte seien mangelhafte Ärzt*in-Pflege-Kommunikation, eine geringe Leitungskompetenz im Team sowie fehlende oder unklare ethische Behandlungsprinzipien.

Im fehlenden Konsens über die theoretische Begriffsdefinition sowie in der Diskussion, ob eher die Persönlichkeit des Akteurs oder die organisatorischen bzw. institutionellen oder gesellschaftlichen Bedingungen im Vordergrund stehen, zeigen sich bemerkenswerte Überschneidungen von MD und Burnout [275]. Erstmals 1974 von Freudenberger beschrieben [401], wird Burnout bis heute theoretisch weiterentwickelt. Die prominente Burnout-Forscherin Christina Maslach charakterisiert das Syndrom als dreidimensional: mit einer emotionalen Erschöpfung, mit Zynismus (oder Depersonalisation) und mit einer reduzierten professionellen Wirksamkeit (oder reduzierten persönlichen Leistungsfähigkeit) bei Menschen, die mit Menschen arbeiten [276, S. 192].

Burnout als Konstrukt wurde inzwischen für viele Berufsgruppen untersucht und wird als psychologisches Syndrom beschrieben für Menschen, die in ihrer Tätigkeit mit Menschen arbeiten, und das insbesondere dann entsteht, wenn asymmetrische

Beziehungs-Konstellationen vorherrschen. Das Ausgebrannt-Sein, entsprechend dem Englischen *to burn out*, folgt dem Enthusiasmus und ist eine Reaktion auf arbeitsbezogenen Stress. Am häufigsten benannt als Auslöser – ob situativ oder prozessual definiertes Burnout – werden: hohe Arbeitsbelastung bei schlechten Arbeitsbedingungen, Zeitdruck, schlechtes Betriebsklima, fehlende tragfähige Beziehungen zu Kolleg*innen und wachsende Verantwortung. Burnout kann durch den Verlust personaler, Objekt- und Bedingungsressourcen verursacht werden. Zu den personalen Ressourcen eines Menschen finden sich eine Vielzahl klassischer psychologischer Ansätze wie die Kontrollüberzeugung [277], die Selbstwirksamkeit [278], Coping bzw. Bewältigungsstile und -kompetenzen [97], Resilienz [279] oder das Konzept der Salutogenese mit dem Kohärenzerleben von Antonovsky [280]. Bei der Entstehung von Burnout werden der Arbeitsbelastung, aber auch fehlender sozialer Anerkennung [281–282] als Energieressourcen eine besondere Stellung zugeschrieben [283]. Strukturen und Praktiken von Institutionen wie Krankenhäuser sind mitunter selbst Quelle von Kränkungen, Missachtung und Einschränkungen vorhandener Autonomiepotentiale.

In verschiedenen Modellen werden Phasen beschrieben, da Burnout keinen statischen Zustand, sondern eine schleichende Entwicklung beschreibt: beginnend mit höherem Energieeinsatz zur Erreichung der bisherigen Leistung für die berufliche Tätigkeit, gefolgt von zunehmender Stagnation und Frustration als Anhalt für Erschöpfung und schließlich die Apathie und Verzweiflung bis hin zu Aggression [284–287]. Burisch warnt davor, Burnout wie Depression zu behandeln, und versteht den Begriff explizit nicht als psychische Erkrankung, sondern als Charakterisierung einer chronischen Erschöpfung in helfenden Berufen [284, 288]. Zur bis heute kontrovers geführten Fachdiskussion, ob unter Burnout eine behandlungsbedürftige Depression zu verstehen ist, bzw. zur Abgrenzung und Überlappung von Depression und Burnout liefern Bianchi, Schonfeld & Laurent eine systematische Literaturanalyse [289].

Vor allem aus dem Bereich der Intensivpflege zeigen Untersuchungen, dass die Durchführung intensiver medizinischer Maßnahmen, bei denen keine Besserung bzw. Heilung zu erwarten ist, nicht nur zu Unzufriedenheit, sondern moralischem Leiden führt bis hin zu behandlungsbedürftigem Burnout. Gleichwohl sei MD nicht gleichzusetzen mit psychischem Stress. Zwar kann MD psychischen Stress beinhalten, aber während MD sicherlich psychologische Notlagen mit sich bringt, ist eine moralische Notlage das Ergebnis einer wahrgenommenen Verletzung der eigenen Grundwerte und Pflichten. Eine moralische Notlage geht dann mit dem Gefühl einher, ethisch unangemessen gehandelt zu haben. Psychischer Stress beschreibe emotionale Reaktionen auf Situationen, beinhalte jedoch nicht notwendigerweise die Verletzung von Grundwerten und Pflichten [290].

Beachtenswert im Zusammenhang mit MD erscheint das moralische Residuum, welches Webster und Bayliss als bleibendes Gefühl definieren, nachdem eine problematische moralische Situation vorbei ist: „that which each of us carries with us from those times in our lives when in the face of moral distress we have seriously compromised ourselves or allowed ourselves to be compromised." [291, S. 208]. Eine erlebte MD-Situation hinterlasse das Gefühl, sich selbst kompromittiert zu haben. Folgen mehrerer solcher Situationen aufeinander, komme es zum 'Crescendo Effekt' [292]. Damit ist ein stetiger Anstieg moralischer Belastungssituationen gemeint. Folge des Crescendo Effektes könne ein Burnout sein, so Hamric, Davis und Childress [293]. Und zwar nicht allein als individuelles, sondern als kollektives Thema, ausgehend von den strukturellen Bedingungen der Patient*innenbehandlung: „If everyone is looking for the ethical dilemma but the real issue is moral distress, we may misdiagnose and fail to treat the problem. Strategies for 'treating' moral distress are not necessarily the same as reasoning through a moral dilemma." [293, S. 16–23].

Den Zusammenhang der vier vorgestellten Konstrukte: MD, ethisches Dilemma, ethisch-moralische Konfliktsituation im Behandlungsteam und Burnout sowie die individuellen, soziokulturellen, strukturellen und rechtlichen Einflussfaktoren für ihre Entstehung und Bewältigung habe ich in Abb. 2.4 dargestellt. Eine psychische Belastung in der Behandlung Schwerstkranker und Sterbender wird für alle Konstrukte beschrieben – nicht aber eine ethisch-moralische Belastung.

Stressmodelle werden ganz ähnlich diskutiert. In der Konfrontation mit schwerstkranken und sterbenden Patient*innen im Kontext Krankenhaus habe ich als Stressoren die strukturellen Belastungen, allen voran die zunehmende Verknappung zeitlicher und personeller Ressourcen (vgl. Kap. 2.1.1. bis 2.1.3.), die fachlichen, gesellschaftlichen und individuellen Unsicherheiten (vgl. Kap. 2.1.4.), die Ansprüche

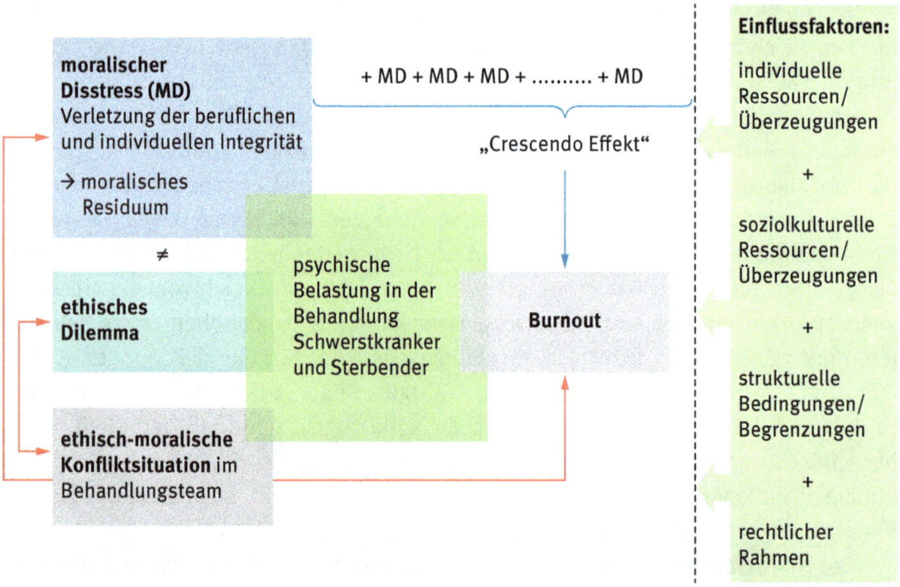

Abb. 2.4: Zusammenhang von MD, ethischem Dilemma, ethisch-moralischen Konfliktsituationen und Burnout; Quelle: eigene Darstellung.

an eine geforderte würdevolle Behandlung (vgl. Kap. 2.1.5.) sowie individuelle Belastungen von Ärzt*innen (vgl. Kap. 2.2.3.) bereits angesprochen.

Die vielfältigen Stressoren im sozialen Kontext eines Krankenhauses lassen sich mit rein individuell orientierten Stress-Coping-Modellen nicht umfassend darstellen. Im Konzept von MD und Syndromen wie Burnout zeigt sich die Bedeutung sozialer, institutioneller und ökonomischer Stressoren explizit mit der Frage des Zugangs zu und der Kontrolle über Ressourcen. Mit der Erweiterung der vorrangig kognitiven Stresstheorie [97, 294] um eine soziale Dimension trägt Hobfoll dieser Komplexität Rechnung [295]. Hobfolls Forschung verdeutliche die Bedeutung von Ressourcen auf der kommunalen und/oder gesellschaftlichen Ebene für das Verständnis von Reaktionen auf der individuellen Ebene, resümieren Zaumseil & Schwarz: „However, in his integration of real sociocultural and material conditions, Hobfoll demonstrates that the stress process must be understood as a complex set of interactions between these elements." [297, S. 60].

Monika Müller und Kolleg*innen fragen im Titel ihrer Untersuchung auf Palliativstationen: „Wie viel Tod verträgt ein Team?" [298]. In der Studie wurden Belastungsfaktoren und -symptome sowie Ressourcen im Umgang mit dem Tod auf Palliativstationen untersucht. Zudem wurden die kritische Zahl an Todesfällen, belastende Sterbeabfolge und Zukunftsaussichten durch das Palliativteam eingeschätzt. Als belastendster Faktor im Umgang mit dem Tod wurde ein nicht erfüllter Anspruch der Palliativmedizin angegeben. Als wichtigster Schutzfaktor stellte sich das Team heraus. Die kritische Zahl der Todesfälle lag bei 4,4 pro Woche. Aufeinanderfolgende Todesfälle wurden als signifikant belastender empfunden als verteilte Todesfälle. War das Nichterreichen des Anspruchs der Palliativmedizin sehr belastend, wurden die Zukunftsaussichten des Teams als bedeutend schlechter eingeschätzt.

In der Untersuchung zeigten sich deutlich die komplexen Interaktionen von individuellen, kollektiven und abteilungskulturellen und -strukturellen Belastungsfaktoren und Ressourcen. Der Umgang mit schwerstkranken und sterbenden Menschen bedeutet eine große emotionale Belastung für den Einzelnen und das gesamte Behandlungsteam im Krankenhaus. In den organisationalen Strukturen außerhalb spezialisierter Palliativbereiche findet diese Erkenntnis bisher noch zu wenig Berücksichtigung in Deutschland.[38] Für Palliativstationen wird die emotionale und ethisch-moralische Herausforderung der Behandlungen und Interaktionen inzwischen thematisiert und mit der Empfehlung von Supervision und Fallbesprechungen beantwortet [123, S. 70].

---

[38] In den USA wurde von der American Association of Critical-Care Nurses 2004 eine nationale Strategie zum Umgang mit MD eingeführt [299]. Ähnliches gibt es für Deutschland nicht. Das Konzept der Ethikberatung oder andere Instrumente der Organisationskulturentwicklung zur Entlastung und Reflektion des klinischen Handelns in herausfordernden Behandlungssituationen, wie regelhafte Fallbesprechungen oder -supervisionen, finden sich gegenwärtig außerhalb von psychiatrisch-psychosomatischen Kliniken und Palliativstationen kaum oder gar nicht.

2.2.5 Erfahrungen mit spezialisierten palliativmedizinischen Angeboten

Parallel zur rapide wachsenden Zahl von PKD und Palliativstationen in deutschen Krankenhäusern gibt es wenig empirisches Wissen über die Akzeptanz und die Erfahrungen von Akteuren außerhalb der Palliativ- und Hospizszene mit diesen spezialisierten palliativmedizinischen Angeboten im gesamten medizinischen Behandlungsverlauf. Für England, die USA, Kanada oder Niederlande, Länder in denen Palliativversorgung eine längere Tradition hat, liegen bereits Untersuchungen vor, die zeigen, dass sich trotz des nachgewiesenen positiven Effektes einer frühzeitigen Integration von PC für Patient*innen [154] Vorbehalte bei Behandler*innen zeigen [300].

Es finden sich diverse internationale und nationale Forschungsarbeiten, die bestehende PKD evaluiert sowie den Implementierungsweg in Kliniken beschrieben haben [301–305]. Übereinstimmend zeigen alle Ergebnisse einen positiven Einfluss auf die Verbesserung der klinischen Versorgung der Patient*innen, auf den palliativmedizinischen Wissenszuwachs im Team, auf die Entwicklung von Netzwerkstrukturen in der Klinik und auf die interdisziplinäre sowie berufsgruppenübergreifende Kommunikation. Ein wichtiges Ergebnis ist die nachweisliche Kostenreduzierung durch Einbeziehung von Palliativteams in Krankenhäusern [306–307].

Gockel evaluierte exemplarisch die Akzeptanz und Entwicklung der Leistungen des PKD der Universitätsklinik München. Ein Ergebnis war, dass „die Anfrage stark an einzelnen Personen der jeweiligen Stationen zu liegen [scheint], da die Anfragehäufigkeit einzelner Stationen unabhängig von den Diagnosen der dort behandelten Patienten stark schwankte" [301, S. 37]. Die Akzeptanz und Einschätzung der einzelnen für eine Konsilanfrage verantwortlichen Mitarbeiter*innen habe demnach einen zentralen Einfluss auf die Anfragehäufigkeit der jeweiligen Station. Für eine Verbesserung der Behandlung sieht Gockel hier Forschungsbedarf sowohl in einer genaueren Bedarfsanalyse als auch „eine Analyse der Gründe für und gegen ein Konsil von Seiten der Anfragenden, z. B. in Form von qualitativen Interviews". Bisher sei unklar, „ob fehlende Symptome und Probleme auf Seiten der Patienten, hohe Kompetenz der jeweiligen Stationen oder Hemmungen, den Palliativkonsildienst anzufragen, Ursache dieser Unterschiede sind." [307, S. 36]. Ähnliche Ergebnisse stellt Ploenes für die Evaluation des PKD im Klinikum Aachen dar [308]. Auch hier zeigt sich eine Unklarheit über das Angebot des PKD bei den Primärbehandlern. Dies führe häufig zu einer (zu) späten Anmeldung von Patient*innen und wenn, dann meist mit einer Übernahmeanfrage auf die Palliativstation der Klinik. Alle internationalen Studien aus Industriestaaten bestätigen den erst späten und noch häufiger fehlenden Zugang von Patient*innen zu PC-Angeboten in Kliniken, auch in der Onkologie [309].

Bei allen gezeigten positiven Effekten eines PKD besteht bei Nichtberücksichtigung der Vorbehalte unter Umständen das Risiko, die Implementierung zu verhindern. Als ein Ziel eines PKD wird die Unterstützung der Primärbehandler*innen benannt. Wie beurteilen diese PC und die Arbeit eines PKD?

In der Untersuchung von Rodriguez et al. zeigt sich, dass PC von den Ärzt*innen im Akutkrankenhaus gleichgesetzt wird mit Sterbebegleitung [310]. Dies wiederum habe Auswirkungen auf die Konsilanfragen, die dann wenig symptomorientiert seien. Anfragen kämen oftmals sehr spät, d. h. zu einem Zeitpunkt, an dem es für eine adäquate symptomorientierte Behandlung zu spät sei. Ähnliches haben Hui und Bruera gezeigt, die bereits in der Bezeichnung des Angebotes, palliative care vs. supportive care, einen Unterschied in der Nutzung erkennen. Insbesondere für die Intensivmedizin finden sich Untersuchungen, die auf Implementierungsbemühungen einer Palliativversorgung in diesen Bereich verweisen [311]. Grudzen et al. fragen daher in ihrer Studie: „Does Palliative Care Have a Future in the Emergency Department?" [312]. In einer Fokusgruppe mit Notfallmediziner*innen wurden Haltungen und Einstellungen zu PC diskutiert. Sie beschreiben ihre Vorbehalte aufgrund von Wissenslücken, aber auch Interesse an einem unterstützenden Angebot.

Die Frage nach der Nutzung eines PKD stellten Snow et al. in einer US-amerikanischen Klinik 74 Ärzt*innen [313]. Als zentrale Hürde der Einbeziehung eines Palliativkonsildienstes werden unrealistische Erwartungen der Patient*innen und/ oder ihrer Angehörigen bezüglich ihrer Prognose angegeben. Ein weiterer Grund für eine Nicht-Einbeziehung sei die Skepsis der Primärbehandler*innen bezüglich der spezifischen Kompetenz des PKD-Teams. Gleichwohl formulierten die Befragten einen Unterstützungsbedarf vor allem für die kommunikativen und psychosozialen Aspekte in der Behandlung.

Mosenthal et al. zeigen in ihrer Analyse medizinischer Fachliteratur aus dem angloamerikanischen Sprachraum zur Integration von PC in den chirurgischen Intensivbereich, dass die Abteilungs- und Stationskultur sowie eine *Rescue Mission* als zentrale Arbeitshaltung der Teammitglieder die Einbeziehung von PC erschwere [314, S. 3]. Ein weiterer Grund seien fehlende Kriterien, wann ein palliativmedizinisches Konsil zu stellen sei. Eine Präsenz des PKD-Teams mache die Einbeziehung einfacher und sei damit niedrigschwelliger. Zu ähnlichen Ergebnissen kam ich in der Untersuchung zweier Modelle guter Praxis von Palliativversorgung in Kanada und Großbritannien. Hier konnte ich zwei Handlungsorientierungen im Implementierungsprozess erkennen: Präsenz und Sichtbarkeit des PKD-Teams sowie eine nicht Ego-orientierte Handlungsorientierung. In der Begegnung des PKD mit den diversen Verantwortungs- und Kompetenzbereichen zeigten sich fast schon diplomatische Anforderungen. Vor allem die Sorge der ärztlichen Kolleg*innen vor 'Wegnahme' ihrer Patient*innen wurde als Grenze der Kooperationsbereitschaft beschrieben [10, S. 49ff].

Weltweit kommt es inzwischen nach der zunehmenden Verbreitung und Einrichtung von Palliativstationen eher zu einem Ausbau von PKD. Neben der ökonomischen gibt es eine fachliche Begründung, denn es seien in besonderem Maße die beratenden Angebote eines PKD, denen ein unmittelbarer Multiplikator-Effekt, bezogen auf die Verbreitung palliativmedizinischer Grundprinzipien und langfristig einer Änderung der Klinikkultur, zugesprochen wird [315–316]. Trotz aller Hürden werde durch einen PKD eine Implementierung von PC in Krankenhäuser eher erreicht als durch Palliativstationen. Denn mit dem Ausbau von Palliativstationen entstehe bei anderen Stationen einer Klinik oftmals eher die Erwartung, alle sterbenden Patient*innen dorthin zu verlegen, anstatt selbst eine palliative Versorgung vorzunehmen, befürchten Dunlop und Hockley [315]. Auf diesem Weg könne es eher zu einer weiteren Tabuisierung und 'Auslagerung des Sterbens' kommen sowie zu einem Verlust von Kompetenz im Umgang mit Sterbenden.

Man könnte annehmen, dass im stationären Bereich die palliativmedizinische Versorgung per se gewährleistet ist. Studien, v. a. aus dem angloamerikanischen Raum, haben jedoch gezeigt, dass die fachgerechte Symptombehandlung schwerkranker und sterbender Menschen ohne spezialisierten Fokus Mängel aufweist. Ellershaw & Wilkinson entwickelten Anfang der 2000er Jahre als Antwort auf gravierende Qualitätsmängel im stationären Setting den sogenannte *Liverpool Care Pathway for the care of the dying* (LCP) [317]. Der LCP wurde als klinischer Behandlungspfad zur nachhaltigen Verbesserung der Versorgung von Menschen in den letzten Tagen und Stunden entwickelt und vom Gesundheitsministerium in Großbritannien (GB) als *Best-Practice*-Modell und Goldstandard empfohlen [318–319]. Auch international wurde der LCP als Instrument der Qualitätssicherung diskutiert. In Deutschland gibt es bis heute Implementierungsbestrebungen von Handlungsempfehlungen für die Sterbephase, die sich an den LCP anlehnen [320–321]. Inzwischen wurde der LCP nach Klagen von Angehörigen in GB als Goldstandard abgeschafft. Kritiker sehen im LCP einen Weg zur aktiven Sterbehilfe, welcher die Autonomie der Patient*innen gefährde und eher der Freimachung von Krankenhausbetten und dem finanziellen Gewinn diene als einer verbesserten Versorgung. Zudem führe Unsicherheit bei der Identifizierung der Sterbephase, insbesondere bei nicht-malignen Erkrankungen, zu fehlerhaftem Einsatz. Befürworter sehen im LCP ein gutes klinisches Instrument mit Leitlinien zur Symptomkontrolle und zur angemessenen Einstellung aktiver Behandlungen. Zudem stärke das Instrument die multiprofessionelle Kommunikation sowie die Kommunikation mit Patient*innen und Angehörigen; es werde jedoch oftmals schlecht genutzt [322–323]. Die emotional geführte Debatte zeigt die Brisanz einer medizinischen Behandlung am Lebensende.

3 Reformulierung der Ausgangsfrage und Forschungsziele

Ausgangspunkt der vorliegenden Untersuchung war ein identifizierter Widerspruch von gesundheitspolitischen Konzeptionen und gesellschaftlichen Diskursen zur klinischen Praxis bei schwerstkranken und sterbenden Menschen mit der Frage, ob und wenn ja, wie medizinische Akteure im Krankenhaus diesen Widerspruch wahrnehmen. Bei der Forderung einer Integration der Palliativversorgung in den stationären Bereich zeigt sich im gegenwärtigen Stand der Forschung zudem eine Wissenslücke hinsichtlich der organisatorischen und sozialen Bedingungen sowie der Folgen für das berufliche Ethos und den Behandlungsauftrag im Krankenhaus.

Vor allem zeigt sich in der referierten Literatur eine Forschungslücke über die Versorgungssituation der Mehrzahl der Sterbenden in Deutschland. Denn es sind vorrangig Untersuchungen spezialisierter palliativmedizinischer Behandlungsorte wie Palliativstationen oder Hospize, welche die Behandlung Sterbender thematisieren [5, 119]. Im Vergleich des Auftretens sind jedoch Hospize mit 5 % und Palliativstationen mit 1–2 % die Versorgungsorte mit den geringsten Sterbefällen, auch wenn sie eindeutig definierte Sterbeorte sind. Denn die meisten Menschen, ca. 50 %, sterben auf Normal- und Intensivstationen eines Akutkrankenhauses [2, 33]. Die sogenannte 'Sterbestudie' von George aus dem Jahr 2013 ist die umfassendste und aussagekräftigste Untersuchung der Versorgungsbedingungen für Sterbende in deutschen Akutkrankenhäusern aus Sicht der Behandler [50]. Die Ergebnisse belegen eine Fehlversorgung im Sinne einer Über- oder Unterversorgung Sterbender. Im Anschluss an diese Ergebnisse möchte ich mit einem qualitativen Forschungsansatz die Gründe für die unzureichende Versorgung im gegenwärtig bedeutendsten Versorgungssektor für Sterbende herausarbeiten.

Neben dem Behandlungsort Akutkrankenhaus als identifiziertes Desiderat der Forschung zeigt sich eine weitere Forschungslücke in der Auswahl der tatsächlich Beteiligten an der Behandlung Schwerstkranker und Sterbender in Deutschland. Bisher wurde vorrangig die Perspektive der kleinen Gruppe spezialisierter palliativmedizinisch arbeitender Ärzt*innen untersucht [5, 249, 298, 301, 303, 308]. Ausnahmen bilden die Arbeiten von Wettreck [252], George [50], Kaluza & Töpferwein [36] und Borasio et al. [255] mit Fokus auf Ärzt*innen außerhalb der spezialisierten Palliativversorgung. Daran anschließend wende ich mich mit der Frage nach der Erfahrung mit der Behandlungssituation schwerstkranker und sterbender Patient*innen an die große und medizindisziplinär heterogene Gruppe der Stationsärzt*innen im Krankenhaus aufgrund ihrer zentralen Rolle in der Krankenbehandlung.

Die Krankenbehandlung im Krankenhaus zeigt sich als komplexer Prozess und zudem als paradigmatisch für die Entwicklung im deutschen Gesundheitssystem [13, 116]. Für die Untersuchung dieses vielschichtigen Themas ist ein exploratives Forschungsdesign gegenstandsangemessen, um die „Situiertheit aller Wissensproduzent/innen", die Adele Clarke aufzeigt, anzuerkennen [324, S. 212]. Im Sinne eines qualitativen Forschungsstils expliziere ich noch vor einem Blick in die empirischen Daten meine Präkonzepte als sensibilisierende Konzepte für die Untersuchung [325]. Sie sind als heuristische Konzepte notwendigerweise im Forschungsprozess zu reflektieren. Aus der Rezeption der Rahmenbedingungen und des Forschungsstandes sowie meiner klinischen Erfahrungen im Forschungsfeld Krankenhaus formuliere ich zusammenfassend folgende Präkonzepte:

– Ärztinnen und Ärzte haben im arbeitsteiligen und hierarchischen System Krankenhaus eine Schlüsselposition für die Verbesserung der Behandlung Schwerstkranker und Sterbender inne.

– Eine Behandlung im Krankenhaus hat eine primär als kurativ festgelegte Intention. Wenn Patient*innen im Krankenhaus sterbend sind, zeigt sich eine Verunsicherung über den medizinischen Behandlungsauftrag.

– Behandlungsentscheidungen von Ärzten und Ärztinnen bei palliativen Patient*innen und bei Sterbenden im Krankenhaus basieren auf diffusem rechtlichen, fachlichen und organisatorischen Wissen.

– Im Kontext der gegenwärtig gesellschaftlich, gesundheitspolitisch, rechtlich und ethisch geführten Debatte über das Lebensende, eines Paradigmenwechsels in der Medizin vom Wohl zum Willen von Patienten und Patientinnen, sowie einer ökonomisierten Krankenbehandlung ist die ärztliche Behandlung Schwerstkranker und Sterbender ethisch-moralisch aufgeladen.

Die Präkonzepte werden im Verlauf des Forschungsprozesses zu gegenstandsbegründeten Hypothesen über das Untersuchungsthema weiterentwickelt. Hier liegt die Stärke qualitativer Forschung, die Erkenntnisse und Theoriebildung über eine Hypothesenprüfung deduktiver Methodologien hinaus anstrebt [326, S. 69ff]. Mit der expliziten Benennung meiner Präkonzepte mache ich auf den dialektischen Prozess von theoriegeleiteter Wahrnehmung und induktiver Datenanalyse aufmerksam [327, S. 38].

Als Forscherin gehe ich nicht ohne Vorwissen in eine Untersuchung, wie es ein naiv-induktives Forschungsverständnis unterstellt. Oder, wie Franz Breuer formuliert: Ein „voraussetzungsloses Entstehen gedanklicher Strukturen bzw. Ideen aus einer Wimmelwelt von (Sinnes-)Daten ist eine erkenntnislogische Unmöglichkeit" [328, S. 160f]. Meine theoretische Sensibilität, also „die Verfügbarkeit brauchbarer heuristischer Konzepte, die die Identifizierung theoretisch relevanter Phänomene im Datenmaterial ermöglicht" [329, S. 32], führt zu neuer Erkenntnis. Sie entsteht durch Kenntnisnahme von Literatur, Berufs- und Lebenserfahrungen. Vor diesem Hintergrund stelle ich folgende Fragen an das Datenmaterial:

– Welche Arbeitsbedingungen und Kontextfaktoren beschreiben Ärztinnen und Ärzte für die Behandlung Schwerstkranker und/oder Sterbender im Krankenhaus?

– Wie erleben und erklären Ärztinnen und Ärzte unterschiedlicher medizinischer Fachdisziplinen die Behandlungskultur bei nicht heilbaren und/oder sterbenden Patient*innen im Krankenhaus?
– Welche Behandlungsaufträge gibt es für Ärzte und Ärztinnen im Krankenhaus für Schwerstkranke und Sterbende? Und welche Behandlungsarrangements zeigen sich bei nicht heilbaren Patient*innen?
– Auf welches Wissen über eine palliativmedizinische Behandlung und palliative Versorgungsstrukturen im Krankenhaus und über den stationären Bereich hinaus greifen Ärzte und Ärztinnen zurück?

Mit der Untersuchung verfolge ich drei Ziele:
– Exploration ärztlicher Erfahrungen im Krankenhaus, um Forschungsergebnisse, welche die unzureichende Versorgung von Sterbenden in deutschen Krankenhäusern belegen [50], um Begründungen und dichte Beschreibungen [330] zu erweitern,
– Kontextualisierung der ärztlichen Erfahrungen durch eine Analyse der strukturellen und personellen Ressourcen für die Behandlungssituation im Krankenhaus,
– Zusammenführung der Analyseergebnisse im Sinne einer Theorie-Praxis-Brücke zur Versorgung Schwerstkranker und Sterbender im Krankenhaus.

4 Methoden

In diesem Kapitel dokumentiere ich den Forschungsprozess der vorliegenden qualitativen Untersuchung beginnend mit dem methodologischen Rahmen (vgl. Kap. 4.1.), dem Studiendesign (vgl. Kap. 4.1.1.) und meinem Zugang zum Forschungsfeld (vgl. Kap. 4.1.2.). Anschließend beschreibe ich die konkrete Stichprobe der Untersuchung in der Datenerhebung (vgl. Kap. 4.2.). Meinen Umgang mit den Daten zeige ich in Kapitel 4.3. zur Datenanalyse und in Kapitel 4.4. zur Reflexion meiner Subjektivität und Reaktivität. Trotz eines tatsächlich eher zirkulären als linearen Forschungsprozesses stelle ich im Sinne einer besseren Lesbarkeit die verwendeten Methoden nacheinander dar.

4.1 Methodologischer Rahmen

Die Literaturrecherche hat gezeigt, dass bisherige theoretische Überlegungen zum Untersuchungsthema die drängenden und komplexen Fragen der klinischen Praxis nicht hinreichend aufgreifen oder klären. Ist es eine Stärke quantitativer Forschung, bestehende Theorien zu testen, so ist es eine Stärke qualitativer Forschung, zu neuer Theoriebildung beizutragen. Zur erkenntnisreichen Annäherung an das Thema „Sterben im Krankenhaus" habe ich daher ein induktives Vorgehen mit Hilfe explorativer qualitativer Forschungsmethoden gewählt. Qualitative Forschung umfasst unterschiedliche methodologische und methodische Zugänge. Paradigmatische Gemeinsamkeiten der vielfältigen Forschungsansätze finden sich im Grundprinzip eines „deutenden und sinnverstehenden Zugangs zur sozialen Wirklichkeit" [331]. In meiner Untersuchung habe ich mich an der Grounded Theory Methodologie (GTM) orientiert. Sie wurde von Strauss und Glaser 1967 entwickelt, von Strauss und Corbin [327, 332] weiterentwickelt und inzwischen vielfach erweitert [333]. Insbesondere die postmoderne Weiterentwicklung in der Situationsanalyse von Adele Clarke [324], die eine Integration strukturalistischer Elemente einer Diskursanalyse in die GTM vorschlägt [334], erscheint mir lohnend für eine dichte Analyse und dichte Beschreibung des Untersuchungsthemas. Mit der Situationsanalyse erfolgt eine konsequente Kontextualisierung qualitativer Forschung. Eine konsequente Kontexalisierung lese ich auch in der „historisch-empirischen Rekonstruktion von Subjektivität" eines kritisch-psychologischen Forschungsansatzes [335, Abs. 8]. Die Notwendigkeit einer Bedingungs-Bedeutungs-Analyse sieht Markard immer da, wo „mit Blick auf bloß interaktive Beziehungen oder unmittelbare Bewältigungsstrategien der Beteiligten das Problem unklärbar bleibt" [335, Abs. 16].

Mit der Untersuchung ärztlicher Erfahrungen in der Behandlung schwerstkranker und sterbender Patient*innen im Krankenhaus erfasse ich soziale Repräsentationen. Werden soziale Repräsentationen bei einer speziellen Berufsgruppe untersucht, dann handelt es sich um „die Vermittlung professionellen Expertenwissens und bestimmter Haltungen" [336, S. 16]. Neben dem objektiven Wissen geht es somit auch um die spezielle Struktur dieses Wissens. Das Potenzial eines qualitativen Forschungsstils zur Untersuchung sozialer Repräsentationen zeigt Flick u. a. am Beispiel der Typenbildung sozialer Repräsentationen von Gesundheit und Krankheit in der Gesellschaft [337, S. 76]. Serge Moscovici lieferte in den 1980er Jahren mit der Theorie der sozialen Repräsentation anregende Überlegungen für eine Theorie-Praxis-Brücke, denn der Zweck von Repräsentationen sei weder „das Auffinden einer Übereinstimmung zwischen unseren Ideen und der Wirklichkeit noch die Herstellung einer Ordnung in einem Chaos der Entscheidungen. Sondern der Versuch, zwischen dem Fremden und dem Vertrauten eine Brücke herzustellen." [338, S. 307]. Die theoretischen Überlegungen nutze ich in der Diskussion der empirischen Ergebnisse für gesellschaftliche und gesundheitspolitische Diskurse über die Behandlung schwerstkranker und sterbender Menschen.

Die Güte der Forschungsarbeit orientiert sich an den Kriterien zur Bewertung qualitativer Untersuchungen. Dazu gehören die intersubjektive Nachvollziehbarkeit des Forschungsprozesses, die Indikation, also gegenstandsangemessene Methodenwahl, eine empirische Verankerung der Theoriebildung und ihre Limitation sowie die reflektierte Subjektivität der Forscherin [339–342]. Zudem sollen für eine Kohärenz der Forschungsergebnisse durch (kommunikative) Validierungsstrategien, wie Triangulation, Widersprüche in den Daten als Erkenntnismomente offengelegt werden [343, S. 309ff]. In Kapitel 6.2. prüfe ich den Forschungsprozess hinsichtlich der benannten Gütekriterien.

4.1.1 Studiendesign

Die vorliegende Arbeit ist aus der INSIDE-Studie hervorgegangen, einem Kooperationsprojekt der Klinik für Hämatologie, Onkologie und Tumorimmunologie der Universitätsmedizin der Charité Berlin (Antragsteller*innen: Dipl.-Psych. Asita Behzadi und PD Dr. Peter Thuss-Patience) und der Klinik für Hämatologie, Onkologie und Palliativmedizin des Klinikums Ernst von Bergmann Potsdam (Antragstellerin: Dr. Anja Hermann) mit Unterstützung der Berliner Krebsgesellschaft, welches unter meiner Leitung durchgeführt wurde [344]. Als Projektleiterin verantworte ich von der ersten Konzeption über die Entwicklung des Studiendesigns bis hin zur Durchführung und Datenerhebung aller Interviews und der Gruppendiskussion sowie der Datenanalyse, Interpretation und Kontextualisierung der Ergebnisse alle Arbeitsschritte. Im Sinne der Qualität qualitativer Arbeiten wurde der Forschungsprozess unterstützt von einer Studiengruppe. Deren Beteiligung habe ich an entsprechender Stelle in den nachfolgenden Kapiteln kenntlich gemacht.

Entsprechend der in Kapitel 3 benannten Forschungsziele gliedert sich das Studiendesign mit einer Kombination aus qualitativen, quantitativen und partizipativen Methoden in drei Module: (1) die Kontextanalyse, (2) die Interviewstudie und (3) das

Modul 1: Kontextanalyse

Modul 2: Interviews

Auswahl der
Interviewpartner*innen

theoretisches
Sampling

Datenerhebung

theoretische Sättigung

Datenanalyse

Theorie-
bildung

Modul 3: Diskussionsforum

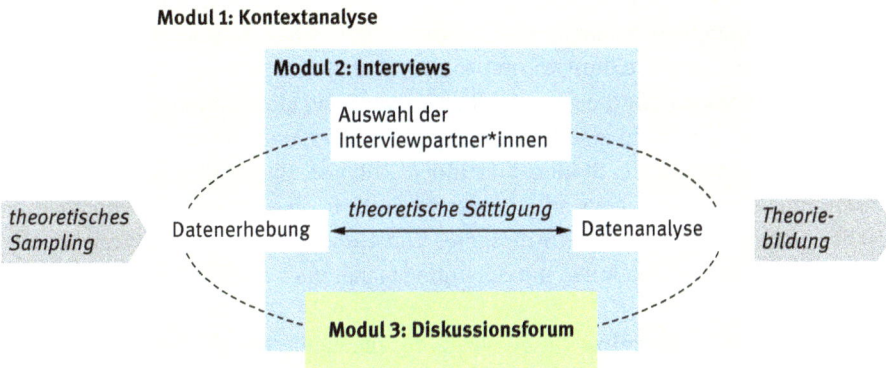

Abb. 4.1: Studiendesign; Quelle: eigene Darstellung.

Diskussionsforum. Im Sinne eines qualitativen Forschungsdesigns sind Datenerhebung und -analyse eng verzahnt [326, S. 69ff]. Abb. 4.1 zeigt das zirkuläre Vorgehen dieser Untersuchung.

Vorab vorhandene theoretische Konzepte, die ich als Präkonzepte in Kapitel 3 benannt habe, wurden als sensibilisierende Konzepte bei der Fallauswahl genutzt. Die Entwicklung des Forschungsdesigns und die Festlegung der Stichprobe erfolgten somit vor dem Hintergrund des „theoretischen Samplings" [339, S. 41]. Daraus resultieren folgende Merkmale für die Stichprobe: der Behandlungsort, die medizinischen Akteure, die medizinische Fachdisziplin und der medizinische Funktionsbereich.

Behandlungsort: Als häufigster Sterbeort in Deutschland ist das Krankenhaus ein relevantes Setting zur Untersuchung der Versorgungssituation von nicht heilbaren oder sterbenden Menschen. Die Auswahl erfolgte zunächst aufgrund meines bestehenden Zugangs zu einer der Kliniken (vgl. Kap. 4.1.2.). Bei der Wahl der zweiten Klinik orientierte ich mich an gemeinsamen Merkmalen im Sinne einer Ähnlichkeit und damit Vergleichbarkeit wie Lage, Bettenzahl, Trägerschaft. Zudem besitzen im Untersuchungszeitraum beide Kliniken als spezifisches Strukturmerkmal eine Palliativstation und einen PKD. Die Festlegung dieses Kriteriums erfolgte in der Annahme, dass damit bereits nutzbare spezialisierte palliativmedizinische Angebote im Forschungsfeld existieren, die den Fokus auf die Versorgung Schwerstkranker und Sterbender legen.

Medizinische Akteure: Die Gesprächspartner*innen in den Interviews und der Fokusgruppe wurden ausgewählt in ihrer Eigenschaft als Expert*innen für ein bestimmtes Handlungsfeld (Krankenhaus) und hinsichtlich folgender Merkmale: Berufsgruppe und hierarchische Position. Warum wurde der Fokus auf die ärztliche Berufsgruppe gelegt? Wie die Rezeption des Forschungsstandes gezeigt hat, wird Ärzten und Ärztinnen im arbeitsteiligen, hierarchischen System Krankenhaus in besonderer Weise eine Entscheidungsverantwortung zugeschrieben. Damit sind sie eine Schlüsselstelle sowohl für die gegenwärtige Behandlung als auch bei der Suche nach Verbesserungspotential in der Versorgung für schwerstkranke und sterbende Patient*innen. Insbesondere Stationsärzt*innen nehmen durch ihre kontinuierliche Präsenz auf der Station eine entscheidende Rolle in der Umsetzung von medizinischen Behandlungen und als Anforderer von Unterstützung ein. Stationsärzt*innen sind approbierte Ärzt*innen mit oder ohne fachärztlichen Abschluss.

Medizinische Fachdisziplin: Die Auswahl der medizinischen Fachdisziplinen, aus denen die befragten Ärzt*innen kommen, erfolgte im Hinblick auf ihre Bedeutung in der Behandlung spezifischer Erkrankungen, die unter den häufigsten Todesursachen rangieren [34]. Obwohl Herz-Kreislauf-Erkrankungen mit 39 % die häufigsten Todesursachen vor bösartigen Neubildungen mit 26 % sind, finden sich in der stationären Kardiologie nur wenig Sterbende. Vor allem Patient*innen mit onkologischen Erkrankungen sind diejenigen, die in der klinischen Praxis mit symptombelasteten Verläufen oder als Lebenszeit limitierend beschrieben werden [123, 154]. Daher wurden insbesondere Ärzt*innen aus Fachbereichen befragt, in denen vorrangig onkologische Patient*innen behandelt werden, wie die Hämatologie/Onkologie, die onkologische Gynäkologie, die Chirurgie, die Radioonkologie/Strahlenmedizin oder die onkologische Dermatologie. Die medizinische Fachdisziplin wird als heterogenes und kontrastierendes Merkmal in der Untersuchung festgelegt. Insgesamt habe ich 13 medizinische Fachdisziplinen einbezogen, die in Tab. 4.4 benannt sind.

Medizinischer Funktionsbereich: Da in Krankenhäusern bei akuten Symptomen häufig die Aufnahme bzw. Verlegung auf eine ITS erfolgt, habe ich als stationsärztliches Arbeitsfeld zusätzlich zu Normalstationen den Funktionsbereich einer ITS kontrastierend einbezogen. Der ITS-Bereich ist zudem relevant, da hier die höchsten Sterbezahlen im Krankenhaus mit bis zu 40 % registriert werden [345]. Auf einer ITS arbeiten ärztliche Akteure unterschiedlicher medizinischer Fachdisziplinen zusammen wie: Anästhesie, Neurologie oder Chirurgie.

In einem qualitativen Studiendesign ist nicht statistische Repräsentativität das Ziel. Vielmehr wird die Heterogenität im Untersuchungsfeld in den Blick genommen. Dafür werden gezielt extreme bzw. unterschiedliche Fälle ausgewählt [346, S. 99]. Die Auswahl von IP aus ganz unterschiedlichen medizinischen Fachdisziplinen und Funktionsbereichen erfolgte in diesem Sinne. Die Auswahl ist abgeschlossen, wenn der „Zustand der theoretischen Sättigung erreicht wird, d. h. wenn die Hinzunahme neuer Fälle nicht mehr nach Veränderung der generierten Theorie verlangen, sondern sie sich in diese integrieren lassen" [339, S. 41]. Geplant waren mindestens zwei Interviews pro medizinische Fachdisziplin. Alle theoretisch festgelegten Merkmale der Stichprobe sind in Tab. 4.1 zusammengefasst.

Tab. 4.1: Merkmale der geplanten Stichprobe; Quelle: eigene Darstellung.

Merkmal	Stichprobe (n = Anzahl)
Krankenhaus: – städtischer Raum – mehr als 1000 Betten – öffentliche Trägerschaft	n = 2
Medizinischer Akteur: – Profession: Ärztin/Arzt – Position: Stationsarzt/-ärztin	n = 26
Medizinische Fachdisziplin: – häufiges Vorkommen von Schwerstkranken und Sterbenden	n = 13
Medizinischer Funktionsbereich: – Normalstation und ITS	

Mit dem Ziel, empirische Ergebnisse in Theorie und Praxis zu verbinden, hatte ich das Diskussionsforum (Modul 3) mit einem partizipativen Ansatz konzipiert: Auf Grundlage der Analyseergebnisse sollten gemeinsam mit den IP Empfehlungen für die Praxis entwickelt werden (vgl. Kap. 4.2.3.). Mit diesem partizipativen Ansatz einer Qualitätsentwicklung sollte eine nachhaltige Verankerung im Untersuchungsfeld erfolgen [347]. Entwickelt im Bereich von Public Health im angloamerikanischen Raum sind partizipative Ansätze im deutschen Gesundheitswesen noch weitgehend ungenutzt. Gründe werden in der nach wie vor stark hierarchischen Struktur in Einrichtungen der Gesundheitsfürsorge, z. B. Krankenhäuser, und ihrem Einfluss auf Rollenerwartungen und Organisationskultur gesehen [348; 349, Abs. 71]. Inwieweit ein partizipativer Ansatz in dieser Untersuchung gelungen ist, diskutiere ich in Kapitel 6.4.

4.1.2 Zugang zum Feld

Auch wenn das Forschungsdesign keine klassische Feldforschung beinhaltet, stellt sich der Zugang zu einem geschlossenen Schauplatz wie eine Krankenhausstation bereits als Teil eines Feldforschungsprozesses dar [350, S. 15f]. Im Fokus der Untersuchung sollten die stationsärztlichen Erfahrungen verschiedener medizinischer Fach- und Funktionsbereiche stehen. Um überhaupt Zugang zu ihnen zu erhalten, brauchte es Schlüsselpersonen als Türöffner. Flick et al. weisen auf die Notwendigkeit einer Reflexion der Motivation dieser Kontaktperson für ihr Handeln hin [351]. Es stellt sich auch die Frage, in welcher Rolle, mit welchen Hoffnungen und Wünschen sich die Forschende einbringt und welche Rollen ihr im Gegenzug von den Beforschten bzw. vom Feld zugewiesen werden. Die meisten Probleme sind bezüglich meiner

Doppelrolle zu reflektieren: die der neu involvierten Teilnehmerin in diesem Kontext und die der um reflexive Distanz bemühten Forscherin. Mein Feldwissen muss bereits als Türöffnerfunktion gewertet werden. Mehrfach bekam ich von angesprochenen Ärzt*innen die Rückmeldung, dass ich als Kollegin die Situation im Krankenhaus kennen würde und sie sich daher ein Interview mit mir vorstellen könnten. Bühler schreibt dazu, dass es von der Akzeptanz der Person abhinge, ob auch die Forscherin akzeptiert werde [350, S. 30].

Lau und Wolff empfehlen, den Einstieg ins Forschungsfeld als Prozess von Aushandlungen zu analysieren [352, S. 418ff]. Sie interessiert in diesem Zusammenhang, welche Informationen bereits die Kontaktanbahnung über die Strukturen des Untersuchungsfeldes offenbart. Der Forschungsprozess wurde an dieser Stelle beschleunigt, da ich bereits im Forschungsfeld als Psychologin in der Universitätsklinik tätig war und damit „Zulassungskriterien" des Feldes kannte [353, S. 23]. Trotzdem bedurfte es Schlüsselpersonen, um Zugang zu den mir fremden Arbeits- und Stationsbereichen und damit zu potentiellen IP zu erhalten. Das aufwendige Kennenlernen des Feldes fiel zwar weg, umso wichtiger wurden aber zum einen die Klärung meiner neuen Rolle als Forscherin und zum anderen die Aufrechterhaltung bzw. Entwicklung meiner Neugier, um nicht blind für neue Erkenntnisse über mein Feldwissen hinaus zu sein. Es zeigten sich damit modifizierte Herausforderungen beim Einstieg. In Kapitel 4.4. thematisiere ich meine Subjektivität und Reaktivität im Forschungsprozess, die es zu reflektieren gilt.

4.2 Datenerhebung

Die Datenerhebung erfolgte von März 2013 bis Mai 2014. Das Forschungsprojekt wurde von der Ethikkommission der Charité Berlin geprüft. Da keine Patient*innendaten erhoben wurden, bedurfte es keines Ethikvotums. Zur Erfassung des komplexen Themas nutzte ich drei Forschungsmodule: eine qualitative und quantitative Kontextanalyse (vgl. Kap. 4.2.1.), problemzentrierte Interviews (vgl. Kap. 4.2.2.) sowie ein Diskussionsforum (vgl. Kap. 4.2.3.). An die Vorstellung der jeweils genutzten Forschungsmethoden schließe ich jeweils die Beschreibung des konkreten Ablaufs und die Darstellung der Stichprobe an. Tabelle 4.2 gibt einen Überblick über das methodische Vorgehen innerhalb der drei Module.

Tab. 4.2: Stichprobe, Methoden und Ziele der drei Studienmodule; Quelle: eigene Darstellung.

Modul	Methode	Stichprobe	Ziel
1 Kontextanalyse	– quantitative und qualitative Analyse der PC Angebote – Netzwerkkarte [354]	Krankenhaus mit: – Palliativstation & – PKD	Erfassung der situativen Kontextbedingungen
2 Interviews	– problemzentrierte Interviews [356] – soziodemografischer Fragebogen	– Stationsärztinnen/ Stationsärzte	Exploration ärztlicher Erfahrungen
3 Diskussionsforum	– Gruppendiskussion [360]	– Interviewpartner*in – Schlüsselperson	Partizipative Entwicklung von Empfehlungen

4.2.1 Kontextanalyse

Einstieg in die Untersuchung war eine umfängliche Analyse des Kontextes zum Thema Palliativversorgung. Angelehnt an die Situationsanalyse von Adele Clarke möchte ich mein Vorgehen als situative Kontextanalyse bezeichnen. Methodisch schlägt Clarke drei Arten von Maps (Karten) vor, um Diskurse sichtbar zu machen [324, S. 126]:

1. Situations-Maps als Strategien für die Verdeutlichung der Elemente in der Situation und zur Erforschung der Beziehungen zwischen ihnen;
2. Maps von sozialen Welten/Arenen als Kartografien der kollektiven Verpflichtungen, Beziehungen und Handlungsschauplätze;
3. Positions-Maps als Vereinfachungsstrategien zur grafischen Darstellung von in Diskursen zur Sprache gebrachten Positionen.

Clarks Mapping-Methode habe ich für die Kontextanalyse modifiziert genutzt. Im Auswertungskapitel sind z. B. die ärztlichen Arbeitsroutinen als Situations-Map lesbar (vgl. Kap. 5.1.1., Tab. 5.1), das Nebeneinander von pflegerischen und ärztlichen Arbeitsabläufen als Map sozialer Welten (vgl. Abb. 5.2) und die Palliativ-Dimension als Positions-Map (vgl. Abb. 5.3). Die situative Kontextanalyse für die Versorgungssituation schwerstkranker und sterbender Menschen im Krankenhaus habe ich auf der Makro-, Meso- und Mikroebene mit einem Fokus auf das deutsche Gesundheitssystem vorgenommen. In der Zusammenschau der Ebenen wird eine dichte Beschreibung des Kontextes eines Untersuchungsphänomens und analytische Verankerung möglich. Die Systematisierung von palliativmedizinischen Angeboten, die Rekonstruktion der Nutzung und die Bewertung ebendieser Angebote im Forschungsfeld sind zudem eine wichtige Grundlage für die Entwicklung von Empfehlungen.

Die Kontextanalyse auf der Makroebene erfolgte als qualitative und quantitative Ressourcenanalyse zur Versorgungssituation Schwerstkranker und Sterbender in

Deutschland mit einem besonderen Fokus auf die stationäre Versorgung. Dazu zählen die Darstellung der Ausbildungssituation zu palliativmedizinischen Themen, die
rechtlichen Regelungen sowie die Finanzierung der Palliativversorgung. Bei allen
drei Themen zeigte sich deutlich die Nicht-Übertragbarkeit von Ergebnissen und
Empfehlungen aus anderen Ländern. Ein großer Teil der Analyseergebnisse fließt bereits in die Darstellung der Rahmenbedingungen und des Forschungsstandes ein.
Über Suchmaschinen wie Pubmed wurde zudem analysiert, über welche Stichworte
man zu Ergebnissen zum Thema PC, Palliativmedizin, Palliativversorgung, EoL u. ä.
kommt, d. h. ob bestimmte medizinische Fachdisziplinen verstärkt in Erscheinung
treten. Diese Herangehensweise entwickelte sich im Verlauf der Recherche, da auffäl-
lig viele Untersuchungen aus dem Bereich der Intensivmedizin stammen.

Um ein Verständnis für die Arbeitsweise in den zwei untersuchten Krankenhäusern auf der Mesoebene zu entwickeln, erfolgte eine Deskription des Organisations-
aufbaus und konkret auf das Untersuchungsthema bezogen die Darstellung der organisatorischen Verankerung der Palliativversorgung durch die Recherche von sichtbaren, online zugänglichen Angeboten, z. B. im Webauftritt der Kliniken, in Quali-
tätsberichten der Kliniken sowie in Strukturen wie Palliativstation, Schmerzkonsil-
dienst, PKD, weitere palliative, hospizliche oder seelsorgerische Angebote, klinische
Ethikkommission, Fortbildungsangebote etc. Als Fallstudien habe ich zwei Krankenhäuser im städtischen Raum untersucht mit je über 1000 Betten verteilt auf diverse
Einzelkliniken. Die Träger sind öffentlich bzw. gemeinnützig, und die Versorgungs-
stufe beinhaltet eine Maximalversorgung in der Universitätsklinik Berlin und eine
Schwerpunktversorgung in Potsdam (zur Definition der Versorgungsstufen vgl.
Kap. 2.1.1.). In beiden Kliniken ist der Palliativbereich der Klinik für Hämatologie
und Onkologie zugeordnet. Die Palliativstation der Universitätsklinik Charité wurde
1998 mit 10 Betten eröffnet, der PKD startete 2012 mit seinem Angebot. Im Ernst von
Bergmann Klinikum nahmen 2008 zeitgleich eine Palliativstation mit 8 Betten und
ein PKD ihre spezialisierte palliativmedizinische Arbeit auf. Die situative Kontextanalyse der untersuchten Krankenhäuser ist Grundlage des Ergebniskapitels und wird
u. a. in den ärztlichen Arbeitsbedingungen (vgl. Kap. 5.1.) und der Aufnahme- und
Verlegungssituation (vgl. Kap. 5.3.) rekonstruiert.

In den problemzentrierten Interviews wurden auf der Mikroebene die Ärzte und
Ärztinnen nach ihren Arbeitsbedingungen und den Ressourcen in der Behandlung
schwerstkranker und sterbender Menschen gefragt. Eine egozentrierte Netzwerkkarte
[354], welche ursprünglich in den Interviews als Instrument der subjektiven Kontextanalyse bezogen auf palliativmedizinische Ressourcen verwendet werden sollte,
stellte sich im Verlauf der Datenerhebung als den offenen Erzählfluss der Ärzt*innen
störend dar und wurde daher ab dem vierten Interview nicht mehr eingesetzt. Eine
kritische Diskussion der Forschungsmethoden nehme ich in Kapitel 6.2. vor. Fragen
nach der Nutzung konkreter Angebote, wie Palliativstation oder PKD, sowie eine offene Frage nach der subjektiven Erfahrung mit Ressourcen für die Behandlung
Schwerstkranker und Sterbender im Arbeitsbereich waren weiterhin Teil des Inter-

viewleitfadens (vgl. Kap. 4.2.2.). Auch in der Gruppendiskussion wurden die Arbeitsbedingungen und palliativmedizinischen Ressourcen thematisiert (vgl. Kap. 4.2.3.).
In der Auswertung der subjektiven Kontextanalyse wurden Begründungen der IP
und Teilnehmer*innen der Gruppendiskussion für ihre Praxis der Behandlung
schwerstkranker und sterbender Patient*innen sichtbar.

4.2.2 Interviews

Interviews mit stationär arbeitenden Ärztinnen und Ärztinnen sind Kern der Datenerhebung. Da es mit der Untersuchung Schwerstkranker und Sterbender im Krankenhaus eine vorab formulierte Problemstellung gab, war das problemzentrierte Interview die Methode der Wahl. Unter diesem von Witzel geprägten Begriff werden alle
Formen offener Befragungen zu einer bestimmten Problemstellung zusammengefasst. Das problemzentrierte Interview zielt „auf eine möglichst unvoreingenommene
Erfassung individueller Handlungen sowie subjektiver Wahrnehmungen und Ver-
arbeitungsweisen gesellschaftlicher Realität" ab [355, S. 1]. Es ist durch drei zentrale
Kriterien gekennzeichnet: eine Problemzentrierung, d. h. „die Orientierung des Forschers an einer gesellschaftlich relevanten Problemstellung" [356, S. 230], eine Ge-
genstandsorientierung, d. h. die Methode soll am Gegenstand orientiert entwickelt
bzw. modifiziert werden, und eine Prozessorientierung im gesamten Forschungs-
ablauf. Witzel benennt vier Instrumente, die das problemzentrierte Interview unterstützen: einen Leitfaden, den Kurzfragebogen, die Tonträgeraufzeichnung und Postskripte. Alle vier Instrumente habe ich genutzt.

Der Interviewleitfaden definiert die vorab als relevant analysierten Themen des
Gegenstandsbereiches [356–357, S. 46f]; er wird flexibel gehandhabt, um einen Kom-
promiss zwischen dem Erkenntnisinteresse der Forscherin und dem Relevanzempfin-
den des/der Interviewten finden zu können. Die intensive Literaturrecherche zeigte
Widersprüche und Forschungslücken auf, die ich in Kapitel 2 vorgestellt habe. Relevante Themen konnten fünf Themenkomplexen zugeordnet werden:
1. Ärztliches Tätigkeitsspektrum im Krankenhaus;
2. Medizinische Ausbildung und Kenntnisse in Palliativmedizin;
3. Behandlungsbeispiele aus der klinischen Arbeit mit Schwerstkranken und Sterbenden;
4. Vorhandensein und Einbeziehung palliativmedizinischer Ressourcen im Arbeitsfeld;
5. Visionen und Wünsche für die Versorgung von schwerstkranken und sterbenden
   Menschen im konkreten Arbeitskontext.

Nach Festlegung der Themenkomplexe entwickelte ich den Interviewleitfaden (im
Anhang) und führte ein Probeinterview durch. Hier zeigte sich eine gute Durchführ-
barkeit ohne grundlegende Änderungen der Themenbereiche. Das Probeinterview

wurde daher in die Datenanalyse einbezogen. Beim problemzentrierten Interview sind erzählungs- und verständnisgenerierende Kommunikationsstrategien gesprächsgestaltend; in diesem Sinne formulierte ich die Fragen im Leitfaden mit einer offenen Einleitungsfrage, „dass sie für den Interviewten > wie eine leere Seite < wirkt" [355, S. 5]. Ad-hoc-Fragen, die notwendig werden, wenn bestimmte Themenbereiche von den Interviewten ausgeklammert werden, und allgemeine Sondierungen, d. h. das Aufgreifen thematischer Aspekte der ersten Erzählsequenz und entsprechende Nachfragen, sind erzählungsgenerierende Kommunikationsstrategien. Zu den verständnisgenerierenden Strategien zählen das Zurückspiegeln von Äußerungen des Befragten, klärende Nachfragen und Konfrontationen mit Daten oder Aussagen [355; 326, S. 134ff].

Bei der Suche nach IP mit den im theoretischen Sampling festgelegten Merkmalen verfolgte ich unterschiedliche Strategien, um eine heterogene Fallauswahl zu erhalten. Mein Feldwissen ermöglichte es, direkt mir bekannte Schlüsselpersonen im Forschungsfeld anzusprechen. Die Schlüsselpersonen hatten als Türöffner eine zentrale Funktion bei der Benennung und Vermittlung von IP (Sampling durch Gatekeeper). Darüber hinaus sandte ich ein Informationsschreiben über das Forschungsprojekt an alle Leitungen der Kliniken mit der Bitte um Unterstützung. Einige IP meldeten sich daraufhin von selbst bei mir, da durch das Informationsschreiben ihr Interesse geweckt worden war (Sampling durch Selbstaktivierung). Es meldeten sich auch zwei Klinikdirektoren und zwei Oberärztinnen. Um sie nicht zu übergehen und damit ggf. den Zugang zu ihrem Fachbereich zu verschließen, interviewte ich sie, obwohl sie nicht stationsärztlich tätig waren. Nach dem Interview empfahlen sie mir stationsärztlich tätige Kolleg*innen. Insgesamt wurden alle IP nach weiteren möglichen IP gefragt. Dieses Vorgehen orientiert sich an den Strukturen des untersuchten Feldes (Sampling durch Schneeballprinzip). Insgesamt können die IP als interessierte Auswahl und ihre Teilnahme als freiwillig bezeichnet werden.

Alle potentiellen IP kontaktierte ich zunächst schriftlich per E-Mail und sandte ihnen mit der Bitte um ein Interview ein Informationsblatt über die geplante Studie zu (im Anhang). Mit den meisten späteren IP hatte ich zudem telefonischen Kontakt, um einen Termin für das Interview zu vereinbaren. Bis auf zwei waren alle Personen, die ich anfragte, sofort zu einem Interview bereit. Die Absagen erfolgten mit der Begründung, zum Thema nicht genug sagen zu können. Beide vermittelten mir aber direkt Kolleg*innen, die ihrer Einschätzung nach auskunftsfähig und -freudig seien. Einige wenige empfohlene Personen konnte ich trotz wiederholter Kontaktversuche nicht erreichen bzw. sie meldeten sich nicht zurück. Nach der Zusage zu einem Interview ließ ich die IP Ort und Zeit ihrer Wahl vorschlagen. Bis auf ein Interview, das bei einer IP zu Hause stattfand, fanden alle in einem der beiden untersuchten Krankenhäuser statt, meist in Büros und Besprechungsräumen außerhalb der Stationen oder in Dienstzimmern auf der Station.

Als Gesprächseinstieg wählte ich einen offenen Erzählanreiz mit der Bitte: „Können Sie mir Ihren konkreten Arbeitsbereich hier im Krankenhaus vorstellen?" und folgte dann dem Interviewleitfaden. Am Ende jedes Interviews erhob ich mit einem Kurzfragebogen die demografischen Angaben der IP (im Anhang). Am Ende deshalb, um die abfragende Gesprächssituation nicht von vornherein zu etablieren, sondern das diskursiv-dialogische Verfahren des problemzentrierten Interviews voranzustellen, welches die IP als Expert*innen zum Thema einlädt, ihre subjektiven Sichtweisen zu formulieren.

Alle Interviews wurden audio-aufgezeichnet mittels Aufnahmegerät Olympus VN-713PC. Zudem fertigte ich nach den Gesprächen Memos zur Gesprächssituation an. In der Datenschutzvereinbarung informierte ich die IP über die Aufbewahrung und ggf. Nutzung der anonymisierten Daten für Publikationen. Die Transkriptionen der Interviews folgten den Empfehlungen des Gesprächsanalytischen Transkriptionssystems [358]. Es wurde wörtlich transkribiert, also nicht lautsprachlich oder zusammenfassend. Für eine bessere Lesbarkeit wurden bei Zitierungen die Texte geglättet, d. h. Wortabbrüche, Stottern wurden entfernt. Im Anschluss an die wörtliche Transkription wurden alle Namen von Personen, Orten und Institutionen anonymisiert.

Insgesamt habe ich 30 Interviews mit 15 Ärztinnen und 15 Ärzten über einen Zeitraum von 8 Monaten geführt. Die Dauer der Interviews variierte von 39 bis 95 Minuten (Ø 50 Minuten). Das Alter der IP liegt zwischen 26 Jahren und 48 Jahren (Ø 36,5). Die klinische Berufserfahrung beträgt 1 Jahr bis 24 Jahre (Ø 9,5 Jahre). 50 % der IP waren Fachärzt*innen. Zur Einordung: Eine fachärztliche Ausbildung dauert je nach medizinischer Fachdisziplin 4 bis 8 Jahre. Je nach medizinischer Fachdisziplin wurden neben Assistenzärzt*innen z. T. Oberärzt*innen interviewt, wenn sie – wie z. B. im Intensivbereich – direkt an der Stationsarbeit und Patient*innenversorgung beteiligt sind. Dies ist bereits ein erstes Ergebnis des Forschungsprozesses und bestätigt das theoretische Sampling: Es besteht eine Differenz innerhalb der medizinischen Fachdisziplinen bezüglich des Verhältnisses von Beteiligung an der Stationsarbeit und hierarchischer Position. Bis auf zwei IP berichten alle von zusätzlichen außerklinischen Tätigkeiten, wie ambulante Sprechstunden, und vor allem die IP aus der Universitätsklinik von Tätigkeit in Lehre und/oder Forschung. Tabelle 4.3 fasst die Stichprobe für die Interviewstudie (Modul 1) zusammen.

Tab. 4.3: Stichprobenbeschreibung der Interviewstudie (Modul 1); Quelle: eigene Darstellung.

Geschlecht	
– Frauen	15 (50 %)
– Männer	15 (50 %)
Alter	26 – 48 Jahre (Ø 36,5 Jahre)
Berufserfahrung	1 – 24 Jahre (Ø 9,5 Jahre)
Qualifikation	
– Fachärzt*in (FA)	15 (50 %)
– in FA-Ausbildung	15 (50 %)
Position im Krankenhaus	
– Assistenzärzt*in	19
– Oberärzt*in	11

Tab. 4.4: Interviews je nach medizinischer Fachdisziplin; Quelle: eigene Darstellung.

	Fachdisziplin	Anzahl der Interviews
1	Anästhesie	2
2	Chirurgie	3
3	Dermatologie	3
4	Gastroenterologie	2
5	Gynäkologie	3
6	Hämatologie/ Onkologie	3
7	Kardiologie	1
8	Neurochirurgie	2
9	Neurologie	3
10	Nephrologie	2
11	Pneumologie	2
12	Radioonkologie/Strahlenmedizin	3
13	Urologie	1

Die IP kamen aus 13 medizinischen Fachdisziplinen (vgl. Tab. 4.4). Es zeigte sich, dass für die Untersuchung nicht alle Fachdisziplinen gleich bedeutsam waren. Daran orientiert sich auch die Verteilung der IP. Zudem meldeten sich im Prozess der Rekrutierung, wie beschrieben, vier Ärzt*innen aus der Leitungsebene zum Interview. Die Interviewangebote nahm ich an, um einen Feldzugang zu eröffnen. Aus den beabsichtigten 26 wurden so insgesamt 30 Interviews.

Ein detaillierter Überblick zu den demografischen Angaben zu allen IP findet sich in Tabelle 4.5.

Tab. 4.5: Demografische Daten der Interviewpartner*innen; Quelle: eigene Darstellung.

Alter in Jahren	medizinische Fachdisziplin	Berufser-fahrung in Jahren	aktuelle Position im Krankenhaus	Fach-ärzt*in	zusätzliche Qualifikationen	zusätzliche Arbeits-bereiche	Erfahrungen in anderem Krankenhaus
40	Innere Medizin, Onkologie	7	Assistenzarzt	-	MTA, naturwiss. Studium	Lehre, Forschung	Nein
34	Innere Medizin, Onkologie	7	Assistenzärztin	Ja	-	Lehre, Forschung, Ambulanz	Im Ausland
33	Kardiologie	6	Assistenzärztin, Rota-tion Intensivmedizin	-	Ethikberatung; Rettungs-sanitäterin	Keine	Ja
45	Anästhesie	19	Oberärztin	Ja	FA für Chirurgie; Ethikberaterin	Lehre, Forschung	Ja
41	Anästhesie	13	Oberarzt Intensiv-medizin	Ja	Intensivmedizin; Notfall-medizin; Medizinethik	Lehre, Forschung	Im Ausland
39	Pneumologie, Innere Medizin	13	Oberärztin	Ja	Palliativmedizin	Lehre	Ja
38	Dermatologie	12	Oberärztin	Ja	Medikamentöse Tumortherapie	Lehre, Ambulanz	Ja
39	Neurologie	12	Oberarzt Intensiv-medizin	Ja	Intensivmedizin; Elektro-physiologie; Schlafmedizin	Lehre, Forschung	Im Ausland
44	Neurochirurgie	18	Oberarzt	Ja	Neuroonkologie	Lehre, Forschung	Ja
33	Pneumologie, Innere Medizin	6	Assistenzärztin	-	-	Lehre	Im Ausland
31	Neurologie	5	Assistenzärztin; Rota-tion Intensivmedizin	-	-	Lehre, Forschung	Nein

Tab. 4.5: (fortgesetzt)

Alter in Jahren	medizinische Fachdisziplin	Berufserfahrung in Jahren	aktuelle Position im Krankenhaus	Fachärzt*in	zusätzliche Qualifikationen	zusätzliche Arbeitsbereiche	Erfahrungen in anderem Krankenhaus
36	Nephrologie	8	Assistenzarzt Intensivmedizin	-	-	Lehre, Forschung	Nein
36	Gynäkologie	10	Assistenzarzt	Ja	Ernährungsmedizin	Lehre, Forschung, Ambulanz	Im Ausland
32	Chirurgie	5	Assistenzarzt; Rotation Traumatologie	-	-	Lehre, Forschung, Ambulanz	Ja
30	Gynäkologie	3	Assistenzärztin	-	Rettungssanitäter	Lehre, Forschung, Ambulanz	Ja
40	Innere Medizin, Nephrologie	13	Assistenzarzt	Ja	Rettungssanitäter	Lehre, Forschung, Ambulanz; Notarzt	Ja
48	Urologie	21	Oberarzt	Ja	-	Ambulanz	Ja
36	Strahlenmedizin, Radioonkologie	8	Oberarzt	Ja	-	Lehre, Forschung, Ambulanz	Ja
29	Neurochirurgie	2	Assistenzärztin	-	-	Lehre, Forschung, Ambulanz	Im Ausland
46	Neurologie	17	Oberarzt	Ja	Intensivmedizin; Palliativmedizin	Lehre, Forschung, Ambulanz	Ja
31	Strahlenmedizin, Radioonkologie	3	Assistenzarzt	-	-	Lehre, Forschung	Ja
39	Chirurgie	12	Assistenzärztin	Ja	Transplantationsmedizin	Lehre, Forschung	Im Ausland

Tab. 4.5: (fortgesetzt)

Alter in Jahren	medizinische Fachdisziplin	Berufserfahrung in Jahren	aktuelle Position im Krankenhaus	Fachärzt*in	zusätzliche Qualifikationen	zusätzliche Arbeitsbereiche	Erfahrungen in anderem Krankenhaus
36	Hämatologie, Onkologie	8	Assistenzarzt	-	-	Ambulanz	Ja
45	Strahlenmedizin, Radioonkologie	19	Oberärztin	Ja	Akupunktur, medik. Tumortherapie	Ambulanz	Nein
31	Gynäkologie	5	Assistenzärztin	-	Akupunktur	Ambulanz	Ja
26	Chirurgie	2	Assistenzärztin	-	-	Keine	Ja
44	Dermatologie	24	Oberärztin	Ja	Psychoonkologie	Lehre, Forschung, Ambulanz	Ja
36	Dermatologie	9	Assistenzarzt	-	Allergologie	Lehre, Forschung, Ambulanz	Ja
30	Gastroenterologie	4	Assistenzarzt	-	-	Lehre, Forschung	Im Ausland
27	Gastroenterologie	1,5	Assistenzärztin	-	-	Lehre	Ja

4.2.3 Diskussionsforum

Zusätzlich zur Kontextanalyse und zu den problemzentrierten Interviews nutze ich eine Gruppendiskussion als Methode der Datenerhebung. Im vorliegenden Studiendesign stellt die Gruppendiskussion zudem ein Instrument der kommunikativen Validierung dar: Im moderierten Rahmen stellte ich die Ergebnisse aus den Interviews und Ressourcenanalysen zur Diskussion. Ich nutze den Begriff Gruppendiskussion, wohl wissend, dass dieser Begriff eine definitorische Unschärfe besitzt. Im Rahmen der vorliegenden Untersuchung erfolgte die Zusammensetzung der Gruppe homogen, d. h. alle Teilnehmer*innen sind Ärzte und Ärztinnen aus den zwei untersuchten Kliniken, die zudem fast alle IP in den Einzelinterviews waren. Damit repräsentieren die Beteiligten milieuspezifische Sinnzuschreibungen und Orientierungen. Kodes emergieren nicht aus der Diskussion heraus, wie es im interpretativen Paradigma der Fall ist, sondern werden repräsentiert [359–360]. Gleichzeitig muss die Gruppe als künstliche Einheit betrachtet werden, die im Forschungsprozess nach bestimmten Kriterien zusammengestellt worden ist. Thematischer Fokus der Gruppendiskussion war die Ausgangsfrage der Studie nach den ärztlichen Erfahrungen mit der Behandlung schwerstkranker und sterbender Patient*innen im Krankenhaus.

Im Forschungsdesign war ein Ziel der Studie, die medizinischen Akteure an der Entwicklung von Empfehlungen zu beteiligen im Sinne einer partizipativen Qualitätsentwicklung [347]. Für diese Studie heißt das konkret: Die Ergebnisse aus den Interviews und der situativen Kontextanalyse wurden im Diskussionsforum als Anregungspotentiale von den Teilnehmer*innen diskutiert, um daran anschließend Empfehlungen zu formulieren. Bereits bei der Anfrage zu einem Interview wurden alle IP über das partizipative Forschungsdesign informiert und zum Abschluss des Interviews nach ihrem Interesse an weiterer Beteiligung gefragt. Das Studiendesign traf auf starke Befürwortung, gleichzeitig formulierten mehrere IP ihre Sorge vor Konsequenzen bei einer öffentlichen Thematisierung des klinisch erlebten Vorrangs der Ökonomie in ihrem Arbeitsalltag (z. B. geringe Verweildauer, Bettenreduzierung, Abrechnungsdruck, Personalmangel im Krankenhaus) vor medizinischen und ethischen Prinzipien in der Versorgung Schwerstkranker und Sterbender. Die geäußerten Befürchtungen der IP habe ich in der Vorbereitung des Diskussionsforums berücksichtigt, um eine Atmosphäre zu schaffen, in der Partizipation möglich wird bzw. die Unmöglichkeit formuliert werden kann. In Anlehnung an das 9-stufige Modell der Beteiligung von Wright et al. habe ich folgende Stufen der Beteiligung angestrebt [347; 349, Abs. 28]: Information (Stufe 3), Anhörung/Einbeziehung in Interviews und/oder der Gruppendiskussion (Stufe 4–5), Mitbestimmen/-entscheiden im Diskussionsforum (Stufe 6–8).

Die Gruppendiskussion ermöglichte eine kommunikative Validierung, d. h. es erfolgte eine Absicherung der Interpretationsergebnisse durch erneute Kommunikation. Hier wird geklärt, ob wirklich das erfasst wurde, was erfasst werden sollte. Finden sich die IP in den Analyseergebnissen wieder? Ihre Reaktionen wurden in die nachfolgenden Analysen einbezogen und führten zur empirischen Verankerung im Prozess der Hypothesenbildung.

Gemeinsam mit der Studiengruppe bereitete ich die Gruppendiskussion vor. Die Reflexion des Forschungsprozesses in der Studiengruppe verdeutlichte die Notwendigkeit einer externen Moderation. Damit konnte ich als Studienleiterin in der Rolle als Forscherin bleiben. Da unklar war, wie viele Teilnehmer*innen kommen würden, und zur wechselseitigen Unterstützung plante ich mit der Studiengruppe zwei Moderatorinnen ein (eine externe Moderatorin und ein Mitglied der Studiengruppe).

Für die Dokumentation des Diskussionsprozesses planten wir zwei Mitglieder aus der Studiengruppe als Protokollantinnen ein. Über dieses Vorgehen der schriftlichen anonymisierten Aufzeichnung und die Nutzung der Daten für die Studie wurden die Teilnehmer*innen zu Beginn der Veranstaltung informiert und um Zustimmung gebeten.

Allen IP hatte ich im Vorhinein vom partizipativen Ansatz der Untersuchung berichtet und bereits zum Abschluss des Interviews gefragt, ob sie sich am geplanten Diskussionsforum beteiligen würden. Von allen wurde deutliches Interesse signalisiert und der Wunsch formuliert, dass sich durch die Studie etwas an der Versorgung Schwerstkranker und Sterbender im Krankenhaus verbessern möge. Die Einladung zum Diskussionsforum mit der Bitte um Rückmeldung verschickte ich per E-Mail an 50 Personen (Einladung im Anhang). Es gab 25 Rückmeldungen mit einem starken Interesse an den Untersuchungsergebnissen und ihrer Diskussion. Absagen erfolgten aufgrund von außerklinischen Verpflichtungen oder klinischen Arbeitszeiten, z. B. einem Nachtdienst:

> Liebe Frau Behzadi, leider muss ich absagen, da ich nach dringlicher Aufforderung am Dienstag zur Arbeitsgruppe BronchialCA gehen muss. Es tut mir sehr leid, ich wäre tatsächlich lieber zu Ihnen gekommen. Liebe Grüsse […] (DF_E-Mail_7)

> Liebe Asita Behzadi, ich habe z. Zt. leider Nachtschichten und kann daher nicht am Forum teilnehmen. Vielen Dank für die Einladung. Viele Grüße […] (DF_E-Mail_16)

Einige IP entschuldigten sich noch nachträglich für ihr Nichtkommen:

> Hallo Frau Behzadi, leider konnte ich nicht kommen, was ich sehr bedauere. Ich war bei einer anderen Veranstaltung und konnte dort leider nicht rechtzeitig weg. Bitte halten Sie mich über weitere Veranstaltungen auf dem Laufenden. […] (DF_E-Mail_03)

Äquivalent zur Stichprobe der IP können die Teilnehmenden des Diskussionsforums als interessierte Auswahl mit hoher Motivation charakterisiert werden: Der Termin lag außerhalb der Arbeitszeit und wurde nicht gratifiziert – weder finanziell noch mit Fortbildungspunkten.

Die Teilnehmer*innen der Gruppendiskussion (vgl. Tab. 4.6) waren vorab IP und/oder eingeladene Schlüsselpersonen. Insgesamt nahmen 8 Personen teil; zwei von ihnen waren vorab keine IP und oberärztlich tätig. Zudem anwesend waren zwei Moderatorinnen, zwei Protokollantinnen und ich, als Studienleiterin. Bis auf eine

Tab. 4.6: Stichprobenbeschreibung der Gruppendiskussion; Quelle: eigene Darstellung.

Geschlecht		
– Frauen	4	
– Männer	4	
Position im Krankenhaus		
– Assistenzärzt*in	6	
– Oberarzt	2	
Medizinische Fachdisziplin	Hämatologie/Onkologie	4 Teilnehmer*innen
	Strahlenmedizin	1 Teilnehmer
	Neurologie	2 Teilnehmerinnen
	Gynäkologie	1 Teilnehmerin

waren die Teilnehmenden Mitarbeiter*innen der untersuchten Universitätsklinik, damit dominierte in der Diskussion ein spezifischer organisatorischer Kontext. Die organisatorischen und strukturellen Bedingungen des zweiten Forschungsfeldes konnte ich aus den Interviews und der Kontextanalyse darstellen und anschließend Gemeinsamkeiten und Unterschiede zu den Arbeits- und Krankenbehandlungsbedingungen der Universitätsklinik rekonstruieren.

Am 21.01.2014 fand das Diskussionsforum mit dem Einladungstitel „Sterben im Krankenhaus" von 17 bis 19:30 Uhr außerhalb der untersuchten Stationen in einem Seminarraum auf dem Gelände der untersuchten Universitätsklinik statt. Mit dem Wissen um die konkreten Arbeitsbedingungen und der bereits identifizierten Differenz zwischen beiden untersuchten Kliniken erfolgte eine zeitlich und räumlich angepasste Einladung zum Diskussionsforum: Die IP aus dem Universitätskrankenhaus hatten längere Arbeitszeiten. Eingeladen waren alle Stationsärzte und -ärztinnen, die an der Interviewstudie teilgenommen hatten, sowie Schlüsselpersonen, die sich als Expert*innen der stationären Versorgung im Forschungsverlauf gezeigt hatten.

Eine spontane Umstrukturierung des Ablaufs der Diskussion (vgl. Tab. 4.7) ergab sich aus der Gruppengröße von 8 Teilnehmer*innen und ihrem Wunsch, gleich in der Gesamtgruppe zu diskutieren, ohne sich vorab in Kleingruppen auszutauschen. Die Moderatorinnen folgten dem Wunsch, und aus der geplanten Kleingruppenarbeit zur Gewichtung der Themen (vgl. Tab. 4.7/ Inhalt 5.) sowie zur Bearbeitung des Themas mit der größten Herausforderung in der klinischen Arbeit (vgl. Tab. 4.7/ Inhalt 7.) wurde so eine durchgängige Diskussion im Plenum. Zudem reagierten die Moderatorinnen flexibel auf die Themenwahl der Teilnehmer*innen.

Die einführende Darstellung der Datenanalyse kann als Diskussionsanreiz gewertet werden [102, S. 176]. Der Vortrag wurde allen Teilnehmer*innen des Diskussionsforums als Skript und allen nichtanwesenden IP als PDF via E-Mail zur Verfügung gestellt. Folgende Themen zum Phänomen „Sterben im Krankenhaus" wurden vorgestellt:

a) Arbeitsbedingungen und Ressourcen in der Patient*innenversorgung im Krankenhaus,
b) ärztlicher Behandlungsauftrag im Spagat zwischen Akutbehandlung und Sterbebegleitung,
c) Sterben(dürfen) im Krankenhaus,
d) personengebundene Entscheidungen in der hierarchischen Institution Krankenhaus,
e) ärztliche Entscheidungsfindung,
f) Krankenhaus als Lernort,
g) Verlegungspraxis,
h) palliativmedizinische Symptombehandlung und
i) interprofessionelle Zusammenarbeit.

Tab. 4.7: Ablauf der Gruppendiskussion; Quelle: eigene Darstellung.

Zeit in Minuten	Inhalt	verantwortlich/beteiligt
5	1. Begrüßung, Vorstellung der Moderatorinnen und Protokollantinnen	Studienleiterin
5	2. Vorstellung des Ablaufs der Gruppendiskussion	Moderatorinnen
30	3. Vortrag der vorläufigen Analyseergebnisse als Diskussionsanreiz	Studienleiterin
25	4. Nachfragen und Begriffsklärung, Ergänzung und/ oder Streichung von Themen	Teilnehmer*innen, moderiert
20	5. Gewichtung der Themen und Vorstellung der drei wichtigsten Themen	Teilnehmer*innen, moderiert
15	6. Pause	
30	7. Bearbeitung des Themas mit der größten Herausforderung in der klinischen Praxis	Teilnehmer*innen, moderiert
15	8. Offene Diskussion mit Vorschlägen für eine Veränderung der Praxis	Teilnehmer*innen, moderiert
5	9. Zusammenfassung und Abschluss	Studienleiterin

In der Nachfragerunde ergaben sich zunächst keine neuen Themen und auch keine Themenstreichungen. Die Teilnehmer*innen bewerteten nun die vorgestellten Themen nach Wichtigkeit mit drei unterschiedlich farbigen Punkten: rot (erster Platz), gelb (zweiter Platz) und grün (dritter Platz). Die Arbeitsbedingungen und Ressourcen (a) wurden als wichtigstes Thema bewertet, an zweiter Stelle die interprofessionelle Zusammenarbeit (i), und die dritte Stelle teilten sich die Themen ärztlicher Behandlungsauftrag (b), ärzt-

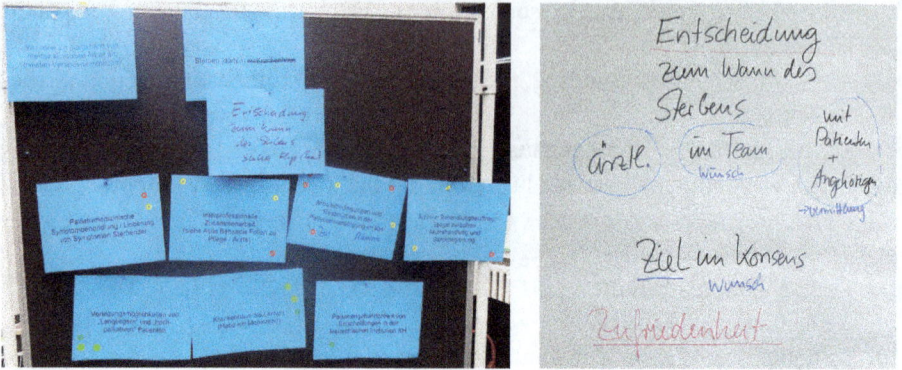

Abb. 4.2: Visualisierung der Gruppendiskussion: Gewichtung der vorgestellten Themen (links), Differenzierung des Themas Entscheidungsfindung (rechts); Quelle: eigene Fotos.

liche Entscheidungsfindung (e) und die palliative Symptombehandlung (h). In der anschließenden Diskussion zeigten sich Kontroversen, die wichtige Hinweise für die Datenanalyse lieferten (vgl. Kap. 4.3.). Auf Flipcharts wurde der gesamte Diskussionsprozess visualisiert (vgl. Abb. 4.2). Hier verschränken sich Datenerhebung und Datenanalyse, wie ich im nachfolgenden Kapitel 4.3. weiter ausführen werde.

Abschließend wurden die Teilnehmer*innen um Vorschläge für eine Verbesserung der Behandlungspraxis von Schwerstkranken und Sterbenden im Krankenhaus gebeten. Ihre Ideen greife ich im Ausblick dieser Arbeit auf.

4.3 Datenanalyse

Bevor im 5. Kapitel die Ergebnisse im Zentrum stehen, soll nun nachvollziehbar gemacht werden, wie die Kategorien bis hin zur gegenstandsbegründeten Theorie entwickelt wurden [329]. Grundlage für die Auswertung bilden folgende Daten:

– Daten zur situativen Kontextanalyse aus beiden Kliniken
– 3 Netzwerkkarten aus den Interviews
– Transkripte von 30 Interviews mit Ärztinnen und Ärzten aus 2 Krankenhäusern im städtischen Raum: insgesamt ca. 750 Seiten (A4)
– 30 demografische Fragebögen aller IP
– Postskripte zu sämtlichen Interviews sowie zu Vor- und Nachgesprächen
– 3 verschriftlichte Protokolle, Fotos des visualisierten Diskussionsprozesses und ein Postskript zur Gruppendiskussion
– 8 ausgefüllte Fragebögen von Teilnehmer*innen der Gruppendiskussion
– Forschungstagebuch.

Bei der Analyse der erhobenen Daten orientierte ich mich an dem von Glaser und Strauss im Rahmen der GTM entwickelten Kodierverfahren [361]. Die Methode ermöglicht es, mit unterschiedlichen Erhebungsstrategien erhobene Daten zu analysieren. Zentral ist, „dass Datensammlung und Datenanalyse eng verwobene Prozesse sind und abwechselnd auftreten müssen" [327, S. 40], sodass erste entworfene Konzepte immer wieder am Phänomen selbst überprüft werden können. Ziel der im Interpretationsvorgang angewandten Kodierverfahren ist die systematische Entwicklung einer im Gegenstand selbst begründeten Theorie. Mit dem Begriff *theoretisches Kodieren* bezeichnet Glaser Strategien, die eine Berücksichtigung theoretischer Vorannahmen im Prozess der Theoriekonstruktion sicherstellen. Das theoretische Kodieren ist ein mehrstufiges Verfahren und „eine zugleich systematische und kreative Methode der Textinterpretation" [362, S. 32]. Systematisch ist die Methode in den drei Schritten des offenen, axialen und selektiven Kodierens. Kodieren heißt: Einzelnen Textabschnitten wird ein Begriff zugeordnet, der auf das repräsentierte Phänomen verweist. Diese Kodes dienen dazu, den Text interpretativ kreativ zu erschließen und damit über eine rein deskriptive Ebene des Umgangs mit den Daten hinauszugehen.

Das offene Kodieren stand am Beginn des Auswertungsprozesses und bezeichnet einen „Prozess des Aufbrechens, Untersuchens, Vergleichens, Konzeptualisierens und Kategorisierens von Daten" [362, S. 43]. Ziel ist es, eine Orientierung über die interessierenden Konzepte zu erhalten. Bei der offenen Kodierung habe ich mich am Vorgehen der Globalauswertung orientiert [363]. Die Globalauswertung ermöglicht eine breite, übersichtsartige Auswertung von Texten und dient der offenen thematischen Erschließung. In der entstehenden Komplexität schärft sich durch Fragen an das Datenmaterial der Blick für neue Zusammenhänge, Paradoxien und Widersprüche, aber auch für Gemeinsamkeiten.

Für erkannte Phänomene werden Kodes vergeben, die auch „in-vivo" benannt werden können, d. h. durch Übernahme einer im Interview verwendeten Formulierung [364, S. 70; 365, S. 64]. Beziehen sich Kodes auf ein ähnliches Phänomen, werden sie unter einem Konzept höherer Ordnung zusammengefasst, welche Kategorie genannt wird. Neben Kodes werden Memos angelegt, die erste Hypothesen, neue Aspekte bezüglich der Fragestellung, weiteres Vorgehen u. ä. beinhalten [362].

Nach dem offenen Kodieren folgt das axiale Kodieren, ein Schritt, der die aufgebrochenen Daten auf neue Art zusammenfügt und Verbindungen zwischen den Kategorien erstellt [327, S. 75ff]. Der Fokus liegt hier darauf, eine Kategorie hinsichtlich der Kontextbedingungen, die das Phänomen verursachen, und „Handlungs- und Interaktionsstrategien, durch die es bewältigt, mit ihm umgegangen oder durch die es ausgeführt wird, und Konsequenzen dieser Strategien" zu untersuchen [327, S. 76]. Subkategorien werden diese spezifizierenden Kennzeichen einer Kategorie genannt.

Daran schließt sich das selektive Kodieren mit dem Ziel an, eine Schlüssel- oder Kernkategorie zu finden, die das zentrale Phänomen beschreibt. Die widersprüchlichen, sich überschneidenden oder kontrastierenden thematischen Erzählungen werden in der zunächst offenen und anschließend komparativen Datenanalyse herausgearbeitet. Einen großen Beitrag zur Benennung der Schlüsselkategorie der vorliegenden Forschungsarbeit lieferte das Diskussionsforum: Hier stellte ich alle analysierten Kategorien zum Thema „Sterben im Krankenhaus" vor (vgl. Kap. 4.2.3.). Bei der Bitte um ihre Gewichtung hinsichtlich der Relevanz für die Versorgung schwerstkranker und sterbender Patient*innen zeigten sich zwei Kontroversen in der Diskussion, die entscheidend zur gegenstandsverankerten Theoriebildung beitrugen:

Das *Sterben(dürfen) im Krankenhaus* lasse sich nicht als eine Kategorie neben den anderen einordnen, so äußerten alle Teilnehmer*innen übereinstimmend. Das Dürfen sollte nicht in Klammern stehen und sei als Begriffspaarung Sterben und Dürfen überhaupt als Gesamtüberschrift zum Untersuchungsthema anzusehen. Nur ein Diskussionsteilnehmer (Oberarzt) störte sich an der starken Wertung durch die Zusammensetzung von Sterben und Dürfen. Diesen spannenden Prozess in der Gruppendiskussion greife ich im Ergebniskapitel auf, in welchem ich die Schlüsselkategorie eines *ärztlichen Postulats des Sterbendürfens* in der Behandlung Schwerstkranker und Sterbender im Krankenhaus ausformuliere (vgl. Kap. 5.4.).

Die Kategorie *ärztliche Entscheidungsfindung* wurde von der Gruppe mit Fokus auf das Wann des Sterbens als Thema mit der größten Herausforderung zur gemeinsamen Bearbeitung bestimmt. Deutlich wurde eine notwendige Differenzierung der Beteiligten bei der Entscheidungsfindung sowie eine Unterscheidung zwischen Findung und Vermittlung einer ärztlichen Entscheidung (vgl. Kap. 4.2.3., Abb. 4.2). Diese Diskussion war für das selektive Kodieren bedeutsam; zeigte sich hier doch eine Gleichsetzung der ärztlichen Entscheidungsfindung mit der ärztlichen Konsensvorstellung (vgl. Kap. 5.2.3.).

In beiden dargestellten Diskussionsmomenten zeigten sich Widersprüche, welche ich als Erkenntnismomente nutzte. Im Rahmen der Studie habe ich einen wissenssoziologischen Fokus eingenommen. Damit sind die befragten Ärzt*innen über ihr exklusives Institutionswissen hinaus auch je als Personen mit besonderen subjektiven Sichtweisen, Regeln und Interpretationen von Interesse [366]. Meuser & Nagel verweisen darauf, dass fälschlicherweise angenommen werde, Expert*innenwissen sei explizit und reflektiert [367]. Diese Explikation müsse jedoch vielmehr in der Auswertung rekonstruiert werden – wie das Diskussionsforum eindrücklich zeigt.

Begonnen habe ich die Datenanalyse mit Unterstützung der Auswertungssoftware für qualitative Daten MaxQDA [368]. Bereits nach dem zweiten Interview entschied ich mich, fortan per Hand zu kodieren, da die angebotene Sortierung der dichten Analyse des komplexen Phänomens nicht angemessen erschien. Die Reflexion meiner Reaktivität und Subjektivität im Forschungsprozess sowie meine Strategien der Distanzgewinnung während der Auswertung stelle ich im anschließenden Kapitel 4.4. vor.

4.4 Reaktivität und Subjektivität im Forschungsprozess

Eine Forschungssituation muss als interaktive, dynamische Begegnung betrachtet werden, die ohne Berücksichtigung der individuellen Voraussetzungen der Beteiligten nicht verstanden werden kann. Statt diese Teilhabe und Reaktivität der Forscherin im Feld als Störung aufzufassen, wird im qualitativen Forschungsansatz die Idee verfolgt, „sie als Quelle gegenstandsbezogener Information nützlich zu machen und aufklären zu können" [341, S. 100]. Ein Gütekriterium qualitativer Forschung ist daran anschließend die reflektierte Subjektivität. Gemeint ist die Reflexion der „Rolle des Forschers als Subjekt [...] und als Teil der sozialen Welt, die er erforscht" [340, S. 330f] – und auch möglicher reaktiver Effekte.

Meine Rolle als Psychologin, und damit als klinische Akteurin in der sozialen Welt Krankenhaus, verweist auf das Thema des 'going native' oder sogar eines bereits 'being native' durch die eigene klinische Arbeit – also eines Blindgewordenseins für neue Phänomene und einer unkritischen Übernahme der im Feld geteilten Sichtweisen über das Forschungsthema [369–370]. In gewisser Weise ist dies eine zentrale Frage, wenn Akteure aus der Praxis Forschungsanliegen formulieren: Inwieweit ist es möglich, die eigenen praktischen Erfahrungen nicht nur zum Ausgangspunkt zu machen, sondern im Forschungsprozess fruchtbar zu reflektieren und eine neue Offenheit für ein Thema/Problem herzustellen?

Meine Perspektive auf das Feld Krankenhaus ist nicht nur für den Forschungsprozess, sondern auch als Ausgangspunkt zu reflektieren. Denn die Fragen, denen ich in der vorliegenden Untersuchung nachgehe, resultieren aus den Erfahrungen, die ich im Rahmen meiner klinischen Arbeit als Psychologin in der Hämatologie und Onkologie einer Universitätsklinik mit dem Auftrag der psychologischen Unterstützung von Patient*innen und Angehörigen auf der Palliativstation dieser Klinik gemacht habe. Seit 2009, also seit einem Jahrzehnt, beobachte ich die sich verändernde Praxis der Palliativversorgung und bin ein Teil von ihr. Gab es zu Beginn meiner Tätigkeit weder einen PKD in der Klinik noch die vorgestellten Finanzierungsmöglichkeiten für die stationäre und ambulante Behandlung, ist die Situation inzwischen deutlich verändert. Wie nahmen andere klinische Akteure diese Veränderung wahr? Durch die Daten über Sterbeorte (vgl. Kap. 2.1.1.), die zeigen, dass die meisten schwerstkranken und sterbenden Menschen nicht auf einer Palliativstation behandelt werden, sah ich zudem die klinische Relevanz, nach den Erfahrungen von Ärztinnen und Ärzten außerhalb spezialisierter Palliativbereiche zu fragen.

Wichtig ist es, als Forscherin aufmerksam zu sein hinsichtlich meines „Reiz-Werts" [353, S. 17]. Meine Reaktivität als soziale Akteurin und Person verdeutlichen folgende Zuschreibungen im Forschungsprozess:

Zuschreibung als Kollegin in der Klinik: Mit meinem Feldwissen – quasi Insiderwissen – habe ich gezielt Schlüsselpersonen angesprochen, die ich vorab aufgrund meines Strukturwissens als ebensolche identifiziert habe. Die von ihnen vermittelten

IP waren in fast allen Fällen gesprächsbereit (vgl. Kap. 4.2.2.). Als Grund für diese hohe Beteiligungsbereitschaft wurde von den Teilnehmer*innen ein Vertrauensvorschuss formuliert aufgrund meiner Teilhabe am und Kenntnis vom Arbeitsfeld Krankenhaus. Zudem wurde das Thema der Untersuchung von den Schlüsselpersonen und den Studienteilnehmer*innen als relevant für die klinische Praxis eingeschätzt und meine Frage nach ihren Erfahrungen als kollegiale Wertschätzung erlebt.

Zuschreibung als Psychologin: Der Wunsch nach psychologischer Unterstützung für die Patient*innen, Angehörigen und auch für die Mitarbeiter*innen wurde in vielen Interviews formuliert. Zum Teil wurden sehr konkrete Interventionswünsche benannt, z. B. der „Wunsch nach Supervision", „Angehörigenunterstützung", „psychologische Unterstützung für nicht-onkologische Patient*innen". In der Häufung der Thematisierung muss dies auch als Interviewerin-Effekt im Sinne eines erwünschten Antwortverhaltens, also eine Reaktion auf meine Profession, reflektiert werden.

Zuschreibung als Teil des Palliativteams: Bei der Vorstellung von Teilergebnissen zum Paradoxon der Nicht-Nutzung des PKD bei deutlich formuliertem Unterstützungsbedarf (vgl. Kap. 5.3.4.) traf ich in einer Runde von ärztlichen Kollegen und Kolleginnen der Abteilung, in der ich arbeite, auf starke Ablehnung. Sie sahen die Ergebnisse als unreflektierte Bestätigung meines Wunsches nach Einbeziehung der Palliativmedizin, da ich von der Palliativstation käme. Damit unterlägen die Ergebnisse (m)einem Wunsch-Bias. Kritisiert wurde zudem die Subjektivität der IP-Erfahrungen, die daher nicht repräsentativ seien. Ein OA formulierte als Beleg für die fehlende Repräsentativität einer subjektiven Äußerung: „Wenn Sie mich gefragt hätten, dann hätte ich Ihnen genau das Gleiche gesagt". Die Kritik des OA erfasste ich vielmehr als Verschiebung einer inhaltlichen Diskussion auf die methodische Kritik und zudem als neuerliche kommunikative Validierung der vorgestellten Ergebnisse (im Anschluss an das Diskussionsforum).

Indem ich mir als Forscherin Übertragungs- bzw. Gegenübertragungsreaktionen bewusstmache, gewinne ich neue Erkenntnisquellen hinzu. Breuer spricht von der „leibhaftig-personal-sozialen-Forscherperson-in-Interaktion" [325, Abs. 22]. und schlägt methodische Verfahren wie Dezentrierungs- und Selbstreflexionstechniken vor, um Handlungsmuster und Person der Forscherin im sozialwissenschaftlichen Forschungsprozess zu thematisieren. „Dezentrierung meint den Vorgang des Zurücktretens und Distanzgewinnens von eigenen Handlungsmustern, [...] die Einnahme eines Beobachter- bzw. Metastandpunktes gegenüber der eigenen Ausgangsperspektive." [325, Abs. 29]. Den Vorgang des Zurücktretens und Distanzgewinnes habe ich sehr bewusst eingebaut als Teil des Forschungsprozesses. So habe ich während der Datenerhebung und Auswertung immer wieder für kurze Zeiträume und einmal für drei Monate in meiner klinischen Arbeit im Krankenhaus pausiert, um Zeit und Raum zur Distanzierung und für die notwendige Reflektion und Deutung zu haben.

Als zentrale Struktur zur Distanzgewinnung und als Reflexionsraum habe ich eine den Forschungsprozess begleitende Arbeitsgruppe genutzt [371–372]. Selbstreflexivität sowie die Körper- und Personengebundenheit von Forschung waren häufig Thema in dieser Gruppe, bestehend aus fünf Teilnehmerinnen mit unterschiedlichen fachlichen Hintergründen: medizinisch, psychologisch und soziologisch und zum Teil mit klinischen Erfahrungen. Im Austausch wurde deutlich, welche Beobachtungen und Deutungen an meine Person gekoppelt waren, indem weitere Deutungen eingebracht wurden. Unsere Diskussionen berücksichtigte ich im weiteren Forschungsprozess. So war ein Ergebnis der reflektierten Reaktivität meiner Person die Entscheidung für eine externe Moderation der Gruppendiskussion, um eine Rollenkonfusion bei mir und für die Beteiligten zu vermeiden (vgl. Kap. 4.2.3.). Im Laufe des Auswertungsprozesses habe ich weitere, fachlich sehr differente interne und externe Austauschforen zur Diskussion der Ergebnisse gesucht: z. B. innerhalb der untersuchten Kliniken die ärztliche Frühbesprechung in der Hämatologie und Onkologie sowie der Neurochirurgischen Klinik; im Rahmen einer Posterpräsentation und Diskussion zum „Paradoxon der Nicht-Einbeziehung eines PKD" auf dem 11. Kongress der Deutschen Gesellschaft für Palliativmedizin 2016 in Leipzig [373], auf der Jahrestagung der Arbeitsgemeinschaft Psychosoziale Onkologie in der Deutschen Krebsgesellschaft 2015 in Berlin [374] sowie auf der Jahrestagung der Gesellschaft für Gemeindepsychologische Forschung und Praxis 2015 in Bamberg [374]. Mit den erweiterten Diskussionsräumen gewann ich einen Metastandpunkt, mit dem eine reflektierte Betrachtung der Daten möglich wurde.

5 Ergebnisse

Die Ergebnisdarstellung setzt sich zusammen aus Analyseergebnissen aller Module der Studie. Zitate aus den Interviews mit in-vivo Kodes (**fett**) werden als Ankerbeispiele für die vergebenen Kodes („Kode") und Kategorien (*kursiv*) vorgestellt. Die Interviews sind durchnummeriert. Bei einer Zitierung gebe ich die Interviewerin (Asita Behzadi = AB), die betreffende Interviewnummer sowie die Zeilennummer an, z. B. wird ein Zitat aus Interview 1, Zeilennummer 100 wie folgt zitiert: AB01/100. In den Zitaten sind BETONUNGEN in Großbuchstaben geschrieben. Zudem gebe ich paraphrasierend Inhalte aus den Interviews und der Gruppendiskussion wieder.

Die ärztlichen Erfahrungen mit der Behandlung schwerstkranker und sterbender Patient*innen im Krankenhaus rekonstruiere ich entlang folgender Fragen:

– Welche Arbeitsbedingungen und ärztlichen Behandlungsperspektiven finden sich im Krankenhaus? (vgl. Kap. 5.1.)
– Was beeinflusst Therapieentscheidungen bei schwerstkranken und sterbenden Patient*innen? (vgl. Kap. 5.2.)
– Wie erfolgt die ärztliche Aufnahme- und Verlegungspraxis von schwerstkranken und sterbenden Patient*innen? (vgl. Kap. 5.3.)

Die vorgestellten Ergebnisse fasse ich zusammen in einer gegenstandsbegründeten Theorie für das Forschungsfeld: In der Behandlung schwerstkranker und sterbender Patient*innen zeigt sich ein ärztliches Postulat vom *Sterbendürfen im Krankenhaus* (vgl. Kap. 5.4.).

5.1 Arbeitsbedingungen und ärztliche Behandlungsperspektiven im Krankenhaus

Alle IP beschreiben und begründen ihre Behandlungspraxis schwerstkranker und sterbender Patient*innen vor dem Hintergrund ihrer spezifischen Arbeitsbedingungen, den strukturellen und personellen Ressourcen sowie den formalen und informellen Handlungslogiken, die im folgenden Kapitel vorgestellt werden (vgl. Abb. 5.1). Fehlende Ressourcen und eine ökonomisch orientierte Medizin im Arbeitsfeld Krankenhaus zeigen sich als zentrale Begründungsmomente der interviewten Ärzt*innen aus allen untersuchten medizinischen Fachdisziplinen und Funktionsbereichen für schwierige oder gar schlechte Behandlungssituationen insbesondere bei schwerstkranken und sterbenden Patient*innen. Die Ergebnisse zeigen einen Arbeitsalltag von *Stationsärzt*innen in Routinen und Hierarchien* mit dem Auftrag, „den Laden am Laufen zu halten" in ihrer Rolle als „ausführendes Organ" (vgl. Kap. 5.1.1.), die hohe Arbeitsbelastung in einer *ökonomisch orientierten „Durchlaufmedizin"* im Krankenhaus (vgl. Kap. 5.1.2.), das *Primat einer Akut- und Heilungslogik* im Krankenhaus (vgl. Kap. 5.1.3.) sowie die Bedeutung von *palliativmedizinischem*

Wissen und Lernen im Krankenhaus (vgl. Kap. 5.1.4.). Der Arbeitskontext prägt die ärztlichen Behandlungsperspektiven und -aufträge bei schwerstkranken und sterbenden Patient*innen. Im Mittelpunkt einer Krankenhausbehandlung stehen für die IP die Akuität einer Behandlungssituation sowie die Einschätzung, dass *alle Patient*innen im Krankenhaus schwerst krank* sind (vgl. Kap. 5.1.5.).

In einem nächsten Schritt nehmen die IP eine Differenzierung der Patient*innen im Krankenhaus in kurative, palliative, sterbende und „Langlieger" vor. Für die heterogen wahrgenommene Gruppe der Palliativpatient*innen lässt sich eine *Palliativ-Dimension* mit den Polen „palliativ im Sinne von keine Kuration" und „richtig palliativ, die also wirklich schon im Sterben liegen" beschreiben. Prognose und Symptomlast sind hierbei Differenzierungskriterien für die Einschätzung des Erkrankungsstadiums sowie des Behandlungsauftrages (vgl. Kap. 5.1.5.1.). Alle IP haben Erfahrungen mit Sterbefällen. Die *Häufigkeit von Sterbefällen und die Sterbebilder* unterscheiden sich allerdings je nach medizinischer Fachdisziplin; damit differiert auch der wahrgenommene Behandlungsauftrag bei dieser Patient*innengruppe (vgl. Kap. 5.1.5.2.). Besonders herausfordernd erleben die IP die Klärung des Behandlungsauftrages für sogenannte **Langlieger** im Akutkrankenhaus: Sie werden immer als schwerstkrank und häufig als sterbend eingeschätzt (vgl. Kap. 5.1.5.3.).

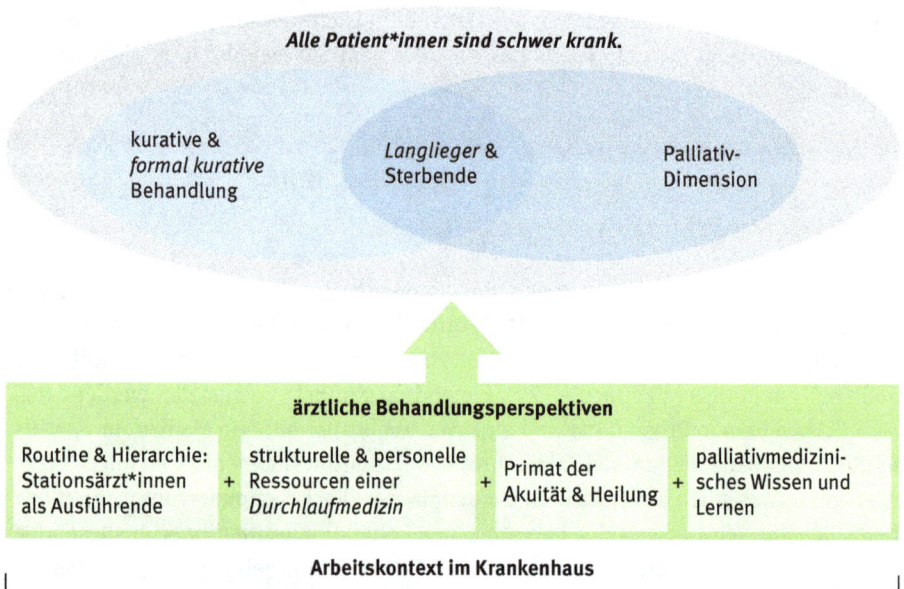

Abb. 5.1: Arbeitsbedingungen und ärztliche Behandlungsperspektiven im Krankenhaus, Quelle: eigene Darstellung.

5.1.1 Routinen und Hierarchien

Die Auswahl von Stationsärzt*innen als IP erfolgte als Ergebnis des theoretischen Samplings mit der Hypothese, dass sie diejenigen sind, die durch ihre kontinuierliche Präsenz auf der Station eine entscheidende Rolle in der Behandlung schwerstkranker und sterbender Menschen im Krankenhaus einnehmen (vgl. Kap. 4.2.2.). In der Darstellung der Arbeitsaufgaben benennen die IP eine Vielfalt von stationsärztlichen Tätigkeiten, die vor allem als *Routinen* erlebt werden. Mit dem Zitat: „den Laden am Laufen halten" (AB14/31) werden die routinierten Stationsaufgaben bzw. „das Tagesgeschäft" (AB30/35) zusammengefasst. Zum stationsärztlichen Tagesgeschäft gehören die Durchführung der täglichen Visite, Organisation und Durchführung diagnostischer und therapeutischer Maßnahmen, z. B. Blutabnahme, Transfusionsgabe, „viel Telefoniererei" (AB30/69), die Entlassung und Aufnahme von Patient*innen inklusive Schreiben von Arztbriefen sowie Gespräche mit Patient*innen und Angehörigen. Die Stationsärzt*innen erleben sich als die präsenten ärztlichen Ansprechpartner*innen auf der Station für die Pflegekräfte, die Patient*innen und Angehörige.

> Meine Tätigkeit ist vor allem auf Normalstation **den Laden am Laufen halten**. (AB14/30–31)
> Ich bin mit den **normalen Stationsaufgaben** betreut, also Visite, Anordnungen, Sachen organisieren, Patienten-, Angehörigengespräche etc. (AB10/40–44)

Die Darstellung des routinierten Ablaufes eines Arbeitstages einer Stationsärztin/eines Stationsarztes einer Normalstation findet sich in Tab. 5.1. Unterschiede im Arbeitsablauf zwischen Normalstationen, chirurgischen Stationen und Intensivstationen identifiziere ich als Ausnahmen.[39] Zudem zeige ich die Interaktion mit der Pflege als größter Berufsgruppe im Krankenhaus (vgl. Kap. 5.1.2.3. zur Zusammenarbeit von Ärzt*innen und Pflege).

---

39 Normalstationen im Krankenhaus haben einen je spezifischen Behandlungsauftrag, welcher entweder durch eine Organspezialisierung (Gastroenterologie, Nephrologie, Hals-Nasen-Ohren-Klinik, Dermatologie etc.) oder durch eine Behandlungs- bzw. Therapiespezialisierung (z. B. Chirurgie, Radiologie) ausgedrückt wird. Chirurgische und radiologische Stationen haben in besonderer Weise einen klar definierten medizinischen Behandlungsauftrag: Patient*innen werden stationär aufgenommen, um operiert bzw. bestrahlt zu werden. Auch Intensivstationen (ITS) haben einen spezifischen Behandlungsauftrag: Hier werden Patient*innen behandelt, die lebensbedrohlich verletzt oder erkrankt sind und bei denen eine intensive Überwachung der Atmung, des Herz-Kreislauf-Systems oder der Nierenfunktion medizinisch indiziert wird. In beiden untersuchten Kliniken waren mehrere medizinische Fachdisziplinen beteiligt an der ITS-Behandlung, die damit als interdisziplinäre ITS bezeichnet werden können. In der untersuchten Universitätsklinik gibt es zudem Intensivbereiche mit einer speziellen fachmedizinischen Ausrichtung wie chirurgisch, nephrologisch und internistisch. Auf jeder ITS arbeiten Anästhesist*innen.

Tab. 5.1: Arbeitsalltag einer Stationsärztin/eines Stationsarztes; Quelle: eigene Darstellung.

– **Beginn zwischen 7 und 8 Uhr mit einer Frühbesprechung der Stationsärzt*innen und Oberärzt*innen (Beginn differiert je nach Fachdisziplin):** Vorkommnisse der Nacht, Aufnahmen, Entlassungen werden benannt; Röntgen, CT, MRT-Bilder u. ä. werden demonstriert und diskutiert bzgl. Therapieplanung.

  Ausnahme Chirurgie (inkl. onkologische Gynäkologie): Beginn der Frühbesprechung zeitig, da der Operationsplan meist um 8:00 Uhr beginnt.

  Ausnahme Intensivstation: Hier sind Oberärzt*innen regulär auf der Station in die Behandlung von Patient*innen eingebunden.

  Interaktion mit der Pflege: Die Pflege ist während dieser Zeit auf der Station und übergibt pflegerisch vom Nachtdienst an den Frühdienst. Der pflegerische Frühdienst beginnt im Anschluss mit den Tagesroutinen je nach medizinischer Fachdisziplin – „Sie messen Blutdruck, Einfuhr, Ausfuhr und so was […].“ – (AB30/121–121) und bereitet die pflegerische Entlassung der Patient*innen vor.

– **9:00/10:00 Uhr: Zeit nach der Frühbesprechung bis zum Beginn der Stationsvisite:** akute Probleme bearbeiten, Vorstrukturierung des Tages, Arztbriefe schreiben für Patient*innen, die entlassen werden.

  Interaktion mit der Pflege: erfolgt als individuelle ärztliche Kontaktaufnahme: „So macht jeder sein eigenes Ding, aber ich frag morgens immer direkt, nachdem die fertig sind: > Gibt es irgendwas besonderes, ist dir irgendwas aufgefallen? < “ (AB30/130–133)

– **Visite bis 11:00/12:00 Uhr:** Eine Visite besteht aus einem ärztlichen Besuch aller Patient*innen nach vorheriger Sichtung der Kurve/aktuellen Patientenakte und Würdigung der aktuellen Laborparameter (meist am Computer): „Ich sehe immer zu, dass ich so bis 11 Uhr die Kurven fertig habe, damit die Schwestern auch nicht in Verzug kommen. Die müssen ja auch bis zwei Uhr meistens fertig sein, da haben die ihre Übergabe.“ (AB30/20–33)
– Die Dauer der Visite (inkl. Gesprächszeit) pro Patient*in wird von allen IP mit wenigen Minuten angegeben.
– Das Ziel der Visite sei es, den Patient*innen den Behandlungsplan mitzuteilen: „Ich versuche denen morgens in der Visite immer mitzuteilen, wie so der Plan ist, was die nächsten Sachen sind, wie man ungefähr perspektivisch plant, womit sie als nächstes rechnen können. Weil ich das total unbefriedigend finde, dass oft Patienten dann ankamen, > Ich weiß gar nicht, wie es weitergeht. < “ (AB30/52–58)

  Ausnahme Chirurgie (inkl. onkologische Gynäkologie): Da der Operationsplan meist um 8:00 Uhr beginnt, finden Visiten oftmals erst im Anschluss an den OP-Tag und somit am Nachmittag/frühen Abend statt.

  Ausnahme Intensivstation: Auf den Intensivstationen findet die Visite insofern mit der Pflege statt, als dass bei einer 1:2 bzw. 1:3 Betreuung der Patient*innen mit Überwachung der Monitore häufig eine Pflegekraft im Zimmer ist während der Visite. Die Pflege wird als Auskunftsperson benannt, aber ärztlich nicht als Teil der Visite erlebt.

  Interaktion mit der Pflege: Visite findet nur auf 2 von 28 untersuchten Stationen mit der Pflege statt. Beide Stationen befinden sich im städtischen Krankenhaus: „Ich kenne das von kleineren Häusern, dass da die Visite zusammen gemacht wird.“ (30/127–128)
  Auch eine sogenannte gemeinsame Kurvenvisite, d. h. Ärzt*in und Pflegekraft besprechen zusammen den Zustand einer Patient*in entlang der aktuellen Parameter und Beobachtungen, wird nur von zwei weiteren Stationen berichtet.

Tab. 5.1: (fortgesetzt)

- **Ab 11 Uhr kommen die geplanten Aufnahmen von Patient*innen;** d. h. vorher müssen die geplanten Entlassungen stattfinden.

  Ausnahmen für alle Stationen und med. Fachbereiche:
  - Ist die Entlassung einer Patient*in nicht möglich, muss eine geplante Aufnahme verschoben oder abgesagt werden.
  - Verlegungen aus der Rettungsstelle erfolgen zu jeder Tages- und Nachtzeit, sofern ein Bett auf der Station frei ist. Ggf. bedeutet die nächtliche Notfallaufnahme, dass am Morgen die Absage einer geplanten Aufnahme erfolgen muss.

- **ca. 14:00/15:00 Uhr Besprechung mit der Oberärzt*in auf der Station:** „Gegen 2, 3 Uhr kommt dann der Oberarzt und bespricht dann sowohl die alten Fälle, also die Patienten, die schon auf der Station liegen, als auch die neuen Fälle." (AB30/63–66)

  Ausnahme Chirurgie (inkl. onkologische Gynäkologie): Zentraler Arbeitsort ist der Operationssaal, daher findet die oberärztliche Besprechung nicht am Nachmittag, sondern u. U. erst nach Abschluss des Operationstages statt.

  Ausnahme Intensivstation: Hier sind Oberärzte regulär auf der Station und in die Patient*innenversorgung eingebunden.

  Interaktion mit der Pflege: 14/15 Uhr findet parallel die Übergabe des Frühdienstes zum Spätdienst statt. Das heißt eine Überschneidung bzw. eine Kommunikation zwischen den Berufsgruppen findet nicht statt.

- **Ende des stationsärztlichen Arbeitstages:** „Unsere offizielle Arbeitszeit ist ja bis halb fünf." (AB30/86). Die meisten IP beschreiben, dass es ihnen i. d. R. gelingen würde, bis 18 Uhr mit der Arbeit fertig zu sein. IP der untersuchten Uniklinik berichten von längeren Arbeitstagen.

Auf einer Normalstation mit 30 bis 36 Betten betreut ein Arzt/eine Ärztin ca. 12 Patient*innen. Im Intensivbereich werden 2 bis 4 Patient*innen von einer Stationsärzt*in betreut. Als zentrale Herausforderung und Notwendigkeit zur Bewältigung der vielfältigen Arbeitsaufgaben erleben die IP die Prioritätensetzung. Hier zeigt sich neben individuellen Stilen eine Gemeinsamkeit im Fokus auf der Akuität einer Erkrankungssituation: Wer ist akut krank? Wer braucht jetzt sofort die ärztliche und medizinische Aufmerksamkeit? Die Strukturierung der Arbeit erfolge somit zwar entlang des beschrieben routinierten Tagesablaufes, allerdings mit nicht planbaren, weil als akut eingeschätzten Ereignissen (vgl. Kap. 5.1.3. zum Primat der Akutlogik).

> Die Herausforderung ist, **morgens Prioritäten zu setzen** und zu gucken, wie strukturiere ich mich? Was muss ich jetzt als erstes regeln? **Wer ist akut krank? Wer braucht JETZT Sachen?** Wer kann auch zur Not mal noch einen Tag warten? (AB30/821–824)

Für alle Stationen im Krankenhaus beschreiben die IP neben Routinen Notfallsituationen im Arbeitsalltag. Ein Unterschied zwischen ITS und Normalstationen zeigt sich hinsichtlich der eingeplanten Akuität der Behandlungsfälle und damit der akzeptierten Nicht-Planbarkeit des Arbeitstages für alle Behandler*innen (vgl.

Kap. 2.1.4. zu medizinischen Mythen). Bei Aufnahme werden Patient*innen je nach ihrer Krankheitsdiagnose oder dem aktuellen Behandlungsauftrag einer Station mit den zugehörigen medizinischen Fachspezialisten zugeordnet. Auf einer ITS gibt es geplante Aufnahmen nur in Folge einer operativen Intervention, bei der Patient*innen geplant zur Überwachung aufgenommen werden – i. d. R. für wenige Stunden oder Tage. Alle anderen Patient*innen werden aufgrund der Einschätzung einer lebensbedrohlichen Erkrankungssituation von der Rettungsstelle oder von anderen Stationen eines Krankenhauses auf die ITS verlegt. Im Verlauf des Arbeitstages beschreiben die IP eine Vielzahl von nicht planbaren Ereignissen, welche die Routinen unterbrechen. Ist die Akuität und Unplanbarkeit im Intensivbereich programmatisch und damit Routine, wird sie auf Normalstationen zwar als handlungsleitend angesehen, erfolgt aber parallel zur geplanten Stationsarbeit mit Aufnahmen, Entlassungen, geplanten therapeutischen Maßnahmen etc. Bei zunehmenden organisatorischen Aufgaben, notwendigen medizinischen Routinen und ungeplanten Ereignissen fehle dann die Zeit für die Patient*in selbst. Diese ärztliche Perspektive wird in den folgenden Kapiteln weiter differenziert. Im Sinne einer Versorgungsgerechtigkeit und als Anspruch an die eigene Arbeitsleistung gehöre zur Prioritätensetzung auch, für jede Patient*in einen Behandlungsplan zu haben, nicht nur für einzelne.

> In der Zwischenzeit **kommt dann alles Mögliche dazu**: Patienten, denen es akut schlecht geht. Untersuchungen, die nicht klappen. Untersuchungen, die angemeldet werden müssen. Viel Telefoniererei. Viel auch, dass man das Gefühl hat, man ist eher Sekretärin als Arzt. Man hat zu **wenig Zeit für den Patienten selbst**. Man muss gucken, dass eben jeder so einigermaßen einen Plan hat, der vorangeht, dass man sich nicht um einen Patienten zu sehr kümmert. (AB30/66–74)

Im Laufe des ärztlichen Arbeitstages werden in allen medizinischen Fachdisziplinen und Arbeitsbereichen routinemäßige ärztliche Besprechungen beschrieben, welche die Behandlungen auf der Station leiten und lenken. Zumeist sind die Besprechungen disziplinär, seltener interdisziplinär, z. B. bei Tumorkonferenzen, wo Ärzt*innen aus verschiedenen medizinischen Fachdisziplinen einen Behandlungsplan im Sinne medizinischer Leitlinien festlegen (vgl. Kap. 2.1.4.2). Sowohl intra- als auch interdisziplinär werden die ärztlichen Besprechungen als Zeitpunkte der oberärztlichen bzw. hierarchischen Entscheidung über therapeutische Maßnahmen und das Therapieziel angesehen. Auch wenn Behandlungsverläufe und Entscheidungen als supervisorische Besprechungen mit Oberärzt*innen erlebt werden, bei denen Behandlungspläne unter Anleitung durchgesprochen werden, sehen die IP eine Stationsärzt*in eindeutig als „**Ausführende**" (AB30/333), „das ausführende Organ" (AB01/22) von hierarchisch getroffenen Entscheidungen:

> In unserer Position, wo wir ja eher so **die Ausführenden** sind, [...] und so kriegt man sozusagen Gesamtkonzepte so ein bisschen vorgekaut, möchte ich mal sagen. Weil wir mehr so dann die ausführenden Kollegen sind: leg da einen ZVK [Anm. der Autorin: Zentralvenöser Katheter] und mach hier dies und jenes. Also man wird natürlich auch eingebunden, man kann natürlich auch fragen, aber es ist schon schwierig sozusagen. **Es ist schon sehr komplex.** (AB29/128–144)

Eine hierarchische Entscheidung und Verantwortungsübernahme wird von den IP in zwei Richtungen bewertet: zum einen als notwendig und entlastend, da es sich um komplexe, schwierige Situationen handle, die sie selbst aufgrund fehlender Fachkenntnisse und Erfahrung nicht gut einschätzen könnten. Zum anderen sei die Realität dann aber doch, Entscheidungen in eigener Verantwortung treffen zu müssen aufgrund der fehlenden oberärztlichen Präsenz, Erreichbarkeit oder Kenntnis der Patient*in.

> Der Oberarzt kennt die dann oft nur aus dem Moment oder wenn es nachts ist vom Telefon. Man muss das also **irgendwie doch selbst regeln**. (AB26/994–996)

Mögliche Problemlagen, die sich daraus in der Behandlung schwerstkranker und sterbender Patient*innen ergeben, sind diskrepante Einschätzungen im Behandlungsteam sowie eine ausbleibende ärztliche Verantwortungsübernahme, die in der Behandler*innenpraxis vorgestellt werden (vgl. Kap. 5.2.1.). Ein Unterschied zwischen ITS und Normalstation zeigt sich hinsichtlich der oberärztlichen Präsenz und Unterstützung auf der Station. Eine kontinuierliche oberärztliche Präsenz ist nur für den Intensivbereich fest eingeplant.

Zusätzlich zum ausgeprägten Arbeitspensum und dem Gefühl, „den ganzen Tag ziemlich unter Strom" zu stehen (AB30/79), sind von den IP Wochenend- und Nachtdienste zu leisten. Hier behandeln sie nicht nur bekannte Patient*innen, sondern auch Patient*innen anderer Stationen (AB26/776–778). Zum Teil werden auch die Stationsärzt*innen nicht als präsente ärztliche Behandler*innen auf der Station erlebt, da sie aufgrund von Schichtdienstmodellen nicht kontinuierlich in einen Behandlungsverlauf eingebunden sind, z. B. mit einem Wechsel von einer Woche Stationsarbeit á 12 Stunden täglich/einer Woche Pause oder wie auf einer chirurgischen Station beschrieben: eine Woche Station/eine Woche Operationssaal. Das Schichtdienstsystem führt zu fehlender Kontinuität der Ärzt*in-Patient*in-Beziehung im Krankenhaus. Dieser Aspekt wird bei einer Therapieentscheidung relevant (vgl. Kap. 5.2.1.).

> So wie wir jetzt gerade die Schichten besetzen, kriegt man nicht den ganzen Verlauf mit, sondern man hat zwischen den 12 Stunden **Schichtdienstbetrieb** auch mal eine Woche wieder Pause. (AB29/124–127)

Alle vorgestellten Routinen und Hierarchien finden sich in beiden untersuchten Kliniken. Als zentraler Unterschied zeigen sich die vielen außerklinischen Arbeiten**,** die in der Universitätsklinik zusätzlich zur Patient*innenversorgung zu leisten sind, wie Tätigkeit in der Ambulanz, im Labor, in der Forschung und in der Lehre: „sehr viele **außerklinische Verpflichtungen**, also Ambulanz, und wir haben die Zytologie dahinten im Labor" (AB02/439–440). Mit diesen zusätzlichen Verpflichtungen gehe eine längere Arbeitszeit einher und weniger Zeit für den direkten Kontakt mit Patient*innen.

5.1.2 Strukturelle und personelle Ressourcen in einer „Durchlaufmedizin"

Mit den strukturellen und personellen Ressourcen im Krankenhaus sind alle IP unzufrieden. Sie begründen übereinstimmend eine schlechte Versorgung schwerstkranker und sterbender Patient*innen mit einer Arbeitssituation im Krankenhaus als *„Arbeiten im Akkord"* (vgl. Kap. 5.1.2.1.). Verkürzte Liegezeiten der Patient*innen bei steigenden Fallzahlen werden im Arbeitsalltag als „Durchlaufmedizin" erlebt, die mit geringen personellen *Ressourcen* – vor allem in der Pflege – bewältigt werden muss (vgl. Kap. 5.1.2.2.). Akkordarbeit und Personalmangel kumulieren in einer mangelnden *interprofessionellen Zusammenarbeit* (vgl. Kap. 5.1.2.3.). Die ungenügende *räumliche Ausstattung* betrifft nicht nur die Behandlung schwerstkranker und sterbender Patient*innen, wird hier für die IP aber in besonderer Weise zum Dilemma mit Blick auf formulierte Ideale (vgl. Kap. 5.1.2.4.).

5.1.2.1 „Arbeit im Akkord"

Die Wahrnehmung der Arbeit im „**Akkord**" (AB07/227), „dieser Akkord, der ja gefordert wird" (AB09/613–614), wird von den IP zunächst mit der Akuität der Behandlungsfälle in einem Krankenhaus in Zusammenhang gebracht, die immer eine sofortige Handlung erfordere. Die Akkordarbeit wird zudem vor dem Hintergrund einer ökonomisch orientierten „**Durchlaufmedizin**" (AB02/398) beschrieben, welche die Gewinnorientierung im Krankenhaus in den Vordergrund stellt. Die IP erleben einen ökonomisch bedingten Bettendruck, der von ihnen verlange, viele Patient*innen durchzuschleusen, um die erforderlichen hohen Fallzahlen und kurze Liegedauern zu erreichen.

> Das Wichtigste ist wirklich diese **hohe Durchlaufmedizin**, die sich ja wirklich an Finanzen orientiert, **gewinnbringend**. Wir müssen ja mit schwarzen Zahlen rauskommen. Damit müssen wir **kurze Liegedauern** generieren, damit müssen wir **viele Patienten durchschleusen**. Diese Medizin, die geht nicht. Schon gar nicht in der Onkologie bei Patienten mit Symptomen. (AB02/397–404)

Die übereinstimmenden Aussagen der IP, durch steigende Fallzahlen bei kürzerer Verweildauer einen zunehmenden Arbeitsakkord zu erleben, spiegeln sich auch in den Angaben des Statistischen Bundesamtes sowie einer aktuellen Untersuchung des Gemeinsamen Bundesausschusses (GBA) (vgl. Kap. 2.1.3. zur ökonomischen Situation der Krankenbehandlung).

Mit Bezug auf den Arbeitsalltag „unter irrem **Zeitdruck**" (AB07/193) rechnen die IP vor dem Hintergrund der sich verschärfenden gesundheitsökonomischen Bedingungen prognostisch sogar mit einer weiteren Verdichtung: „die Zeit wird ja immer weniger" (AB09/615). Ausgehend von dieser klinischen Erfahrung formulieren alle IP übereinstimmend Kritik an einer Finanzierungslogik, die Krankenhäuser als Wirtschaftsunternehmen einstuft. Die spezifischen Anforderungen in der Behandlung schwerstkranker und sterbender Patient*innen im Krankenhaus seien im DRG Finanzierungssystem nicht gewürdigt. Vielmehr verhindere der „enorme Zeitdruck" (AB23/ 476), der durch ökonomischen Druck entstehe, eine gute Behandlung dieser Patient*innengruppe. Wobei die Kritik der IP nicht die Notwendigkeit von wirtschaftlichem Arbeiten betrifft, sondern auf den ethisch-moralischen Aspekt in der Behandlung von schwerstkranken und sterbenden Menschen verweist, bei der aus Sicht der IP keine gewinnorientierte Logik Anwendung finden sollte.

> Der **enorme Zeitdruck**, also einfach hier der Stress, den man hat, der das eigentlich **verhindert, diese Arbeit**, die denke ich ganz wesentlich im Zentrum gerade einer hämato-onkologischen Betreuung steht. Die ist einfach in keinster Weise gewürdigt. Die **ist im DRG System nicht abgebildet.** Die Verwaltung, die gucken auf ihre Liegedauern, und diese Arbeit ja, die wird in meinen Augen überhaupt nicht wahrgenommen. (AB23/476–486)

Wenn schon eine ökonomische Logik Anwendung finde, vermissen die IP die Vorteile, die Wirtschaftsunternehmen zugeschrieben werden im Krankenhaus, wie zum Beispiel eine gute Infrastruktur, um den Arbeitnehmer*innen ein effektives Arbeiten zu ermöglichen. Gerade unter dem Gesichtspunkt der Akuität werfen die dargestellten strukturellen Missstände in beiden untersuchten Krankenhäusern ein kritisches Licht auf Organisationsstrukturen und -abläufe, Kommunikationswege und das Qualitätsmanagement. Mit individuellen Lösungen werden diese Strukturmängel ausgeglichen: „muss man sich selbst dann wieder kümmern, dass es läuft" (AB23/567– 568). Zeitliche und personelle Ressourcen der Ärzt*innen und anderer Akteur*innen im Krankenhaus seien gebunden durch notwendiges Selbstmanagement aufgrund der als schlecht erlebten Infrastruktur im eigenen Arbeitsbereich. Die so gebundenen Kapazitäten fehlten dann an anderer Stelle, vor allem im direkten Kontakt mit Patient*innen. Bei der Behandlung von Patient*innen, die einer erhöhten medizinischen und pflegerischen Aufmerksamkeit bedürfen, wie dies bei Schwerstkranken und Sterbenden und Patient*innen mit Symptomen der Fall sei, führe eine ökonomische Behandlungslogik zu einer schlechten Versorgung (vgl. Kap. 5.1.5.2. zu Sterbenden als Patient*innen). Für eine adäquate und sorgfältige Behandlung von Symptomen fehle die Zeit bzw. sei gar nicht erst Zeit eingeplant (vgl. Kap. 5.1.1. zu stationsärztlichen Routinen). Patient*innen müssten „**auf Knopfdruck**" ihre Symptome beschreiben können und ebenso schnell, „innerhalb von zwei Minuten", müsse das Symptom behandelbar sein. Zeit für eine wiederholte Evaluation einer symptomorientierten Therapie im Tagesverlauf sei nicht eingeplant bzw. nicht vorhanden. Dieser Missstand führe zu Versäumnissen in der Symptomkontrolle und betreffe alle Patient*innen.

Bei schwerstkranken Patient*innen mit Symptomlast und bei Sterbenden wird diese Behandlungspraxis als besonders eklatant erlebt (vgl. Kap. 5.1.5.2.), da bei ihnen aufgrund der starken Symptomlast eine Symptombeschreibung „**auf Knopfdruck**" eingeschränkt sei und damit auch eine schnelle Linderung der Symptome erschwert würde. Eine daher notwendige detaillierte Anamnese von Symptomen sowie eine ärztliche und pflegerische Therapiekontrolle und gegebenenfalls Therapieumstellung trifft auf eine Arbeitsrealität ohne Zeit und personelle Ressourcen für diese Sorgfalt (vgl. Kap. 5.1.2.2.). Die IP beschreiben diese Situation als Dilemma zwischen ihrem eigenen Anspruch an eine aufmerksame und sorgfältige Symptombehandlung und den Arbeitsbedingungen. Um sich dem eigenen Behandlungsanspruch anzunähern, werden Überstunden nötig.

> Als ich hier angefangen habe zu arbeiten, da war es so gewesen, dass die Schwestern sich auch mal ans Bett mit gesetzt haben, eine halbe Stunde mit den Patienten geredet haben. Das ist jetzt definitiv nicht mehr möglich. Also das heißt, von ärztlicher Seite ist es ein ganz ganz großes Problem. Ich kann das nicht auffangen, zumal wenn ich einen symptombelasteten Patienten habe. Selbst wenn es nur einer ist, **dass schaffe ich im Routinealltag nicht**. Dadurch bleib ich ja immer so lang und komme auch immer so früh. Und die Schwestern schaffen es definitiv genauso wenig das aufzufangen. [...] Ehrlich, also für die Patienten, die bei uns, die mit Symptom da sind, muss ja nicht ein palliativer Patient sein, nee jeder Patient, also die mit Symptom da sind. Diese Symptome müssen sie **auf Knopfdruck sofort sagen**. Müssen sofort sagen, wie sind die von eins bis zehn und **die müssen auch innerhalb von zwei Minuten behandelbar sein**, also nicht, dass man es repetitiv am Tag immer wieder kontrolliert auf den Therapieerfolg. Weil man nicht die Zeit hat, sich mal eine halbe Stunde dahin zu setzen und zu fragen: > Sticht es jetzt? Brennt es jetzt? Juckt es? Können Sie es auslösen? Wird es besser, wenn Sie das und das machen? Wollen wir mal diesen Therapievorschlag machen? < . **Die Zeit hat man nicht.** (AB02/344–354; AB02/368–384)

Auch auf die Verlegungspraxis von Patient*innen, die nicht (weiter) in der Akut- und Heilungslogik behandelt werden, weil sie ärztlich als chronisch oder sterbend eingeschätzt werden, habe der **„unglaubliche[n] Druck und kurze Belegungszeiten"** (AB18/337) in einem Krankenhaus Auswirkungen. Unter der ökonomischen Maßgabe von kurzen Liegezeiten und einem hohen Durchlauf beschreiben die IP, dass nicht eine patientenorientierte Versorgung oder ethische Aspekte vorrangige Kriterien darstellten, sondern belegungsorientierte Kriterien. Wenn nicht zügig, also „nicht ganz gleich" ein Hospizplatz vorhanden sei, dann werde von der Station eine **„Zwischenlagerung"** geplant. Damit ist vom IP eine Einrichtung der Rehabilitation oder auch eine Entlassung nach Hause gemeint. In anderen Interviews werden zudem periphere Stationen des Krankenhauses oder die Palliativstation als Verlegungsorte benannt (vgl. Kap. 5.3.3.4. zu Übernahmeerwartung an eine Palliativstation). In jedem Fall wird bei fehlendem Behandlungsauftrag eine schnellstmögliche Verlegung weg von der aktuell behandelnden Station angestrebt – auch bei schwerstkranken und sterbenden Patient*innen. Ausnahmen und Handlungsspielräume von dieser Verlegungspraxis und das ärztliche Wissen um palliative Versorgungsstrukturen werden in Kapitel 5.3.3. vorgestellt.

> Morgen oder übermorgen könnten wir ihn entlassen. **Wenn das nun nicht ganz gleich klappt**, dann behalten wir den Patienten auch mal länger, andererseits ist es aber natürlich schon so, dass wir hier ein Klinikum der Maximalversorgung sind, und wir haben den **unglaublichen Druck und kurze Belegungszeiten** und viele Patienten. Irgendwann muss dann auch einfach mal gesagt werden ok, länger geht es nicht, und dann kommt die **Zwischenlagerung** in Spiel. (AB18/332–342)

Alle IP beschreiben einen zusätzlichen und zunehmenden zeitlichen Aufwand und „im Endeffekt auch Energie" (AB21/742) in der Behandlung schwerstkranker und sterbender Patient*innen im Vergleich zur Behandlung anderer Patient*innen. Grund sei der eigene Anspruch an die ärztliche Verantwortung in einer Sterbesituation, „dann auch da zu sein". Dazu gehörten Gespräche mit Angehörigen sowie eine gute Organisation des Ablaufs auf der Station (vgl. Kap. 5.1.5.2. zur Sterbebegleitung als Aufgabe der Pflege). Manchmal bedeute das einen individuellen Einsatz über die Arbeitszeit hinaus.

Neben der Betonung des ärztlichen Anspruches an und Verantwortung für diese Gesprächs- und Organisationsarbeit in Sterbesituationen ist die fehlende Anerkennung für diese Arbeit wiederholt Thema. Die IP erleben ein *Gratifikationsdefizit* für diese nicht eingeplanten, aber ärztlich und ethisch als bedeutsam eingeschätzten Arbeiten. Die Anerkennung innerhalb der je eigenen Teams, durch Kolleg*innen und die direkten Vorgesetzten wird von den IP unterschiedlich dargestellt und reicht von unterstützend bis völlig ausbleibend. Kritik richtet sich vor allem an eine fehlende Klinikkultur, welche Gesprächszeiten und Sterbebegleitung zu wenig als ärztliche Arbeit einplant.

> Man braucht ZEIT dafür, im Endeffekt auch ENERGIE, um so etwas auch zu organisieren. Also, das ist eigentlich **nicht eingeplant in den Tagesablauf**, in einem perfekt laufenden Tag, der mir ermöglichen würde, utopischer Weise pünktlich nach Hause zu gehen. Das heißt, sobald so eine Situation eintritt und ich die **meinem Anspruch entsprechend** bearbeiten möchte als Arzt. Das war bei dem letzten Patienten jetzt so, der war quasi, bei Übergabe ist der ins Sterben gekommen, habe ich die Angehörigen angerufen, will ich EIGENTLICH nicht, dass dann irgendein anderer Arzt vom Dienst auftaucht. Weil ich **empfinde das als meine Verantwortung, dann auch da zu sein** und dann auch **als der Arzt, der immer mit den Angehörigen gesprochen hat.** Und dann werde ich die Überstunde machen, also die drei, die vier, aber **das wird mir niemand danken**, und dafür werde ich auch nicht bezahlt werden. ... Aber das kann man natürlich nicht vorhersehen, das kann man nicht erwarten, aber dann fände ich es schön, wenn ich wenigstens mir wirklich einfach ohne viele Probleme dann diese vier Stunden aufschreiben könnte, und ich hätte auch nichts dagegen, mal einen Überstundenzuschlag zu bekommen und irgendwo mal eine **Gratifikation von Seiten meines Arbeitgebers oder meiner Vorgesetzten** irgendwie. Wenn man da jetzt knallhart ist, könnte man auch sagen: > Gut, ich übergebe das an den nächsten Dienst und geh nach Hause. < (AB21/741–780)

5.1.2.2 Personalmangel in der Pflege

Zum Erleben von Akkordarbeit und einer ökonomisierten Medizin im Krankenhaus gehört der übereinstimmend für alle medizinischen Fachdisziplinen und Funktionsbereiche durch die IP beklagte *Personalmangel*, vor allem in der Pflege, in beiden untersuchten Krankenhäusern. Auch wenn die ärztliche Arbeitsbelastung als hoch beschrieben wird, formulieren die IP ihre Forderung nach mehr Personal vor allem für Pflegekräfte. Fehlende Pflegekräfte werden für alle Stationen benannt. Problematisch sei zudem, dass vermehrt Leasingkräfte, Aushilfspflege oder Pflegeschüler*innen Arbeiten übernehmen würden, die vormals von fest angestellten und examinierten Pflegekräften geleistet wurden. Der Pflegekräftemangel wirke sich damit direkt auf die Behandlung und Versorgung aller Patient*innen im Krankenhaus aus.

> Es ist so auf den Stationen dermaßen hektisch und **dermaßen reduziert** auch **im Pflegepersonal.** Die voll ausgebildeten erfahrenen Pflegekräfte werden immer weniger. Es gibt immer mehr Schüler. Die KÖNNEN ja gar nicht sprechen. Was sollen die denn sprechen? Die wissen ja selber nicht, was die Patienten haben. (AB22/416–421)

Insbesondere bei der Behandlung von symptomatischen Beschwerden und bei sterbenden Patient*innen wird von den IP der pflegerische Arbeitsanteil als zunehmend angesehen (vgl. Kap. 5.1.5.2.). Deutlich wird, dass die Versorgung Schwerstkranker und Sterbender sowie die *Angehörigenarbeit* vor allem als pflegerische Arbeit angesehen wird. Pflegemangel bedeutet somit eine schlechtere oder ausbleibende Versorgung dieser Patient*innen und ihrer Angehörigen.

> Also, wenn eine Schwester drei Patienten betreuen muss, dann kann sie nicht die **Angehörigenarbeit** mit im Zimmer leisten; das geht nicht. (AB11/1215–1218)

Die schlechtere Patient*innenversorgung wird von den IP nicht als Kritik an den Pflegekräften, sondern als Folge der Arbeitsbelastung und damit Kritik an strukturellen und personellen Bedingungen formuliert.

5.1.2.3 Nebeneinander von pflegerischen und ärztlichen Arbeitsabläufen

In den ärztlichen Routinen wurden von den IP formelle und informelle kollegiale Besprechungen vorgestellt (vgl. Kap. 5.1.1.). Diese sind vorrangig monoprofessionell und intradisziplinär, z. B. die ärztlichen Frühbesprechungen und Visiten, oder interdisziplinär, z. B. Tumorkonferenzen. Interprofessionelle Überschneidungen insgesamt, insbesondere bezogen auf die beiden größten Berufsgruppen: ärztlich und pflegerisch, werden als ungenügend und Berührungspunkte häufig nur auf individueller Basis bzw. durch persönliches Engagement geschaffen erlebt. Übereinstimmend beschreiben die IP ein *Nebeneinander von pflegerischen und ärztlichen Arbeitsabläufen.*

> Es gibt keine Teambesprechungen bei uns, das heißt, eigentlich ist es so, **Pflege und Ärzte arbeiten nebeneinander her.** Die Pflege geht nicht zu den Visiten mit. Die machen früh ihre Übergaben, die hören nur ihre eigenen Patienten und nicht ihre Nachbarpatienten, das heißt Schwester von Zimmer acht weiß nicht, wer in Zimmer neun liegt und was mit dem ist. Formal ist es so, dass die Pflege zwar angehalten ist, bei uns die Visite mitzulaufen, oder dass man wenigstens einmal am Tag sich kurz hinstellt und bespricht, aber die Pflegenden kommen nicht dazu. Ich mache es immer so, dass ich morgens mir die zugehörige Schwester für die Zimmer schnappe und sage: > Das ist der Plan für heute, der Patient geht nach Hause, den nehmen wir auf, bei dem Patienten, der noch bleibt, haben wir das und das und das vor. < Und das ist aber auch der einzige Moment, wo man so ein bisschen so einen **Berührungspunkt hat, und das ist aber auch oft auf individueller Basis.** (AB02/547–570)

In der Analyse der Interviews und Gruppendiskussion zeigten sich die fehlenden Überschneidungen im Arbeitsalltag der verschiedenen Berufsgruppen im Krankenhaus als wichtiges Element, um die Behandlungssituation von schwerstkranken und sterbenden Patient*innen im Krankenhaus zu erfassen. Insbesondere in der Versorgung schwerstkranker und sterbender Patient*innen wurde die Bedeutung der Multiprofessionalität als Entlastungsmoment betont, da die Komplexität des Behandlungsauftrages und emotionale Belastung für alle Beteiligten steige (vgl. Kap. 5.1.5.2. zu Sterbenden als Patient*innen).

Am Beispiel der beiden größten Berufsgruppen, Ärzt*innen und Pflegende, zeigt sich, dass bereits die differenten Schichtsysteme einen ungleichzeitigen Arbeitsalltag bedingen: Ärzt*innen arbeiten im 2-Schichtdienst, Pflegekräfte im 3-Schichtdienst an sieben Tagen in der Woche mit je internen Übergaben und Besprechungen (vgl. Abb. 5.2). Alle anderen Professionen arbeiten nicht im Schichtdienst und auch nicht am Wochenende. Konkret benannt werden von den IP der Sozialdienst, Physiotherapie (Ausnahme: arbeitet auch am Wochenende), Psychoonkologie, Kinder- und Psychotherapeut*innen, Logopäd*innen, Seelsorge (Ausnahme: arbeitet rund um die Uhr, ist aber nicht Teil des Stationsteams und nicht Angestellte der Klinik). Aus der Ressourcenanalyse in beiden Kliniken sowie aus den Interviews lassen sich formelle und informelle Strukturen zum Thema der interprofessionellen Zusammenarbeit erfassen. Als formelle multiprofessionelle Strukturen zeigten sich:

- *Wöchentliche stationsbezogene Sozial-/Teambesprechungen* zur Klärung der weiteren Versorgung von Patient*innen: Von dieser Form der multiprofessionellen Kommunikation berichten nur wenige IP. Entweder weil sie keine Kenntnis davon haben oder keine positive Erfahrung: „das ist eine gute Sache, aber das **klappt nicht auf diesen Hochdurchsatzstationen**" (AB02/659–660). Von multiprofessionellen Teambesprechungen zur Klärung von Themen der Station und/ oder des Teams berichtet kein IP.
- *Ethische Fallbesprechungen* i. d. R. zur Nachbesprechung bei konflikthaften Behandlungsverläufen: In beiden Kliniken gibt es laut Internetauftritt das Angebot einer ethischen Fallbesprechung [195]. Es gab im Untersuchungszeitraum jedoch keine Station in den untersuchten Kliniken, die regelhaft Fallbesprechungen durchgeführt hat. Für eine ITS beschreibt der IP spontane Fallbesprechungen als Akutmaßnahme zur Klärung der weiteren Behandlung im Team: **„Feste TERMINE, so etwas gibt es nicht**, also wo man jetzt sagt: > Ja, wir setzen uns heute zusammen und besprechen die kritischen Fälle. < Nee, das ist ja meistens dann so eine Akutsache im Stationsbetrieb." (AB26/692–699). Das Angebot von Supervision, Balintgruppe [376] oder Intervision gab es in keiner der beiden Kliniken und wurde auch von keiner IP extern genutzt.
- *Morbiditäts- & Mortalitäts- (M & M) Konferenzen* stationsübergreifend und retrospektiv: Davon berichten einige IP als hilfreiche Struktur, um die interdisziplinäre Zusammenarbeit zu verbessern. Allerdings finden diese in großen Abständen statt, ca. alle 3 Monate.
- *Stations-Visite*: Alle IP beschreiben, dass formal die Pflege angehalten sei, bei der Visite dabei zu sein (AB02/547ff), dies in der Praxis nicht oder sehr selten stattfinde. Sie komme nicht dazu aufgrund der hohen Arbeitsbelastung bei gleichzeitigem Personalmangel. Visiten sind daher zwar als interprofessioneller Austausch (und Begegnung mit Patient*innen) geplant, aber praktisch meist ein

ärztliches Ereignis, welches sich differenziert durch die hierarchische Beteiligung und Leitung in stationsärztliche, oberärztliche und chefärztliche Visite.

> Wir haben unsere Oberarztvisiten und die Chefarztvisite mindestens zweimal die Woche und da wird eigentlich jeder Patient auch nochmal gesehen, einmal vom Oberarzt und einmal von einem Chefarzt, die sind auch immer ansprechbar. Die **Pflege sollte mitgehen**, aber **in der Praxis klappt das nicht.** (AB21/651–558)

– *Patient*innen-Kurve*: In allen Interviews zeigt sich die fehlende kommunikative Überlappung von Pflege und Ärzt*innen im Arbeitsalltag. Wie in Abbildung 5.2 deutlich wird, rückt damit die *Kurve von Patient*innen* ins Zentrum der interprofessionellen Kommunikation und Interaktion [377]. In einer Kurve werden alle die Patient*innen betreffenden aktuellen Werte, wie Blutdruck, Gewicht, Fieber, ärztliche Anordnungen und pflegerisches Handeln, erfasst (elektronisch oder handschriftlich). Beide Kliniken hatten im Untersuchungszeitraum vorrangig handschriftliche Kurven, nur die ITS arbeiteten vollständig elektronisch. Die Kurve wird zum zentralen Überschneidungsmoment im Austausch zwischen den Berufsgruppen, da formelle gemeinsame Besprechungen oder Visiten eher als Ausnahme beschrieben werden. Mit Hilfe der Kurve werden sog. Kurvenvisiten möglich, d. h. ein gemeinsames Besprechen der Werte, Medikation, Beobachtungen, Diagnostik- und Therapieplanung etc., allerdings ohne einen gemeinsamen Besuch von Pflege und Ärzt*innen bei den Patient*innen. Am Beispiel der Informationsübergabe über eine präfinale Patientin zeigt sich die Kurve als zentraler und einzig zuverlässiger interprofessioneller Informationsträger.

> Arzt: Wenn man wirklich weiß, die Patientin ist richtig präfinal, die wird womöglich in der Nacht versterben, dann sagen wir es unten in der **Übergabe beim ganzen Team.**
> Interviewerin: Ganzes Team, meinst du jetzt ärztlich? Wie kommt denn diese Information zu den Pflegekräften?
> Arzt: Also **ich schreibe es in meine Kurve**, oder **wenn ich Glück hab** und die Schwester mit mir Visite macht, bekommt sie es ja so und so mit. Aber dieses Glück hat man selten hier, dass man mit der Schwester eine Visite macht, weil die leider **keine Zeit** haben. **Ich schreibe es immer in die Kurve** sonst. (AB15/438–449)

Als informelle Strukturen, die als individuelle Lösungen der IP zur Überbrückung des Nebeneinanders von ärztlichen und pflegerischen Arbeitsabläufen beschrieben werden, zählen z. B. Teilnahme an Frühstück/Kaffeepausen der Pflege, Teilnahme an pflegerischen Übergaben. Diese informelle Kontaktaufnahme wird durch die Arbeitsverdichtung als erschwert erlebt, da es z. B. weniger Zeit für Pausen gebe.

Tagdienst

Spätdienst *Frühdienst*

	informelle Strukturen „auf individueller Basis"	**ärztlicher Dienst**
pflegerischer Dienst		– 24 h in 2-Schichtsystem
– 24 h in 3-Schichtsystem		– 7-Tage-Woche
– 7-Tage-Woche	**formelle Strukturen**	– Frühbesprechung
– Übergaben		– Übergabe/Visite
– Dienstbesprechung	**Kurve**	– OÄ Hintergrund

Nachtdienst

– Kurvenvisite *Dienst ab 12 Uhr über Nacht*
– Sozialbesprechung
– M&M-Konferenz
– ethische Fallbesprechung

weitere Berufsgruppen,
wie Sozialdienst, Physiotherapie, Psychoonkologie, Logopädie, Seelsorge,
arbeiten i. d. R. Mo–Fr von 8–16 Uhr (Kernzeit) und meist konsiliarisch

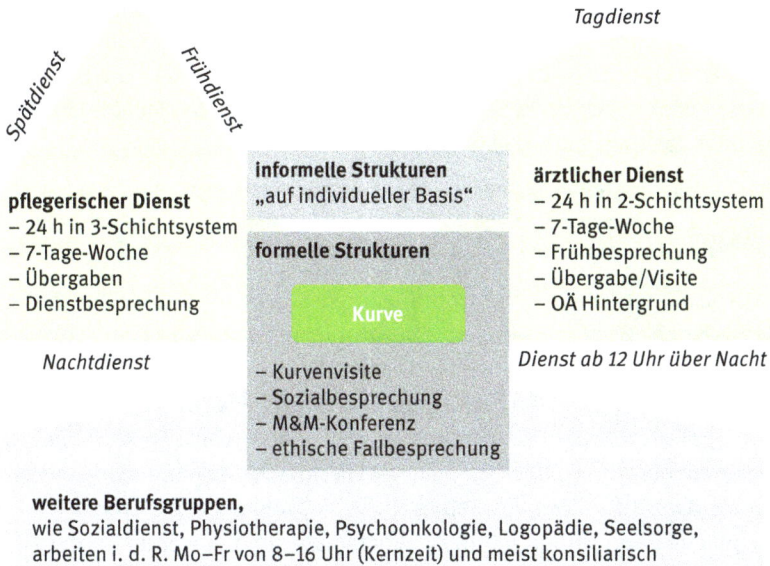

Abb. 5.2: Interprofessionelle Kommunikation und Interaktion; Quelle: eigene Darstellung.

5.1.2.4 „Was es nicht gibt, sind Räume."

Eine strukturelle Ressource im Krankenhaus sind Räume. Die IP formulieren unisono: *„Was es nicht gibt, sind Räume"*. Das beträfe alle Räume: Patient*innenzimmer, Gesprächs-/ Behandlungsräume sowie Aufenthaltsräume. Insbesondere für die Behandlung von Schwerstkranken und Sterbenden formulieren alle IP einen Bedarf an Einzelzimmern. Vor allem für stark symptombelastete und sterbende Patient*innen sehen die IP neben zusätzlichen zeitlichen Kapazitäten ein Einzelzimmer als Behandlungsideal an. Individuelle Auffassungen von Störung, Ruhe, Intimität und/oder Privatsphäre in der Sterbebegleitung finden sich in diesem von allen geteilten Ideal (vgl. Kap. 5.1.5. zu Sterbebildern). Allerdings gebe es wenige Einzelzimmer auf den Normalstationen. Für die Intensivstationen werden überhaupt fehlende Einzelzimmer benannt. Dafür gibt es in beiden untersuchten Krankenhäusern auf je einer Intensivstation einen „Abschiedsraum". In diesem feierlich gestalteten Raum (allerdings ohne Fenster) könnten Angehörige nach dem Tod einer Patient*in einige Zeit bleiben, um Abschied zu nehmen. Ohne diese Möglichkeit werde den Angehörigen im Zimmer Zeit zur Verabschiedung eingeräumt. Feste Zeiten, wie lange ein Verstorbener/eine Verstorbene auf der Station verbleibt, werden von keiner IP benannt. Klar formuliert wird aber die Idealvorstellung, dass Angehörige zur Verabschiedung kommen, wenn sie telefonisch über das Versterben informiert werden bzw. beim Versterben anwesend sind. Manchmal bedeute es eine längere Wartezeit bis zur Verlegung einer Leiche von der Station in die Pathologie, z. B. wenn die Angehörigen erst telefonisch über das Versterben informiert worden seien. Sonst werde nach der gesetzlich vorgeschriebenen ärztlichen Leichenschau innerhalb von 12 Stunden eine zügige Verlegung in die Pathologie angestrebt und somit eine längere Phase der Verabschiedung unterbrochen.[40]

Für alle Stationen wird die grundsätzliche Möglichkeit beschrieben, Einzelzimmer zu schaffen durch die Sperrung eines Bettes (d. h. ein Nachbarbett wird nicht belegt) oder das Umschieben einer Patient*in in ein Einzelzimmer.

> Ich versuche IMMER dann in der Situation ein Einzelzimmer für den Patienten zu schaffen. Und dann gibt es immer die Möglichkeit, dass wir ein Beistellbett herbeiholen, dass zumindest eine Person dann dableiben kann. (AB23/689–694)

Eine IP weist darauf hin, dass es trotz aller ärztlicher oder pflegerischer Bemühungen häufig dennoch nicht möglich sei, ein Einzelzimmer zu schaffen: „Also, das Umschieben ist häufig nicht möglich, weil eben die Keimsituation der Station es nicht zulässt." (AB05/215–217). Ein Krankenhauszimmer – egal ob Einzel- oder Mehrbettzimmer, egal ob Normal- oder Intensivstation – wird von den IP immer als „kein schönes Ambiente" (AB18/227) in einer Sterbesituation erlebt. Dies verweist auf das übergreifend vorgefundene Ideal eines Nicht-im-Krankenhaus-Sterbens.

Gesprächsräume außerhalb der Patient*innenzimmer werden in der Gestaltung als spartanisch und ungenügend beschrieben. „Fehlende bzw. zu wenige Gesprächsräume" sind eine Tatsache auf allen untersuchten Stationen. In mehreren Interviews beschreiben die IP Aufklärungssituationen im Beisein fremder Angehöriger oder Patient*innen in Mehrbettzimmern, im Aufenthaltsraum oder auf dem Gang.

> Auf der Intensivstation ist es nun mal leider so, dass es da hauptsächlich um die Lebenden geht und nicht um die Gestorbenen und in dieser Phase auch die Gespräche, die man vielleicht noch mal mit Angehörigen führen kann, keine Rahmenbedingungen haben. Wir haben kaum vernünftige Möglichkeiten, also das sieht dann auch nicht anders aus als hier. So also das sind Provisorien, wo wir keine vernünftigen Gespräche führen können, und selbst wenn wir Gespräche vorher geführt haben, um dann tatsächlich die Menschen vorzubereiten, ist das immer in einem Umfeld, das eher spartanisch ist und nicht dem Ganzen irgendwie ansatzweise auch genügt. (AB04/464–478)

Unzufrieden sind die IP zudem mit den Wartebereichen und Aufenthaltsräumen für Angehörige und Patient*innen. Diese werden als zu klein und nicht schön gestaltet beschrieben. Für Patient*innen mit Keimen sei dieser Raum gar nicht zugänglich, sie müssten in ihrem Zimmer bleiben. Nicht immer bedeute ein Keim jedoch, dass die Patient*in ein Einzelzimmer hätten. Es bedeutet zunächst nur die Einschränkung der Mobilität auf der Station und im gesamten Krankenhaus.

> Der Aufenthaltsraum ist sozusagen für die gesamte [...] Station, das sind 50 Patienten. Die Patienten mit Keimen dürfen da gar nicht mehr rein, die sitzen jetzt auch mittlerweile auch alle drin, aber. Für 50 Patienten und deren Angehörige ist dieser Aufenthaltsraum. Wir haben, wenn ein Patient verstorben ist, wir haben keinen Angehörigenraum oder so etwas. Auf der

---

[40] Verstorbene müssen laut Bestattungsgesetz § 9 in Deutschland innerhalb von 36 Stunden nach Eintritt des Todes in eine Leichenhalle überführt werden [378, S. 5].

Intensivstation, die haben einen Raum der Stille, nennt sich das. Das ist ein Raum, fensterloser Raum zwar, aber da wird dann der Leichnam reingeschoben, da steht dann so eine Elektrokerze und ein nettes Bild hängt an der Wand. (AB02/466–279)

5.1.3 Primat der Akuität und Heilung im Krankenhaus

Die Akuität von Erkrankungssituationen und der Rückgriff auf das maximal mögliche Angebot an medizinischen Behandlungen sind Ausgangspunkt für alle Behandlungsaufträge und -perspektiven in den beiden untersuchten Krankenhäusern. Für alle IP ist die *Akutintervention der zentrale Arbeitsauftrag*: „Bei uns geht es ja wirklich **immer um Akutsachen.**" (AB26/750). Gleichzeitig wird eine *starke Heterogenität der Patient*innen* von kurativ, langliegend, palliativ bis sterbend, die „quer gemischt" (AB18/177; AB19/17) auf allen Stationen zu finden sind, beschrieben, was auf ein *Nebeneinander von sehr unterschiedlichen Anforderungen* hinweist. Der daraus resultierende „Spagat im Arbeitsalltag" zwischen der Akutperspektive und der Sterbebegleitung wird von den IP vor allem für die Pflege beschrieben, da Palliative Care und Sterbebegleitung als pflegerische Aufgaben wahrgenommen werden (vgl. Kap. 5.1.5.2.3. & 5.2.1.3. zur Rolle der Pflegekräfte). Ärztliche Aufgabe sei es, vorab die Entscheidung darüber zu treffen, medizinisch „bestimmte Dinge" nicht mehr zu machen, also das Therapieziel der Heilung zu verändern.

> Wenn einmal **die Entscheidung getroffen** wurde, dass man **bestimmte Dinge** nicht mehr macht, **dann ist es an der Pflege**. Ich denke, die leisten einen **Wahnsinnsspagat**, weil es natürlich auch **die Akutkranken** gibt und andererseits **die Sterbenden**. Das ist ja auch so das Problem mit dem Akutkrankenhaus, dem Sterben im Krankenhaus. (AB10/355–360)

Eine Akutperspektive kollidiere mit der Behandlung von Patient*innen, die jenseits der Akuität versorgt werden müssten, z. B. aufgrund einer nicht haltbaren medizinischen Situation zu Hause. Zu diesen Patienten jenseits der Akuität gehören sogenannte **„Langlieger"**, also Pflegefälle, egal ob mit kurativem oder palliativem Behandlungsansatz (vgl. Kap. 5.1.5.3.). Und eben auch jene im Forschungsprojekt interessierende Patient*innengruppe der schwerstkranken und sterbenden Menschen. Alle IP sehen Palliativmedizin als schwer oder nicht in die akute Medizin zu integrieren an: „Palliativmedizin geht am Konzept der akuten Medizin vorbei." (AB05/100) Die je unterschiedlichen Behandlungsaufträge von Akutmedizin und Palliativmedizin seien der Hauptgrund für die Schwierigkeiten in der Behandlung Schwerstkranker und Sterbender im Krankenhaus. Was ist also das Konzept der akuten Medizin? Die Ergebnisse der Datenanalyse zeigen *Heilung als zentralen ärztlichen Behandlungsauftrag* in der Akutmedizin (vgl. Kap. 5.1.3.1.). Mit einer *formal kurativen* Behandlung erfolgt zudem eine Erweiterung dieser ärztlichen Heilungsperspektive (vgl. Kap. 5.1.3.2.). Insgesamt lässt sich ein *medizinischer Enthusiasmus* darstellen, der durch den Kontakt mit sterbenden Patient*innen erschüttert wird (vgl. Kap. 5.1.3.3.).

5.1.3.1 Zentraler Behandlungsauftrag: „Der Heilung verpflichtet"

Übereinstimmend wird von allen IP eine grundlegende *Verpflichtung zur Heilung* formuliert. Begründet wird diese Pflicht, die auch eine Verantwortung darstelle, mit der Befürchtung, Patient*innen eine Behandlung vorzuenthalten. Vorstellungen zu Berufsethos und Patient*innenrecht treffen hier zusammen.

> Man sitzt dann als Assistenzarzt da und denkt sich, gut man möchte ja jetzt niemandem etwas vorenthalten, wir sind ja **der Heilung verpflichtet**. (AB29/1181–1182)

Dieser Heilungsverpflichtung folgend wird Lebenserhaltung und -verlängerung zentraler Behandlungsauftrag. Mit diesem Heilungsansatz wird die grundsätzliche Ausschöpfung intensivmedizinischer Möglichkeiten, wie Reanimation und Intubation, begründet. Ausnahmen werden beschrieben für den Fall, wenn Patient*innen mündlich im Gespräch oder schriftlich in einer PV formuliert haben, dass lebensverlängernde bzw. intensivmedizinische Maßnahmen abgelehnt werden.

> Weil ohne Patientenverfügung, ohne Patientengespräch, muss man ja **aus medizinischer Sicht immer alles machen**, ja. Intubieren, reanimieren und und und. (AB15/417–419)

Unter Umständen werden intensivmedizinische Maßnahmen gegen den formulierten Patient*innenwillen eingeleitet. Entweder weil dieser Wille nicht bekannt bzw. eine schriftliche Dokumentation in der Akte oder Kurve einer Patient*in nicht auffindbar ist, was vor allem Notfallsituationen betrifft, oder weil eine „potentiell reversible Ursache" angenommen wird – unabhängig vom formulierten Willen. Die Praxis von PV im Rahmen von medizinischen Entscheidungsprozessen wird in Kapitel 5.3.3.3. vorgestellt. Die Annahme einer potenziell möglichen Verbesserung eines Erkrankungszustandes verweist auf die Bedeutung von prognostischen Aussagen im Entscheidungsfindungsprozess.

> **Jegliche potentiell reversible Ursache behandele ich**, behandeln WIR. Das heißt, deswegen werden auch Patienten, auch wenn das in der Patientenverfügung steht, sie wollen das nicht, werden sie dann eben manchmal dann doch intubiert. ODER ganz häufig, man findet die Patientenverfügung nicht in der Akte. (AB11/1188–1193)

Die IP reflektieren einen schwer erträglichen Widerspruch: Einerseits komme es nicht selten vor, dass sie sich, der Akut- und Notfalllogik im Krankenhaus folgend, über einen schriftlich oder mündlich formulierten Patient*innenwillen hinwegsetzen. Andererseits ist ihnen durchaus bewusst, „dass es einfach nicht besser wird". Für Ärzt*innen sei dies ein „verzweifelter Moment": zu akzeptieren, dass alles Helfen nicht heilt, dass es Situationen und Krankheitsverläufe gibt, die nicht besser werden trotz aller medizinischen Maßnahmen. Mit Blick auf das Berufsethos, wonach es eine *Verpflichtung zur Heilung* gibt, sei diese erzwungene Hilflosigkeit der schwierigste Moment im ärztlichen Handeln.

> Für uns ÄRZTE finde ich es schwierig, wenn wir einfach **nicht weiterkommen**. Wenn wir den Eindruck haben, ich weiß nicht, wie ich den Patienten weiterhelfen kann. Das ist so ein **verzweifelter Moment**, wenn ich einfach nicht mehr weiß, wie kann ich diesem Patienten helfen. Zu **ak-**

zeptieren oder auch dem Patienten mitzuteilen: wir müssen jetzt akzeptieren, **dass es einfach nicht besser wird**. Das, finde ich, ist für uns ÄRZTE noch mal sehr schwierig. (AB24/241–252)

Das Plädoyer einer IP für den ärztlichen Auftrag der Linderung von Leiden schließt die Forderung nach einer Verabschiedung vom alleinigen Heilungsauftrag „vom ersten Tag an" ein. Wiederholt thematisieren alle IP, wie schwierig und desillusionierend diese Erkenntnis erlebt werde. Darin zeigt sich eine hoch emotionale Komponente, welche in Entscheidungsprozessen über *Therapiezieländerung* oder Therapiebeendigung sowie der Frage über das 'Wann des Sterbens' relevant wird (vgl. Kap. 5.2.2.). Kritisch äußern sich alle IP über die fehlende Einsicht bei ihren ärztlichen Kolleg*innen über den doppelten ärztlichen Auftrag: Heilung und Leidenslinderung.

> Das muss man als Arzt eben auch wissen: Man kann **Leiden lindern,** aber man kann **nicht alle Patienten heilen**. Das ist leider ... **das ist leider so**, aber das muss einem vom ersten Tag an bewusst sein. Ist aber vielen nicht bewusst, muss man mal kritisch anmerken. (AB17/583–588)

5.1.3.2 Erweiterung der kurativen Perspektive durch eine „formal kurative" Behandlung

In der Medizin wird von Kuration gesprochen, wenn eine statistische Chance auf Heilung besteht. In der Onkologie zum Beispiel erfolgt auf Grundlage der Stadienbestimmung eines Tumors die Festlegung bzw. Empfehlung der tumortherapeutischen Behandlung. Die Tumor-Klassifikation lässt zudem prognostische Aussagen über den Erkrankungsverlauf zu.[41] Zur Prognose gehört die Aussage zum Überleben einer Erkrankung. Definiert ist der epidemiologische Begriff der Überlebensrate mit der Wahrscheinlichkeit, in einem definierten Zeitraum ab der Diagnosestellung eine Erkrankung zu überleben.

Im Zusammenhang mit der Verpflichtung zur Heilung wird von den IP der Terminus **„formal kurativ"** (AB01/431) eingeführt, der als Verlängerung der kurativen Behandlungsperspektive und damit Aufrechterhaltung der ärztlichen Handlungsfähigkeit verstanden werden kann.

> Wie gesagt, das Problem ist immer, wenn du da stehst und sagst, entweder du schickst sie jetzt nach Hause zum Sterben oder wir transplantieren sie. Und dann können sie auf Glück hoffen. Dass sie vielleicht, deswegen sage ich immer, **formal kurativ**, könnten sie das Glück haben, **auch wenn es nicht wahrscheinlich ist.** (AB01/465–471)

---

41 In der Onkologie werden maligne (bösartige) Tumore zur Stadienbestimmung mit Hilfe einer sogenannten TNM-Klassifikation eingeteilt. T beschreibt die Größe und Ausdehnung des Primärtumors von T0 als fehlende Anzeichen für einen Tumor, T1 bis T4 als zunehmende Größen, N (Nodes) beschreibt das Vorhandensein von Lymphknotenmetastasen von N0 = keine Anzeichen für Lymphknotenbefall; N1, 2 oder 3: Lymphknotenbefall und NX: keine Aussagen über Lymphknotenbefall möglich. M bezeichnet das Vorhandensein von Metastasen mit M0: keine Anzeichen für Fernmetastasen und M1: Fernmetastasen sind vorhanden.

Der Terminus „formal kurativ" als Einschätzung einer Erkrankungssituation bzw. Behandlungsperspektive findet sich in keiner Standardbeschreibung oder Leitlinie zur Festlegung eines Behandlungsauftrages – weder medizinisch noch sozialrechtlich.[42] Nach Auftauchen des Begriffs im Verlauf der Datenerhebung wurde die medizinische Fachliteratur auf Verwendung dieses Begriffs durchsucht. Vereinzelt taucht der Begriff auf, allerdings ohne klare Definierung.[43] Als „formal kurativ" werden von den IP Behandlungen in Kipp-Situationen bezeichnet, die mit einer großen Wahrscheinlichkeit einhergehen, bezogen auf die Grunderkrankung, nicht wirk- oder heilsam zu sein. Ähnlich lässt sich das obige Zitat lesen. Das Prinzip Hoffnung, der kurative Optimismus mit der Idee der Umkehrung eines negativen Erkrankungsverlaufs, wird vor die statistischen Fakten gestellt. Der benannte zentrale ärztliche Behandlungsauftrag der Heilung wird somit im Terminus „formal kurativ" aufgegriffen, welcher den Ansatz der Kuration verlängert und aufrechterhält, „auch wenn es nicht wahrscheinlich ist."

In der Nachfrage bei den IP nach Entdeckung des Begriffs als in-vivo-Kode zeigte sich eine von allen geteilte Bekanntheit des Begriffs mit folgender Definition in der klinischen Praxis: Verlängerung der kurativen Behandlungsperspektive trotz fehlender oder geringster Wahrscheinlichkeit. Insbesondere zur Beschreibung von Entweder-oder-Situationen der Akutmedizin, wie z. B. in der Hämatologie oder im Intensivbereich, werde „formal kurativ" gehandelt: Entweder ärztlich werde jetzt alles versucht oder der Patient/die Patientin würde sterben. Nicht ausschlaggebend scheint in diesem Moment die Lebensqualität oder die Dauer der gewonnenen Lebenszeit, sondern vorrangig ist die Verhinderung einer Zustandsverschlechterung der Patient*in oder des Versterbens in dieser – als akut und lebensbedrohlich eingeschätzten – Situation. Die Kategorie *formal kurativ* kann als Verlängerung der kurativen Behandlungsperspektive verstanden werden. Diese ermöglicht die Aufrechterhaltung der ärztlichen Handlungsfähigkeit, da mit der Aussicht auf Heilung ein Behandlungsauftrag besteht.

5.1.3.3 Medizinischer Enthusiasmus

Das Primat der Heilung findet sich nicht nur in den organisatorischen Bedingungen der untersuchten Akutkrankenhäuser, sondern auch im *medizinischen Enthusiasmus* der interviewten Ärzt*innen. Alle IP beschreiben, trotz der zum Teil massiven Kritik

---

[42] Hier gibt es nur Leistungen für eine kurative Krankheitssituation, z. B. das Anrecht auf eine Anschlussheilbehandlung nach einer Krebstherapie, für eine palliative Erkrankungssituation, z. B. das Anrecht auf eine Spezialisierte Ambulante Palliativversorgung, oder bei einer chronischen Erkrankung, z. B. die Aufnahme in ein Disease Management Programm.

[43] Der Terminus „formal kurativ" findet sich in der chirurgischen Fachliteratur [379, S. 561; 380, S. 12ff]. Im chirurgischen Sinne haben Operationen eine „formal kurative" Intention, wenn erkranktes Gewebe vollständig entfernt werden kann.

an den strukturellen und personellen Bedingungen, eine hohe Arbeitsmotivation. IP aus allen untersuchten medizinischen Fachdisziplinen sehen die Vielfalt ihres Behandlungs- und Aufgabenspektrums als positiven, weil herausfordernden Aspekt der Arbeit an (AB18/820–832). Auch die medizinisch-technischen Möglichkeiten sind Teil des positiven, als spannend beschriebenen Tätigkeitserlebens (AB18/852–861): „Das ist das **Spannende** auch an dem Beruf. Man ist dennoch **immer wieder mit neuen Situationen konfrontiert**, die man so noch nicht hatte." (AB23/260–262). Eine Ärztin aus der Gynäkologie beschreibt die Heterogenität der Patient*innen und Anforderungen in der Gleichzeitigkeit von extremen Situationen: In einem Moment sei sie voll Freude bei einer Geburt dabei, im nächsten Moment bei einem Aufklärungsgespräch über eine Tumordiagnose mit der Vorstellung der geplanten medizinischen Behandlungen und wieder im nächsten Moment bei einer Sterbebegleitung. Diese Spannbreite von Behandlungsverläufen verdeutlicht den *Spagat des Arbeitens* für alle Akteure im Krankenhaus.

> **Wir haben so ein breites Spektrum.** Wir haben einerseits eben … im gleichen Dienst, in einer Sekunde sitzt man bei der Geburt daneben und wartet eigentlich nur ab und freut sich, dass man da dabei sein kann. Im nächsten Moment geht man in so ein Gespräch, wo man erklärt, Sie brauchen jetzt eine Chemo, und dann brauchen Sie Bestrahlung und so weiter. Und im nächsten Moment hat man vielleicht eine Patientin, die eben eine Fehlgeburt hat. […] Also wirklich **Extremsituationen**, die man sonst eigentlich auch wenig in der Bandbreite hat, **auch im Positiven** genauso. (AB25/833–846)

Neben der Vielfalt in ihrer Arbeit mit Patient*innen als Begründung für die ärztliche Motivation lassen sich unter der Kategorie *medizinischer Enthusiasmus* zudem drei zentrale Erwartungen der IP zusammenfassen, welche ihre Zufriedenheit beeinflussen: a) die medizinische Eindeutigkeit, b) das ärztliche Heilungsvermögen und c) die medizinisch-technische Machbarkeit (vgl. Kap. 2.1.4.). In der Behandlung schwerstkranker und sterbender Patient*innen werden diese Erwartungen auf eine Probe gestellt. Angst vor Unterlassung einerseits sowie Schuld- und Sinnfragen andererseits stellen sich dem Enthusiasmus zur Seite.

Mit Hilfe von Laboruntersuchungen des Blutes und bildgebenden Verfahren, wie Röntgen, Computertomografie (CT), Magnetresonanztherapie (MRT) u. ä., begeben sich die Ärzt*innen auf die Suche nach etwas Fassbarem und medizinisch eindeutigen Befunden, um das subjektive Gefühl, „da stimmt etwas nicht", zu objektivieren.

> Wo man das Gefühl hat, da stimmt was nicht, aber **man hat nichts Fassbares**, also kein Labor, kein Bild, nichts, was das irgendwie … Das finde ich auch sehr schwierig, das beschäftigt mich auch sehr. (AB26/978–984)

Auf der Suche nach medizinischer Eindeutigkeit in einer Erkrankungs- und Behandlungssituation als wissenschaftliches Ideal und Ziel benennen die IP viele uneindeutige, „schwammige Situationen, wenn es eben nicht nur **volle Medizin oder gar nichts mehr** ist, sondern es auch ein **Zwischending** gibt, dann ist das schwierig." (AB11/403–407). Mit „Zwischending" ist eine Behandlungssituation gemeint, die weder rein intensivmedizinisch und auf Heilung orientiert ist („volle Medizin") noch klar palliativmedizinisch bzw. sterbebegleitend ausgerichtet ist („gar nichts mehr"). Die Frage wird von den IP weniger als 'Wann ist ein Mensch sterbend?', sondern eher als 'Wann darf ein Patient sterben?' formuliert. Im Verlauf der Datenanalyse zeigt sich fortwährend das *Sterbendürfen* als eine ärztliche Entscheidungsdimension im Krankenhaus (vgl. Kap. 5.4.).

Der *medizinische Enthusiasmus* zeigt sich auch im ärztlich formulierten Behandlungsauftrag, das Ziel der Heilung zu verfolgen, dem Mandat, „das dann immer wieder hinzukriegen", auch, wenn dieses Ziel gleichzeitig als **„leicht größenwahnsinniges Anliegen"** erscheine. Hier findet sich die ärztliche Aufrechterhaltung der Kuration und Hoffnung wieder, welche nicht für die Patient*in formuliert wird, sondern als gesundes Ziel des Arztes/der Ärztin.

> Ich glaube, dass ist irgendwie auch gesund, dass man dieses Ziel hat als Arzt, das ist ja die AUF-GABE. Also wenn ein Arzt sich als Sterbebegleiter versteht, das ist für mich ein bisschen unheimlich. Der sollte schon irgendwie dieses **leicht größenwahnsinnige Anliegen haben, das dann immer hinzukriegen**. Das ist so ein bisschen **die Aufgabe, das Mandat** finde ich vom Arzt. Ja, und wenn es dann zum Sterben kommt, dann muss er halt das Leid lindern. Aber so als **aktiver Sterbebegleiter, diese Rolle, die finde ich unheimlich**, die will ich mir nicht anziehen. (AB21/288–297)

In der Rolle und mit dem Auftrag eines Sterbebegleiters/einer Sterbebegleiterin sehen die IP Ärzt*innen nicht. Diese Rolle wird der Pflege zugeschrieben (vgl. Kap. 5.1.5.2. und 5.2.1.3.). Sehr wohl aber gebe es einen ärztlichen Auftrag, belastende Symptome zu lindern. Mit der begrifflichen Zusammenführung von „aktiver Sterbebegleiter" und „finde ich unheimlich" drückt ein IP sowohl eine medizinische und ethische als auch rechtliche Unsicherheit (bzw. Haltung) zu aktiver und passiver Sterbehilfe aus. In dieser Deutlichkeit wird aktive Sterbehilfe nur von zwei IP formuliert, aber auch bei anderen zeigt sich eine Unsicherheit über den Umgang mit Patient*innen, die Therapien ablehnten.

Das Thema der Patient*innenautonomie und diskrepante Einschätzungen zur ärztlichen Therapieempfehlung werden bei den *Einflüssen auf Therapieentscheidungen* vorgestellt (vgl. Kap. 5.2.5.) sowie bei der *Berücksichtigung von PV* (vgl. Kap. 5.2.6.).

Die IP stellen immer wieder die Abwägungsfrage, um „ein gesundes Mittelmaß zu finden" inmitten von zu viel und zu wenig Behandlung in unsicheren, kritischen Erkrankungssituationen. Eine ärztliche Verpflichtung zur Fürsorge heißt: „nicht zu früh die Flinte ins Korn" schmeißen und dass man „noch mal versucht ein bisschen". Das Ziel der Lebenszeitverlängerung als Qualitätskriterium bleibt bestehen – und wird als Gegensatz zum pflegerischen Handeln erlebt:

> Man muss es einfach gut abwägen. Und wenn wir hier die **Mittel vorhalten,** wirklich ganz viel für die Patienten zu tun, dass man dann auch **nicht zu FRÜH die Flinte ins Korn schmeißt**. ... Da denke ich schon, das ist das Wichtigste: ein gesundes Mittelmaß zu finden. Also dass man schon noch mal **versucht ein bisschen. Und wenn es halt zwei Monate Überleben sind,** ist

es zwar auf ein Leben gerechnet wenig, aber vielleicht noch genug Zeit, um irgendwas zu erledigen. Da denke ich manchmal, ist die Pflege auch manchmal, habe ich erlebt, dass sie manchmal auch ein bisschen zu HART sind zum Teil. (AB10/729–741)

In dieser Abwägung von Behandlungsmaßnahmen wird von den IP die Angst vor Unterlassung oder Vorenthaltung von medizinisch-technischen Mitteln als eigene fachliche Schuld, als ethisch-moralische Verpflichtung, aber auch als rechtliche Absicherung thematisiert. Dem Schuld-Thema und dem darin implizierten Fürsorge-Prinzip wird von fast allen IP das Nicht-Schadensprinzip gegenübergestellt: zu viel an Therapie im Sinne einer Übertherapie könne eben auch „**schaden**". Gerade für schwerstkranke und sterbende Patient*innen gelte diese Abwägung zwischen *Angst vor Unterlassung* und *Schaden einer Behandlung*.

> Aber ich glaub, weil da für uns als Ärzte auch mehr der Gedanke dabei ist, wie weit man da **vielleicht mit dran schuldig ist.** Hat man die Patientin zuletzt gesehen? Hat man da irgendwas nicht beachtet im CTG [Anm. der Autorin: Kardiotokografie] oder so. (AB25/158–162)
> Da wird ganz viel **zu VIEL gemacht aus Angst, was zu unterlassen.** Aber dieser Gedanke, den ich auch wichtig finde, dass man auch mit **zu VIEL eben auch SCHADEN kann.** (AB10/692–694)

Auch die Patient*innenperspektive wird als ärztliches Handlungsmotiv benannt: Therapeutische Versuche im Sinne eines *Noch-mal-Probieren* erfolgten für die Patient*in (und/oder für Angehörige), damit sie sich nicht aufgegeben fühlen (vgl. Kap. 5.2.5.3. zu diskrepanten Einschätzungen zu Behandlungsentscheidungen).

> Das ist immer noch so ein **Gewissenskonflikt,** wo andere dann wieder sagen, na ja, aber der Patient soll sich auch **nicht aufgegeben** fühlen. Wir MÜSSEN das **noch mal probieren.** (AB24/315–319)

Ist die Ablehnung intensivmedizinischer Maßnahmen von Patient*innen nicht eindeutig oder vollständig formuliert oder wird ärztlich eine Möglichkeit der zwar intensiv-, aber nicht maximaltherapeutischen Behandlung gesehen („**Zwischending**"), wie eine Maskenbeatmung statt einer Intubation, dann folgt die ärztliche Behandlung der Hoffnung auf Besserung des Zustandes („durchbringen"). Als ärztlicher Wunsch und um nichts verpasst oder anders formuliert: alles versucht zu haben („testen"). Ist der Test nicht erfolgreich, wird von Akutbehandlung umgeschwenkt auf den Behandlungsauftrag der Leidensminimierung.

> Der hat irgendeine chronische Erkrankung, die fortschreitet und zum Tode führt. Und der Optimalverlauf ist, dass er bereits zu besseren Tagen festgelegt hat, dass er zum Beispiel so etwas wie eine Beatmung nicht wünscht. **Dass man aber hofft,** es gibt so ein **Zwischending, vor einer Beatmung mit künstlichem Koma,** [...] dass wir ihn mit diesem Maskentraining und einer antibiotischen Therapie vielleicht **durchbringen.** Dass man sagt, ok das **testen** wir. Und wenn das nicht klappt, schwenken wir um auf reine **Leidensminimierung.** Das heißt, dann kriegt der im Regelfall ein Opiat und schläft dann ein. Schmerzlos. (AB12/103–117)

Die medizinisch-technische Machbarkeit im Krankenhaus wird von den IP vor allem durch intensivmedizinische Maßnahmen als sehr potent erlebt. Eine Lebensverlängerung bzw. ein Hinauszögern des Sterbens sei mit den „modernen Mitteln der Medizin" immer möglich.

> Viel schwieriger ist es, an einen Punkt zu kommen, wo man sagt, jetzt ist gut. Wir haben jetzt hier eine Situation, du kannst **mit den modernen Mitteln der Medizin** das immer noch mal ein paar Tage oder vielleicht eine Woche oder vielleicht auch noch einen Monat **verlängern**. (AB16/499–505)

Wenn die Machbarkeit zeitlich lang bis unbegrenzt ist, dann stellt sich für die IP als zentrale Frage, wann der Zeitpunkt ist, nicht mehr alle möglichen medizinischen Behandlungen einzusetzen. Was sind dann die Kriterien? Der medizinische Enthusiasmus schwindet, wenn diese Sinnfrage auftaucht; wenn sich neben die medizinisch-technischen Möglichkeiten die Frage nach der richtigen Behandlung, im Sinne des Patient*innenwohls und der *Lebensqualität*, stellt. Aufgrund der medizinisch-technischen Möglichkeiten gehe es weniger um eine medizinische Ohnmacht als um eine ärztliche Entscheidung über den richtigen Zeitpunkt, das Behandlungsziel der Heilung aufzugeben und zu sagen: „Komm, lass gut sein".

> Ist DAS jetzt überhaupt noch das Richtige, was wir tun hier für den Patienten? Also das ist eher so das, was mich bei palliativen Patienten mehr beschäftigt. Ist das jetzt schon der **Zeitpunkt, wo wir sagen sollten: > Komm, lass gut sein** < ? (AB18/197–201)

5.1.4 Lernen im Krankenhaus und palliativmedizinisches Wissen

Von allen IP wird das Krankenhaus als Ort des Lernens hervorgehoben: als Lernfeld für medizinisch-technische Fertigkeiten, für die ärztliche Gesprächsführung, für die Übernahme von Entscheidungsverantwortung und insgesamt als Lernfeld zur Entwicklung eines eigenen Arbeitsstils. 50 % der IP sind noch keine Fachärzt*innen und 80 % in ihrer Tätigkeit als Stationsärzt*innen in einer hierarchisch untergeordneten Position. Es zeigen sich sehr unterschiedliche Erfahrungen der IP, die von einer engen Anleitung im Sinne einer *Mentor*innenschaft* und supervisorischen Begleitung des klinischen Lernens bis zum entgegengesetzten Ausprägungspol, einem *Auf-sich-gestellt-Sein* im Arbeits- und Lernprozess, reichen. Oberärzt*innen vom „Mentortyp" (AB30/498) mit einer hohen Präsenz auf der Station und niedrigschwelliger Ansprechbarkeit bei Fragen geben Rückmeldung zur assistenzärztlichen Arbeit. Explizit benennen zwei IP diesen Typus. Aber auch ohne explizit ein Mentor/eine Mentorin zu sein, erscheinen OÄ als zentrale positive wie negative Lernvorbilder, wie in allen Interviews deutlich wird. Das betrifft alle medizinischen Inhalte, in besonderer Weise aber die ärztliche Gesprächsführung, da diese kaum Thema der medizinischen Ausbildung im Studium gewesen sei, vor allem wenn der Studienabschluss der IP länger als 10 Jahre zurückliegt. Damit werden für das Lernen in der Praxis und in der hierarchischen Organisation eines Krankenhauses OÄ als Lehrende zentral: „Einfach dieser strukturierte Aufbau von so einem Gespräch, das hab ich halt einfach hier **gelernt über die Oberärzte**." (AB30/599–603).

Zwei Lernstrategien lassen sich aus den Interviews mit den Stationsärzt*innen analysieren: Zum einen das *copy-paste-Prinzip*, d. h. ein Vorgehen bei Entscheidungen oder ein Kommunikationsstil, welcher zur eigenen Persönlichkeit und zum Berufsverständnis passt, wird in das eigene Handlungsrepertoire übernommen. Insbesondere positive Rollenvorbilder von Ärzt*innen mit hierarchischem Wissensvorsprung, vorrangig OÄ, werden in der klinischen Lehre als formend beschrieben.

> Was ich mir von außen angeeignet habe, das habe ich einfach mir durch **copy paste** angeguckt. Dann **fand ich das gut und habe das dann versucht** auch so zu machen. (AB23/241–244)

Zum anderen lässt sich eine zweite Lernstrategie unter *learning by doing* zusammenfassen, also einem Ausprobieren und Hineinwachsen im praktischen Tun, welches vor allem für die ärztliche Gesprächsführung beschrieben wird. Die Eindeutigkeit, mit der alle interviewten Ärzt*innen ihre individuelle Strategie insbesondere bei der Gesprächsführung nachzeichnen, macht den Rückgriff auf ihre *biografischen Erfahrungen* „aus der eigenen Familie" sichtbar. Hier finden sich Erklärungen für die starke Personengebundenheit in der ärztlichen Kommunikation und Interaktion mit Patient*innen und Angehörigen (vgl. Kap. 5.2.4.). Das professionelle Selbstverständnis im Sinne der ärztlichen Rolle wird von allen IP als mitgebracht und nicht erlernbar beschrieben, was neben der Individualität auf sozial vermittelte Rollenbilder verweist.

> Am Anfang hab ich natürlich immer so ein bisschen geschaut, man hat ja doch ein bisschen **praktische Erfahrung** im Laufe des Studiums gekriegt, was so **abgeguckt**. Wie der spricht, gefällt mir gut, wie der spricht, gefällt mir nicht so gut. Auch so **aus der eigenen Familie,** wie man da so, wenn mal jemand krank ist, was man da so mit den Ärzten beredet hat. Das war eigentlich eher **learning by doing**, als dass man da jetzt richtig was beigebracht bekommen hat. (AB26/307–318)
>
> Ich mach es halt irgendwie so, **wie ich es persönlich für richtig** halte. (AB15/103–104)

In der organisatorisch bedingten Arbeitssituation einer nicht kontinuierlichen oberärztlichen Präsenz auf Normalstationen – nicht nur, aber vor allem nachts und an Wochenenden – wird die kollegiale Zusammenarbeit bei unsicheren oder komplexen Behandlungssituationen und vor dem Hintergrund der Lernsituation von Assistenzärzt*innen zentral. Deutlich zeigt sich in den Daten die Nutzung vorrangig informeller Austauschräume vor strukturell eingeplanter Zeit für *kollegialen Austausch*: „Austausch mit Kollegen ... findet fast gar nicht statt. Also ich hab schon auch das Gefühl, dass **mehr Redebedarf da ist als Kapazität**." (AB30/839–843) (vgl. Kap. 5.1.1. zu Routinen & Kap. 5.1.2.3. zum Nebeneinander von pflegerischem & ärztlichem Handeln).

> Wenn man das noch mal vermehrt auch in einem ruhigen und ganz ganz gesetzten Rahmen **mit dem behandelnden Team besprechen** könnte, das **findet in der jetzt Akutbehandlung bei uns viel zu wenig statt**. [...] Das liegt sehr/ kommt sehr auf die Besetzung an und da ist natür-

lich auch sehr viel Wechsel. Wir haben dann teilweise Rotationsassistenten dabei und so weiter. Also das ist teilweise gut gelungen, aber das ist dann **EHER auf fast einer freundschaftlich privaten Ebene** passiert, das als jetzt tatsächlich in der professionellen Ebene. (AB23/276–290)

Auf die Frage nach *palliativmedizinischem Wissen im Krankenhaus* gibt die Datenanalyse Hinweise auf drei Themenbereiche:

a) Palliativmedizin als Lehrinhalt im Medizinstudium: Ein länger zurückliegendes Medizinstudium (und damit i. d. R. ein höheres Lebensalter) der IP korrespondiert mit der Einschätzung, dass Palliativmedizin und Gesprächsführung kein Thema der Ausbildung gewesen seien. Erst die IP, deren Medizinstudium zum Zeitpunkt der Untersuchung maximal 5 Jahre zurückliegt, benennen Palliativmedizin als Lehrinhalt, wenn auch nicht verpflichtend. Da erst seit 2014 Palliativmedizin verpflichtender Bestandteil der universitären Ausbildung ist, erklärt sich diese Einschätzung (vgl. Kap. 2.1.5.3.).

> Ich **kann mich an NICHTS erinnern,** was wir im Studium über Palliativmedizin gelernt hätten, gar nichts. (AB25/300–301)
> Als ich studiert habe, war **Palliativmedizin noch nicht implementiert in der Vorlesung.** Da wurde dann eher über die Therapien der Erkrankung geredet und nicht so sehr über die ausbehandelten Patienten oder die symptombelasteten Patienten. Da wurde erzählt, es gibt das WHO Schmerzschema und ähnliches und was man machen kann bei Luftnot, aber das war **kurz angerissen.** Der **Schwerpunkt** lag eben wirklich auf dem > **Wir gehen Richtung Heilung.** < . (AB02/251–259)

Zudem sprechen diejenigen IP, die *klinische Erfahrungen im Ausland* während einer Famulatur, im Praktischen Jahr oder in der assistenzärztlichen Zeit gemacht haben, von Einblicken in PC. Acht der IP beschreiben positive klinische Lernerfahrungen aus England und Kanada, z. B. geteilte Entscheidungsfindungen, flache Hierarchien und palliativmedizinische Behandlungsmaßnahmen. Hier lassen sich Rückschlüsse auf differente Inhalte des deutschen Medizinstudiums im internationalen Vergleich sowie eine spezifische Medizinkultur in Deutschland mit eher hierarchischen Strukturen ziehen.

> Ich hatte das Glück, ein **sehr gutes PJ im Ausland** auf der Kinderradioonkologie zu machen. [...] Das war die beste klinische Umgebung, in der ich je gearbeitet habe. [...] Es gab da einen wunderbaren Chef, es wurde **ALLES im Team entschieden.** Es gab auch eine **gleichwertige Berücksichtigung aller Disziplinen** einschließlich Psychologie, Sozialdienst, Pharmakologie, Pflege, verschiedene ärztliche Disziplinen. Also, **so** hab ich es **nie wieder erlebt.** (AB22/738–753)

b) palliative Symptombehandlung und medizinrechtliche Kenntnisse: Patient*innen mit dem identifizierten Bedarf der Symptombehandlung in palliativer Situation gehen nach Einschätzung der IP im Alltag des Akutkrankenhauses unter, sowohl aufgrund der vorgestellten Priorisierung von kurativen vor palliativen Patient*innen (vgl. Kap. 5.3.1.) und dem insgesamt benannten Vorrang der Kuration und Akutlogik als auch wegen der hohen Arbeitsbelastung, die keine Zeit für eine spezifische Zuwendung jenseits elektiver oder kausaler, erkrankungsspezifischer Therapien lässt. Lehrinhalte zu palliativer Symptombehandlung während der medizinischen Ausbildung werden von den meisten IP als lediglich „kurz angerissen" (AB02/258) bzw. zu *wenig intensiv thematisiert* benannt.

> Ich glaube, Symptombehandlung war jetzt **nicht irgendwie soweit ein Thema, dass ich jetzt irgendwie gesagt hätte, das (...) dadurch verstanden zu haben**. Ich meine, ist ja immer noch so, dass ich nicht sagen würde, dass ich jetzt Profi der Symptombehandlung bin sozusagen, also das ist, glaube ich, auch **nicht unbedingt so ganz einfach**. (AB29/760–765)

In Erzählungen von konkreten Arbeitsabläufen und Interventionen werden in den Interviews viele Aspekte einer symptomatischen Behandlung mit einer Orientierung am Kriterium der Lebensqualität bei Schwerstkranken und Sterbenden deutlich. Die zu behandelnden Symptome seien „**die ganz klassischen** letztendlich, also Luftnot, Schmerzen, Angst" (AB10/76–80), sowie „die ganze Bandbreite" (AB10/82–84) von Symptomen als Nebenwirkungen von Medikamenten im Rahmen einer tumortherapeutischen Behandlung oder anderer medizinischer Interventionen, z. B. Schmerzen, Luftnot (AB18/565), Vigilanzminderung (AB18/571), Übelkeit, Obstipation, Blutungen (AB19/91), Schluckstörungen (AB19/98), Wundheilungsstörungen (AB22/609).

Für die palliative Symptombehandlung zeigt sich *learning by doing* als vorrangige Lern- und Handlungspraxis mit vier differenten, zum Teil gleichzeitig auftretenden Herausforderungen:

– **Symptombehandlung als ethisch-moralische Herausforderung:** Am Beispiel der Sedierung im Sterbeprozess wird die Frage der Legitimierung dieser Behandlungspraxis gestellt. Im Zitat wird die individuelle ärztliche Vorstellung zur Bewusstheit am Lebensende deutlich, welche u. U. die symptomatische Behandlung beeinflusst. Kollidiert eine medizinische Behandlung mit den eigenen Werten, wird sie zur moralischen Herausforderung bis hin zum Dilemma (vgl. Kap. 5.2.1.2. & Kap. 5.2.5.3.).

> Ich tu mich immer sehr schwer, Schmerzpumpen anzusetzen, weil ich immer nicht weiß, was in einer letzten Finalphase noch so in einem Kopf so vorgeht, und ich eigentlich immer die **Patienten nicht zu sehr sedieren möchte, weil ich immer nicht weiß, wenn es die letzten Tage sind,** vielleicht muss er noch etwas verarbeiten oder bearbeiten, und **ich möchte den da jetzt nicht in Narkose legen.** (AB24/332–338) Ich denke immer, wir machen es ja nicht für UNS, sondern für den, und **ich MAG die eigentlich immer nicht so lahmlegen.** (AB24/377–379)

– **Symptombehandlung als fachliche Herausforderung:** Es zeigt sich eine interessante Gleichzeitigkeit der ärztlichen Einschätzung einerseits einer komplexen und andererseits keiner besonderen medizinischen Herausforderung in der Symptombehandlung bei Palliativpatient*innen und Sterbenden. Die meisten IP sehen ausreichende Behandlungskompetenzen im eigenen Arbeitsbereich, v. a. in der Schmerztherapie: „Da braucht man keine Hilfe. Das **ist simpel.**" (AB12/565–566). Hier zeigen sich Unterschiede zwischen den untersuchten medizinischen Fachdisziplinen: Mehr Kompetenz und vor allem Aufmerksamkeit für die Symptombehandlung wird im onkologischen und ITS-Bereich erlebt, weniger im chirurgischen. Eine kompetente Selbsteinschätzung findet sich als eine Begründung für die Nicht-Nutzung eines PKD (vgl. Kap. 5.3.4.). Am Beispiel des Symptoms Schmerz wird die Einbeziehung des Schmerzkonsildienstes benannt. Bei komplexen Behandlungsfällen, aber vor allem für Sterbende wird die Palliativstation im Sinne einer Übernahmeanfrage angesprochen (vgl. Kap. 5.3.3.4.).

> Das ist wahrscheinlich im **internistisch onkologischen Bereich BESSER**, weil da die Übergänge fließender sind, und das hab ich auch mitbekommen auf so Fortbildungsveranstaltungen, dass die eben dann schon so eine Einschätzung der Patienten haben bei Aufnahme und dann wohl auch das sozusagen sortieren: > Ist das jemand, der eher in palliative Behandlung geht oder nicht? < . Das gibt es bei uns so noch nicht. (AB22/882–889)

- **Symptombehandlung als rechtliche Herausforderung** zeigt sich vor allem bei Sterbenden. In der medikamentösen Behandlung belastender Symptome, die ich in der Vorstellung ärztlicher Sterbebilder expliziere (vgl. Kap. 5.1.5.2.2.), wird im medizinrechtlichen Thema ein ethisch-moralisches Dilemma sichtbar. Auch wenn juristisch die Behandlungssituation eindeutig straffrei ist (vgl. Kap. 2.1.2.), wird im Zitat zum einen eine rechtliche Unsicherheit des Arztes deutlich („rechtlich nicht erlaubt") und zum anderen ein moralisches Dilemma bei medizinischen Interventionen, die individuell abgelehnt werden.

> Also, wo man eben atemnötigen Patienten Sauerstoff geben kann oder **MSI** [Anm. der Autorin: Morphin], **was diese Dispnoe lindert** und auch diese Angst vorm Ersticken. Also, das EINZIGE, was man hier wirklich machen könnte, **würde sehr stark an aktive STERBEbehilfe grenzen,** und wenn man das **für sich ABLEHNT** und das ist ja auch **rechtlich nicht erlaubt.** Aber wenn man diesen Standpunkt einnimmt, ist man in einer **ganz furchtbaren Situation.** (AB21/351–358)

Ein anderes Beispiel für eine rechtliche Herausforderung ist die Berücksichtigung von PV in der medizinischen Behandlung (vgl. Kap. 5.2.6.).

- **Symptombehandlung als Verlaufskontrolle:** In der klinischen Praxis erleben die IP immer wieder eine ausbleibende bzw. ungenügende Symptomkontrolle aufgrund der dafür notwendigen, aber ausbleibenden pflegerischen Verlaufskontrolle (vgl. Kap. 5.1.2.2.). Am Beispiel des Symptoms Schmerz wird eine kontinuierliche Abfrage der Medikamentenwirkung bzw. eine Veränderung der Schmerzstärke als notwendig für eine gelingende Behandlung angesehen. Diese Verlaufskontrolle wird von den interviewten Ärzt*innen vorrangig als Aufgabe der Pflege gesehen wie insgesamt die Krankenbeobachtung. Der Pflegekräftemangel und daran anschließend die Arbeitsverdichtung werden als Gründe für das Ausbleiben der Verlaufskontrolle angesprochen, außerdem der vielfach im Ergebniskapitel belegte fehlende Fokus auf eine palliative Symptombehandlung auf Akut- und Therapiestationen. Der Hinweis auf die Pflegedokumentation im

Zitat verweist auf die zentrale Rolle der Patient*innen-Kurve als Kommunikationsinstrument in einem Kontext mit mangelnden interprofessionellen Überschneidungsräumen im Arbeitsalltag (vgl. Kap. 5.1.2.3.).

> Die **Schwestern haben zwar ihre Schmerzskalen**, die sie erfragen, dann siehst du da, der Patient hat Schmerzen sechs von zehn, wo man ja ihm eigentlich was geben sollte, und dann schaust du nach > Hat er was bekommen? Nein. < . Dann guckst du in der **Pflegedokumentation**, da steht entweder ein Strich oder > Patient ist mobil < . Da steht nicht, dass er Schmerzen hatte und keine Schmerzmedikamente wollte. Dann fragst du den Patienten, und dann sagt er, ja er hat schon Schmerzen gehabt, aber die Schwester hat ihm jetzt gesagt > **Wir gucken mal**. < . Also das heißt, da wird dann auch **nicht in dem Maße drauf eingegangen**. (AB02/332–342)

c) Kenntnisse über palliativmedizinische Versorgungsstrukturen: Bis auf zwei Ausnahmen benennen alle stationsärztlichen IP ungenaue Kenntnisse über ambulante und stationäre palliativmedizinische Versorgungsstrukturen außerhalb des Krankenhauses. Über die Verlegungspraxis von schwerstkranken und sterbenden Patient*innen auf Palliativstationen, in Hospize oder in den häuslichen Bereich in Zusammenarbeit mit onkologischen Schwerpunktpraxen und einem spezialisierten ambulanten palliativmedizinischen Angebot sei das Wissen „nicht so genau". Das *fehlende Strukturwissen und der diffuse ärztliche Auftrag*, „was man dazu tun muss", verweisen auf eine mangelnde palliativmedizinische Perspektive bei Verlegungsüberlegungen.

> Ich weiß schon: onkologische Schwerpunktpraxen, die ja auch mal mit uns sprechen, oder man kriegt mal eine Rückmeldung über irgendeinen Patienten oder einen Angehörigen, aber außer, dass es immer zu wenig davon gibt, **weiß ich jetzt nicht so genau, wie die Strukturen sind**, wie viele Hospize und Palliativstationen es gibt **und wie man die findet** und wie der Weg dahin ist und **was man dazu tun muss**. (AB22/931–938)

Die ambulante und stationäre Verlegungspraxis im untersuchten Kontext sowie die Nutzung des PKD, welcher in beiden untersuchten Kliniken existiert, stelle ich in Kapitel 5.3. vor.

5.1.5 Alle Patient*innen sind schwer krank

Der Einstieg in alle Interviews war die Frage nach der Einschätzung des Anteils von schwerstkranken und sterbenden Patient*innen im jeweiligen Arbeitsbereich der IP. Die Formulierung 'Schwerstkranke und Sterbende' wurde entsprechend der Formulierung in der Charta zur Betreuung schwerstkranker und sterbender Menschen gewählt [1]. Die Charta war einer der konzeptionellen Ausgangspunkte der Untersuchung, verbunden mit der Frage, wie die hier formulierten Leitsätze, welche von beiden untersuchten Kliniken unterstützt werden, in der Praxis angekommen sind. Bei den IP sorgten die zusammen verwendeten Begriffe Schwerstkranke und Sterbende für Irritation und das Bedürfnis der Entkopplung. Übereinstimmend beurteilten alle IP jedoch die Patient*innen insgesamt als schwer krank oder schwerstkrank, die in ihren Abteilungen im Krankenhaus behandelt werden: „Schwerstkrank sind ja alle." (AB12/51). Die Bezeichnung „schwerstkrank" und „schwer krank" wird von den IP synonym verwendet; „schwerstkrank" verweist noch eindrücklicher auf die dringliche Behandlungsnotwendigkeit und die komplexe Erkrankungssituation der Patient*innen. Ich verwende in der Rekonstruktion des ärztlichen Erlebens den Begriff 'schwer krank', den die IP vorrangig nutzen. Die Kategorie heißt dementsprechend: *Alle Patient*innen sind schwer krank*.

Grundsätzlich wird von den IP eine Differenzierung in palliative und kurative Behandlungsintention und Erkrankungssituation als sinnvoll und notwendig erachtet, allerdings werden die Herausforderungen in der Behandlung von schwer kranken Patient*innen im Krankenhaus unabhängig von kurativer oder palliativer Behandlungsintention beschrieben. Ausschlaggebend seien vielmehr der Allgemeinzustand von Patient*innen und die *Komplexität ihrer Beschwerden*. Herausfordernd sei es dann, wenn ein Patient/eine Patientin zusätzlich zur Grunderkrankung Symptome wie Schmerzen, Probleme in der Krankheitsverarbeitung, Angst, Luftnot oder Aszites zeige. In ihrer Summierung wird eine Behandlung als zunehmend aufwendig erlebt.

> Das ist unabhängig, ob kurativ oder palliativ, sondern ein Patient, wie jetzt konkret Herr A., der Schmerzen hat, der Krankheitsverarbeitungslücken hat, der psychische Beschwerden hat, der einfach Angst hat, der ist EXTREM aufwendig, der braucht VIEL Zuwendung. Der braucht viel Zeit, dass man sich die Zeit auch nimmt für den. Ein Patient, metastasiertes Pankreaskarzinom, 12. Zyklus, irgendwas, der jetzt fit zur Tür reinkommt und sagt: > Hallo, mir geht es gut. < . Der geht schneller, auch wenn er metastasiert ist, aber in dem Moment, wenn ein metastasierter Patient mit seinen Beschwerden kommt, weil er Aszites hat, weil er Luftnot hat, das braucht natürlich mehr Zeit. (AB02/147–160)

Schwer Kranke seien dann diejenigen, die bettlägerig sind, bei denen die Pflege alles übernehmen müsse. Zu beobachten sei eine Zunahme von multimorbiden und älteren Menschen im Krankenhaus. Eine Erklärung sehen die IP in den verbesserten medizinischen Möglichkeiten.

Nachdem die IP alle Patient*innen im Krankenhaus als schwerkrank definiert hatten, differenzierten sie in einem zweiten Schritt Behandlungsperspektiven und Behandlungsaufträge für den klinischen Alltag. Differenzierungsschritte werden auf der *Palliativ-Dimension* sichtbar (vgl. Kap. 5.1.5.1.). Für *sterbende Patient*innen* (vgl. Kap. 5.1.5.2.) und *Langlieger* (vgl. Kap. 5.1.5.3.) bedeutet dies, dass ein ärztlicher Auftrag, aber u. U. kein medizinischer Auftrag gesehen wird. Damit nehme ich in Anlehnung an Wettreck eine Unterscheidung von Medizinalität und Ärztlichkeit vor [252], wohl wissend, dass sich auch im ärztlichen Auftrag, der soziale, ethisch-moralische und psychische Inhalte anspricht, Routinen entwickeln können [13, S. 394]. Die zentrale Heilungsverpflichtung zeigt sich vor allem in der *Priorisierung von kurativen vor palliativen Patient*innen* (vgl. Kap. 5.3.1.).

5.1.5.1 Die Palliativ-Dimension

Wie in Kapitel 2.1.5.2. vorgestellt, werden in der Medizin, vor allem in der Onkologie, kurative und palliative Erkrankungsverläufe und Behandlungsansätze unterschieden. In aktuellen Konzeptionen werden Kuration und Palliation nicht mehr als einander ausschließend diskutiert, sondern als ineinandergreifend. Für die IP sind, wie bereits ausgeführt, alle Patient*innen im Krankenhaus schwer krank, unabhängig von einer kurativen oder palliativen Erkrankungssituation. Gleichzeitig erscheint die Definierung eines kurativen oder palliativen Behandlungsziels medizinisch relevant für die Therapieindikation und Therapieintensität. Das betrifft zum Beispiel Operationen oder auch tumortherapeutische Interventionen, die je nach einer kurativen oder palliativen Einschätzung die Therapiefähigkeit und Aussichten eines Patienten/einer Patientin mit in den Entscheidungsfokus nehmen.

> Wir selber müssen das **ganz klar so als palliativ oder kurativ** [**definieren**], um einfach unsere OP-Indikation zu rechtfertigen. Auch die **Operabilität** an sich, also wenn jemand ein lokal fortgeschrittenes Karzinom hat, was per se nicht komplett mit einer Operation zu entfernen WÄRE, dann dürften wir/ WÜRDEN wir das auch gar nicht operieren, also wenn das aus onkologischer Sicht nicht R0 [Anm. der Autorin: restlose Entfernung des Tumos] zu resezieren wäre. (AB26/ 101–106)

Als zentralen Behandlungsauftrag benennen die IP eindeutig die Heilung mit einer Akutlogik. Welchen Behandlungsauftrag sehen die befragten Ärzt*innen bei Patient*innen, deren Erkrankung als nicht heilbar eingeschätzt wird?

Mit palliativ wird ein Erkrankungszustand definiert, bei dem Beschwerden einer Krankheit gelindert, aber ihre Ursachen nicht mehr mit dem Ziel der Heilung behandelt werden können. Die palliativen Patient*innen werden von den IP als eine große Gruppe im Krankenhaus gesehen, insbesondere in medizinischen Bereichen, in denen vorrangig onkologische Erkrankungen behandelt werden, wenn auch mit erheblicher Varianz. Die IP beziffern Patient*innen, die nicht mit einer kurativen Intention behandeln werden, mit einer Varianz zwischen 20 % und 80 %:

- 30–40 % (AB09/42) bis 50 % (AB09/54) in der Neurochirurgie,
- 20 % (AB25/88–90) bis 80 % (AB13/28) in der onkologischen Gynäkologie,
- 30 % (AB21/43) bzw. 50 % (AB18/58) in der Strahlenklinik,
- 60–70 % (AB06/75; AB10/58) in der Pulmologie,
- 20–25 % (AB29/61; AB30/207) in der Gastroenterologie.

Die Palliativpatient*innen im Krankenhaus werden zudem als sehr *heterogene Gruppe*, als „weites Feld" (AB04/72) erlebt, daher schlagen mehrere IP eine Differenzierung des Begriffs vor. Ausschlaggebend für einen medizinischen Behandlungsauftrag sei nicht die Feststellung einer palliativen Erkrankungsperspektive, sondern die Behandlungsbedürftigkeit der Grunderkrankung mit der Intention der Lebensverlängerung oder das Vorhandensein von belastenden Symptomen.

> Ich glaube, wir bräuchten da noch mal eine **Ausdifferenzierung dieses Begriffes**, weil ein indolentes Lymphom oder Myelom, vielleicht jemand, der gar nicht behandlungsbedürftig ist, genauso in einer Palliativsituation ist, wie ein Patient mit einem weit fortgeschrittenen Pankreaskarzinom, da ist wieder, sag ich mal, eine **große Diskrepanz zwischen den beiden Situationen, aber der Begriff ist derselbe.** (AB23/166–173)

Die weit gefasste Definition von palliativ als grundsätzliche Nicht-Heilbarkeit einer Erkrankung steht der eng gefassten Definition von „**richtig palliativ**", also Patient*innen, die als im Sterben liegend oder als „**auf der Kippe stehend**" eingeschätzt werden, gegenüber. „Auf der Kippe stehend" schließt immer die Möglichkeit einer Verbesserung – im Sinne des Nicht-Sterbens – ein.

> Also palliativ im Sinne von, dass **keine Kuration insgesamt angestrebt** wird [...]. Patienten, die so im engeren, also so wie das allgemein verstanden wird, als Palliation palliativ, ... die also so wirklich so schon **im Sterben liegen** [...], die wirklich eher akut/ also **richtig palliativ** sind und da so **auf der Kippe stehen.** (AB21/40–51)

Zusammenfassend lassen sich die ärztlichen Einschätzungen der heterogenen Gruppe der Palliativpatient*innen in eine Palliativ-Dimension einordnen (vgl. Abb. 5.3). Einflussfaktoren für die Einschätzung sind a) die Prognose und b) die Symptomlast im Erkrankungsverlauf. Für einen ärztlichen Behandlungsauftrag im Krankenhaus werden beide Faktoren zusammen oder einzeln als relevant vorgestellt. Eine als palliativ eingeschätzte Erkrankungssituation kann sich in einer *breiten zeitlichen Dimension* bewegen: von einer sehr kurzen Lebenszeitprognose bis zu Patient*innen, „die man einfach immer wieder, die man oft über viele Jahre hat." (AB25/176–178). Am Beispiel von Patient*innen mit einer schweren Lebererkrankung wird ein schleichender Prozess der Verschlechterung und der zunehmenden Komplikationen im Erkrankungs- und Behandlungsverlauf beschrieben. Als Perspektive wird hier das Verster-

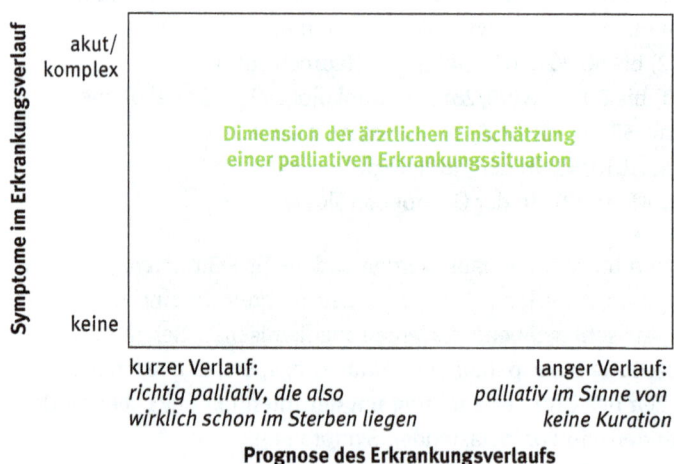

Abb. 5.3: Palliativ-Dimension; Quelle: eigene Darstellung.

ben im Krankenhaus antizipiert, da aufgrund des schlechten körperlichen Zustandes eine Entlassung in die Häuslichkeit wahrscheinlich nicht möglich sei (vgl. Kap. 5.3.).

> Leberzirrhotiker, die dann so im Endstadium sind, da weiß man ja also prognostisch, dass die Lebenserwartung gering ist, das heißt, man, **wir behandeln nur die Komplikationen.** Und wenn es keine Möglichkeit zur Transplantation gibt, weiß man schon, dass diese Patienten wahrscheinlich irgendwann an einer ihrer Komplikationen und wahrscheinlich auch in diesem Krankenhausaufenthalt, weil sie einfach auch zu SCHLECHT sind, um überhaupt wieder in die Häuslichkeit entlassen zu werden, dass sie einfach versterben werden. Also man guckt halt da zu. Das ist ein **schleichender Prozess**, aber man weiß halt von vorneherein schon, der hat **keine Chance.** (AB30/210–220)

Die Behandlung von Palliativpatient*innen findet außerhalb von Komplikationen auch im Rahmen einer elektiven Aufnahme, also einer geplanten Aufnahme, statt: „Wir haben einen Patienten aufgenommen mit einem metastasierten Pankreaskarzinom, der **kam elektiv** zur CT-Kontrolle." (AB02/285–287). Elektive Aufnahmen erfolgen z. B. für eine CT-Untersuchung oder für die Durchführung einer medizinischen Intervention, wie z. B. einer krankheitsspezifischen Therapie. Als Therapien stehen u. U. die gleichen medizinischen Möglichkeiten und intensivmedizinischen Maßnahmen zur Verfügung wie bei einer kurativen Perspektive. Wie eine IP sagt: „Es gibt Patienten, die operiert werden im Sinne einer Palliation oder im Sinne eines kurativen Therapieansatzes." (AB04/108–110). Egal sei die Einschätzung dennoch nicht, denn die Erkrankungsperspektive habe Einfluss auf die Intensität der Behandlung. Zum Beispiel in der Therapie von onkologischen Patient*innen richte sich die Intensität von Chemotherapeutika oder der Strahlendosis nach der Erkrankungsperspektive. In Erinnerung an die Fünf-Jahres-Überlebensrate als prognostischem Faktor für eine auf Heilung ausgerichtete Behandlung in der Onkologie muss beispielsweise bei der Diagnose eines Pankreaskarzinoms von Beginn an von einer palliativen Situation ausgegangen werden.

Ein Kriterium für den Rückzug aus einer Kausaltherapie ist die eingeschätzte Therapiefähigkeit der Patient*in. Das Vorhandensein von Symptomen wie Aszites, Luftnot, Fieber hat auch Einfluss auf die Einschätzung der Therapiefähigkeit. Ein Rückzug aus der kausalen Therapie aufgrund zunehmender symptomatischer Beschwerden einer Patient*in wird gleichgesetzt mit einer verkürzten Lebenszeitprognose. Dann wird die Linderung der Symptome, die mit der Erkrankung einhergehen, als medizinischer Auftrag benannt.

> Die **nicht chemotherapiefähig** sind und die man immer wieder **kurzzeitig entlastet** und dann drückt der Tumor dann doch wieder den Gallengang zu. Dann werden sie doch wieder gelb und das nimmt ja **ab dem Zeitpunkt meistens nicht mehr sehr langen Verlauf**, die kommen dann immer wieder auf die Station mit einer Dysfunktion oder Fieber, Cholangitis. Bei denen geht es dann auch mal schneller und das sind dann auch die Patienten, die ich auch gesehen habe, die dann auch auf Station auch mal **nachts versterben** sozusagen. (AB29/214–223)

Die Einschätzung palliativ bedeute noch nicht, dass es sich um im klinischen Sinne schwer kranke Patient*innen handelt. Vielmehr gebe es „**typische Palliativpatien-**

ten, die noch ein bisschen besser sind" (AB29/1306–1307). Auch Patient*innen, die nicht geheilt werden können, werden zum Teil mit einem symptomarmen Erkrankungsverlauf gesehen. Als weitere Beschreibung von Palliativpatient*innen finden sich die **„ausbehandelten Patienten** oder die **symptombelasteten Patienten"** (AB02/255–256). „Ausbehandelt" ist ein häufig verwendeter Begriff, vor allem in der Onkologie, welcher das Ende einer kausalen Tumortherapie bezeichnet, ob initial mit dem Ziel der Heilung (kurativ) oder mit dem Ziel der Lebensverlängerung (palliativ).[44] Diese „ausbehandelten" Patient*innen können trotz fehlender heilender Therapieoptionen ohne Symptomlast sein und damit ohne medizinischen Behandlungsauftrag.

5.1.5.2 Sterbende als Patient*innen

Alle IP haben Erfahrungen mit Sterbesituationen im Krankenhaus. Diese werden auf zwei Ebenen beschrieben: der erlebten Quantität, also *Häufigkeit von Sterbenden* (vgl. Kap. 5.1.5.2.1.) im eigenen Arbeitsbereich, und der Qualität von Sterbesituationen. Aspekte der Qualität finden sich in den erlebten *Sterbebildern* mit positiven und negativen Erfahrungen der IP im Krankenhaus sowie ihren Idealvorstellungen von Sterbesituationen (vgl. Kap. 5.1.5.2.2.). Zudem lässt sich eine *Differenzierung des ärztlichen Behandlungsauftrages bei Sterbenden,* die vor allem als pflegerische Aufgabe verortet wird, rekonstruieren (vgl. Kap. 5.1.5.2.3.).

5.1.5.2.1 Häufigkeit von Sterbenden

Zur Häufigkeit von Sterbenden als Patient*innen im Krankenhaus zeigt die Datenanalyse: Sterben findet auf allen Stationen statt mit einer hohen Varianz von einem Sterbenden im Monat bis zu vier Sterbenden in einer Nacht. Mal müsse in jedem Dienst ein Leichenschauschein ausgefüllt werden, dann gebe es wieder Phasen, in denen längere Zeit „relativ Ruhe" (AB11/87) sei mit zwei, drei Verstorbenen in einem Zeitraum von vier Wochen; dann seien es wieder vier Verstorbene in einer Nacht. Diese hohe Sterblichkeit wird von einer Stationsärztin einer Intensivstation berichtet, dem Bereich, in dem die meisten Todesfälle von den IP erlebt werden.

> Es gibt Wochen, wo man wirklich **in jedem Dienst einen Leichenschauschein** ausfüllt, und jetzt war eigentlich **drei, vier Wochen mal relativ Ruhe.** Es ist niemand gestorben, ALSO vielleicht zwei, drei Leute gestorben, und genau gestern oder vorgestern, ich bin immer so durcheinander mit den Nächten, welcher Tag das dann ist, aber sagen wir mal vor ein paar Tagen (lacht), waren es **VIER an einem Tag.** (AB11/85–93)

---

44 In der Palliativmedizin wird der Terminus *ausbehandelt* oder *austherapiert* kritisiert, da er sich auf die Therapie der Erkrankung beziehe bzw. auf das Ende der kurativen Ausrichtung der Behandlung. Therapien, die den Fokus auf Symptombehandlung oder supportive Maßnahmen richten, seien Teil der Behandlung, weshalb es kein „Aus" im Sinne von Ende der Behandlung gebe [123].

Die großen Schwankungserfahrungen im Erleben der Häufigkeiten von Sterbefällen werden von allen IP geteilt und verweisen auf die heterogene Patientenklientel und die vielfältigen Behandlungsaufträge im Krankenhaus: „interessanterweise **schwankt das immer TOTAL**" (10/55). *Unvorhersehbarkeit und Unplanbarkeit des ärztlichen Arbeitsalltages* sind die Folgen. Parallel zur beschriebenen Schwankungs- erfahrung der Sterbehäufigkeit auf einer Station zeigen sich *große Unterschiede in der erlebten Häufigkeit von Sterbefällen* mit Blick auf die unterschiedlichen medizi- nischen Fachdisziplinen und das jeweils behandelte Erkrankungsspektrum sowie zwischen den Funktionsbereichen Intensivstation und Normalstation. Zudem variiert die Anzahl der Sterbefälle auch innerhalb eines Funktionsbereiches. Die größte Häu- figkeit von Sterbefällen wird bei Patient*innen mit onkologischen Erkrankungen und auf Intensivstationen beschrieben. Bei onkologischen Erkrankungen zeigen sich Un- terschiede je nach Tumorart entsprechend den medizinischen Behandlungsmöglich- keiten und prognostischen Einschätzungen.

Auf einer Station der Strahlenklinik mit 30 Betten, auf der ausschließlich onko- logische Patient*innen behandelt werden, schätzt der Stationsarzt zwei bis drei von 30 Patient*innen als „**richtig palliativ**" (AB21/50) ein, das sind zwischen 6–10 %. „Richtig palliativ" ist eine weitere Variante von „hoch-palliativ", d. h. von einer prognostischen Perspektive, welche auf die Terminal- bzw. Finalphase einer Erkran- kung hinweist und damit meint: „also **wirklich schon im Sterben liegen**" (AB21/ 48). Auch dieser IP verweist auf die Schwankung der Sterbezahlen auf der Station.

Ähnliche Zahlen benennt ein Arzt aus der Gynäkologie mit hauptsächlich onko- logischen Patientinnen mit monatlich zwei Sterbenden auf einer Station mit 35 Bet- ten (AB15/48); das sind ca. 6 %. Auf einer Intensivstation mit 15 Betten schätzt die Stationsärztin 60 bis 70 verstorbene Patient*innen in einem Monat. Als Herleitung ihrer Schätzung benennt die Ärztin die hohe Patient*innenzahl, die im Verlauf eines Monats auf der Station behandelt werden (vgl. Kap. 5.1.2.1. zur *Arbeit im Akkord*). In der Vorstellung der Patient*innen im Arbeitsbereich einer Intensivstation zeigt sich die Heterogenität in einem Nebeneinander von postoperativen Patient*innen, die für eine Nacht zur Überwachung bleiben, Patient*innen mit einer Liegedauer über vier Wochen (vgl. Kap. 5.1.5.3. zu *Langlieger*) und Sterbenden.

> Also bei 15 Betten ... ich weiß es nicht genau, ich würde so auf 60, 70 tippen im Monat. Also **es ist unterschiedlich**, also die ganzen postoperativen Patienten sind ja alle nur für eine Nacht da, das heißt, da haben wir **hohen Umsatz**. Und dann haben wir im hinteren Teil der Station jetzt gerade wieder viele Patienten, **die seit über einem Monat da liegen**. (AB11/67–79)

Die größte Sichtbarkeit von Sterbefällen zeigt sich auf Intensivstationen. Mit durch- schnittlich zwei Drittel aller Patient*innen, also knapp 70 % (AB12/52), wird die Häu- figkeit von Sterbefällen auf einer Intensivstation von einem IP angegeben. Die feh- lende Sichtbarkeit von Sterbesituationen auf anderen Stationen, z. B. chirurgischen Station wird ärztlich begründet mit der häufigen Verlegung von sich verschlechtern- den und/oder sterbenden Patient*innen auf die Intensivstation.

> Es gibt nicht viele Patienten, die gewollt auf der Normalstation sterben dürfen und sollen. (AB22/66–68) Es ist zum Beispiel eben selten, dass jemand wirklich sehenden Auges langsam in so einen Sterbeprozess begleitet wird und der dann auf der Station zu Ende geführt wird. Kommt vor, aber so in einem halben Jahr etwa einmal vielleicht. (AB22/105–110)

Aussagen wie diese finden sich bei IP aus der Chirurgie, der Nephrologie, der Gastroenterologie, der Gynäkologie, der Urologie, der Kardiologie. Deutlich wird, dass alle IP Sterbende auf Normalstationen erleben. Gleichzeitig sei das Sterben selten „geplant", also vorbesprochen und entschieden. Hier findet sich ein Hinweis auf einen Zusammenhang zwischen einer ärztlich als notwendig erachteten Entscheidung („der **darf auch versterben**"), um eine eindeutige Behandlungssituation herzustellen, und der ärztlichen Zufriedenheit über den Behandlungsverlauf im Falle einer Zustandsverschlechterung. Diesen Zusammenhang führe ich in den nachfolgenden Kapiteln v. a. im *ärztlichen Konsensideal* (vgl. Kap. 5.2.3.) und im *Postulat vom Sterbendürfen* (vgl. Kap. 5.4.) aus.

> Vor fünf, sechs Diensten ist auch einer **geplant verstorben**, wo wir jetzt gesagt haben, der **DARF auch versterben**, da war sozusagen ein palliatives Konzept besprochen worden. (AB29/ 96–99)

Nur in der Strahlenklinik, der Pulmologie und der Onkologie wird von regulär Sterbenden auf der Station berichtet sowie auf einer chirurgischen Station, die geplant Patient*innen von der Intensivstation zum Sterben übernimmt, wenn dort die Behandlungsentscheidung „**therapia minima**" (AB19/22) getroffen wurde. Dann würde das Sterben auf der Normalstation gebahnt und meist mit kurzem Verlauf begleitet. Diese Verlegungspraxis auf und von der Intensivstation wird in Kapitel 5.3.3.3. vorgestellt. Zusammenfassend lässt sich zeigen, dass von den IP für onkologische Stationen sowie im Intensivbereich am häufigsten von Sterbesituationen berichtet wird, dagegen in Funktionsbereichen, wie der Chirurgie oder der Strahlentherapie, seltener. Hier liege der Fokus eher auf der spezifisch angebotenen Behandlung. In diesem Sinne erfolgt auch die *Aufnahme- und Verlegungspraxis* von Patient*innen.

5.1.5.2.2 Sterbebilder im Krankenhaus

Analog zur *Palliativ-Dimension* zeigen sich auch für die *Sterbebilder* zwei Kriterien für die Einschätzung eines ärztlichen Behandlungsauftrages und das Erleben der IP: die Prognose, konkret, die prognostische *Dauer des Sterbeprozesses*, und die *Symptomlast* von Patient*innen. Mit unterschiedlichen Formulierungen wird die zeitliche Dimension des Erkrankungsverlaufs veranschaulicht. In der Steigerung von palliativ zu hoch-palliativ, zu terminal oder zu final drückt sich die zunehmende Nähe zum Versterben eines Patienten/einer Patientin aus. Mit palliativ bzw. Palliation ist zunächst eine Behandlungsperspektive angesprochen, welche eine grundsätzliche Nicht-Heilbarkeit benennt. Das Thema des Sterbens bzw. eine zeitliche Prognose des Wann des Sterbens ist damit noch nicht ausgedrückt. Erst durch den Zusatz „hoch", „terminal", „richtig palliativ" oder „final" wird begrifflich eingeführt, dass zusätzlich zur Nicht-Heilbarkeit auch das baldige Sterben eingeschätzt wird. Die zeitliche Dimension bewegt sich hier im Bereich von Tagen bis Stunden. Sterbende sind somit ein Pol auf der Palliativ-Dimension. Ein Sterbeprozess, der über zwei bis drei Tage hinausgehe, ist aus Perspektive der IP lang und verweist sowohl auf die Akutlogik als auch auf den Verlegungsdruck. Bei einem prognostizierten langen Verlauf wird die Frage nach einer Verlegungsoption gestellt. Innerhalb der Gruppe der Sterbenden finden sich sehr *heterogene Krankheitsverläufe,* und damit bestehen auch je differente medizinische Behandlungsanforderungen. Eine Ärztin aus dem Intensivbereich schildert die Gleichzeitigkeit von drei unterschiedlichen Sterbeverläufen, die ich im Anschluss an das Zitat bezüglich der Merkmale Wachheit, Entscheidungsfähigkeit und Bekanntheit unterscheide.

> Die Angehörigen [mussten sich] darüber klar werden, ob es dem mutmaßlichen Patientenwillen entspricht oder nicht, und sich selber auch lösen. In dem Falle, ... einem Teil der Familie war das klar, dass sie das so nicht wollen, ein Teil der Familie, die **brauchten einfach ein bisschen Zeit** und wenn dann die Entscheidung gefallen ist, dann ist es so weit. Ein anderer Patient ... **hing die ganze Zeit am seidenen Faden aufgrund** seines Krankheitsbildes und der hat sich dann so weit verschlechtert, dass das Gespräch mit IHM selbst auch gesucht wurde und dann hat er gesagt, er möchte nicht wieder intubiert werden. ... Und eine andere Patientin haben wir aus [Anm. der Autorin: einem anderen Krankenhaus] bekommen, die akute Hirnblutung hatte und die haben gesagt, dass wir gucken sollen, ob wir **noch etwas retten können**, aber die ist letztlich dann auch schon **tot zu uns gekommen.** (AB11/98–114)

Ein nicht wacher Patient unter Maximaltherapie auf einer ITS, bei dem der ärztliche Vorschlag der Beendigung intensivmedizinischer Maßnahmen an die Familie herangetragen wurde, welche das Versterben des Patienten zur Folge haben würde. Hier musste der mutmaßliche Patientenwillen für diese Situation geklärt werden, da es keine schriftliche Festlegung, z. B. in Form einer PV gab (vgl. Kap. 5.2.6.). Die Uneinheitlichkeit von Angehörigenwünschen wird hier thematisiert und die Notwendigkeit von Zeit für Information, Beratung, Entscheidung und Abschiednahme, denn: „wenn dann die Entscheidung gefallen ist, dann ist es so weit", dann beginnt das Sterben und zwar prompt.

Ein wacher und ansprechbarer, entscheidungsfähiger Patient mit einem sich verschlechternden Krankheitsbild hing „die ganze Zeit am seidenen Faden". Er konnte seinen eigenen Willen ausdrücken und lehnte erneute intensivmedizinische und lebensverlängernde Maßnahmen, konkret eine Intubation (Intensivbeatmung), in dieser sich verschlechternden Erkrankungssituation ab. Diese Entscheidung wird sehr wahrscheinlich sein baldiges Versterben zur Folge haben.

Eine unbekannte Patientin wurde mit einer Hirnblutung aus einem anderen Krankenhaus auf die ITS dieses Krankenhauses verlegt mit dem Auftrag, „noch etwas zu retten". Diese Patientin kam bereits tot auf die Station.

Parallel zu den *heterogenen Sterbeverläufen* beschreiben die IP *heterogene Sterbebilder* aus ihrer klinischen Arbeit. Vor dem Hintergrund struktureller und administrativer Bedingungen, individueller Wertvorstellungen und ethisch-moralischer Ideale zeigen sich folgende Einflüsse auf die ärztliche Zufriedenheit mit Sterbesituationen und -bildern:

– *spezifische Personenmerkmale von Patient*innen*: ihre Ansprechbarkeit, Bekanntheit, ihr Aufklärungsstand und ihre Entscheidungsfähigkeit, die Beteiligung der Angehörigen in der Ermittlung des mutmaßlichen Willens. Insbesondere junge Patient*innen, Patient*innen mit kleinen Kindern, familiäre Konflikte bzw. kein Konsens innerhalb der Familie und die persönliche Nähe zur/m Sterbenden: Handelt es sich um eine*n bekannte*n oder unbekannte*n Patient*in? Der Bekanntheitsgrad gilt ebenso für die Angehörigen. In der Darstellung der Personenmerkmale von Patient*innen und Angehörigen in Kapitel 5.2.5.1. werden weitere Einfluss nehmende Aspekte dargestellt.

– *Beteiligung von Angehörigen:* Bei allen IP zeigt sich ein sehr eindeutiges und von allen geteiltes Idealbild von anwesenden, Abschied nehmenden Angehörigen im Sterbeprozess: „[...] **optimal gelaufen: die haben es geschafft, sie waren bei ihm und konnten ihn da quasi begleiten**. Wir haben uns im Hintergrund gehalten." (AB21/271–273). „Dann sage ich auch immer den Angehörigen, dass ich das persönlich glaube, dass es **immer sehr gut ist, wenn jemand da ist**, aber das müssen die Angehörigen, so halte ich das, auch persönlich entscheiden." (AB23/676–679). In der Einbeziehung bzw. Kommunikation mit Angehörigen zeigt sich viel *individuelles Engagement.*

> Also wir schaffen es auch, sonntags einen französischen Pfarrer zu organisieren aus irgendeiner Gemeinde, um den französischen Angehörigen die Möglichkeit des Abschieds zu geben und nochmal theologisches Konsil zu bekommen sozusagen. ... Das **hängt sicher zum Teil an meiner Person,** aber es besteht trotzdem auf der Station ein **sehr hohes Engagement**." (AB05/445–456).

– *räumliche Situation von Sterbeprozessen:* Wie in Kapitel 5.1.2.4. dargestellt, sind Räume insgesamt rar, und beiden Kliniken wird „kein schönes **Ambiente**" (AB18/227) zum Sterben bescheinigt. Vor allem das Versterben in Mehrbettzimmern (in den untersuchten Kliniken v. a. 2-Bett-Zimmer) sowie fehlende Aufenthalts- und Abschiedsräume für Angehörige werden kritisiert. Als Ideal wird von allen IP ein Einzelzimmer mit der Möglichkeit für Angehörige, dabei zu sein, formuliert: „Wir haben das bisher so gemacht, dass derjenige dann auch **allein im Zimmer** liegt." (AB14/716–117). Ein extra Raum außerhalb der Pathologie für die Aufbahrung von Verstorbenen auf Wunsch der Angehörigen ist in beiden Kliniken vorhanden. Zeit für Verabschiedung auf der Station fehle manchmal, da bald wieder neue Aufnahmen gemacht werden müssten. Als negative Ausnahme muss die Erfahrung einer Sterbesituation auf dem Flur eingeordnet werden, welche eine IP berichtet (AB03). Auch Erfahrungen der IP zur Verlegung von sterbenden Patient*innen nehmen Einfluss auf ihre Sterbebilder. Ökonomische Bedingungen der Verlegungspraxis im Krankenhaus werden kurzzeitig außer Kraft gesetzt, wenn es ein schnelles, absehbares Versterben gibt (vgl. Kap. 5.3.3).

- *Beteiligung der Pflegekräfte*: Da die Sterbebegleitung selbst in den Kompetenz- und Aufgabenbereich der Pflege verortet wird, ist deren Beteiligung ein wichtiger Einflussfaktor auf die ärztliche Zufriedenheit mit dem Verlauf (vgl. Kap. 5.1.5.2.3.). Sie wird beeinflusst von der Personalsituation, von der interprofessionellen Kommunikation und dem Entscheidungsstand bzgl. des Therapieziels.

Ärztliche Sterbebilder lassen sich zusätzlich zu den benannten Einflüssen in Form von vier Dimensionen rekonstruieren: 1) die *Sterbedauer* von schnell bis protrahiert, 2) das *Symptomerleben* von friedlich bis schrecklich, 3) der *Krankheitsverlauf* von unerwartet bis erwartet und 4) der *Entscheidungsstand* von unentschieden bis konsequent (vgl. Abb. 5.4). Je nach Verhältnis der Einflussfaktoren und Dimensionen zueinander lassen sich ganz unterschiedliche Schattierungen der ärztlichen Ideal- und Fehlbilder von Sterbeprozessen im Krankenhaus zeichnen.

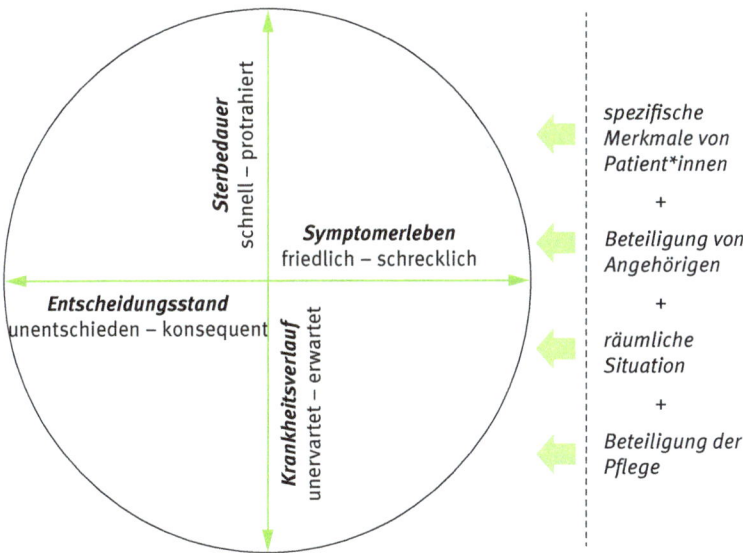

Abb. 5.4: Einflüsse auf ärztliche Sterbebilder im Krankenhaus; Quelle: eigene Darstellung.

Dimension 1:
Erleben der Sterbedauer von schnell bis protrahiert
Aus den Erzählungen der IP lässt sich ein a) *schnelles Sterben* vor allem im Intensivbereich nach Therapieabbruch im Rahmen von EoL-Entscheidungen (AB19/199–204) und b) *ein protrahiertes Sterben*, ein langes, langsames, stufenweises Sterben bei on-

kologischen Patienten (AB18/428), die **„peu a peu**, Stufe für Stufe schlechter werden" (AB14/219), unterscheiden. Sterben erfolgt auch, ohne dass eine Therapiebeschränkung entschieden wird, „bis es dann irgendwann ein Ende findet" (AB14/220). Ein IP aus der Intensivstation formuliert es so: „bei den Schwerstkranken, die **quasi so verglühen**, so sag ich es einfach mal, die schlafen so tief" (AB12/547–548). Mit dem Bild des Verglühens wird ein langsames, eher symptomarmes Versterben nicht-wacher Patient*innen gezeichnet. Diese nicht-wachen Patient*innen werden vor allem im ITS-Bereich benannt und als eher unkompliziert erlebt. Im Gegensatz zu den wachen und adäquaten Patient*innen, deren Begleitung durch die kommunikative Inanspruchnahme zeitlich und emotional belastend sei. Die emotional-psychische Belastung wird vor allem für lange Sterbephasen beschrieben und vorrangig für die Pflegekräfte. Das ärztliche Erleben wird als weniger belastet durch protrahiertes Sterben beschrieben: „Wenn das **Sterben so protrahiert** ist und die so **lange in der Sterbephase verharren,** merke ich, dass es **für die Schwestern ganz schwer** zu verkraften ist. (AB24/224–226) Die [Anm. der Autorin: **Ärzte**] **verdrängen das vielleicht besser** (lacht). Ich weiß nicht." (AB24/681–682).

Dimension 2:
Ärztliches Symptomerleben im Sterbeprozess von friedlich bis schrecklich

Die IP beschreiben sehr unterschiedliche Sterbebilder zum Teil mit einer explizit positiv oder negativ verwendeten Begrifflichkeit, die zum Teil Bezug nehmen auf die *Sichtbarkeit und/oder Behandelbarkeit von Symptomen*: „gutes Sterben", „harmonisches Sterben", „relativ friedlich", „mehr oder weniger einschlafen", „unschönes Sterben", „furchtbarere Art zu sterben", „nicht ausreichend symptomatisch behandelt", „stilles Sterben", „davongeglitten", „verglühen, „abgeschirmt", „relativ symptomarm".

> Zum Glück ist es ja tatsächlich Regel, dass doch viele Patienten, sage ich mal, **relativ friedlich mehr oder weniger einschlafen,** wie man dann so sagt. Also, dass sie eben doch eine längere Agoniephase haben und ruhig atmend im Bett liegen. (AB23/669–674)
>
> So richtig schwer LEIDENDE Leute beim Sterben habe ich noch gar nicht gesehen. Also bis jetzt war das immer **relativ symptomarm,** sage ich jetzt mal. (AB29/798–800)

Für manche Ärzt*innen hingegen „gibt es einen friedlichen Tod vielleicht, aber es gibt kein friedliches Sterben" (AB04/348–351). Es werden auch Erfahrungen mit furchtbaren Sterbeverläufen beschrieben: „Ich kann mir kaum eine furchtbarere Art vorstellen zu sterben." (AB21/336–337). Was das Sterben „grässlich" macht, zeigt sich in der Falldarstellung eines Stationsarztes aus der Strahlenmedizin. Er beschreibt einen Prozess des Sterbens „innerhalb einer Woche". Damit ist der Verlauf länger als alle IP-Benennungen für eine als gut erlebte Sterbeverlaufsdauer von wenigen Tagen. Zudem ist der Sterbeverlauf gekennzeichnet von deutlich sichtbaren und als belastend eingeschätzten Symptomen, z. B. der Verlust der Sprache und des Sehens, eine Verschlechterung der Atmung, Verlust des Schluck- und Hustreflexes.

Belastend für den IP sei gewesen, dass die symptomatischen Beschwerden medizinisch nicht zu verbessern gewesen seien. Für alle Beteiligten sei es ein anhaltendes Hilf- und *Machtlosigkeitserleben* gewesen, wie sich im wiederholten Satz, „wir konnten da gar nichts machen", zeigt.

> Innerhalb einer Woche ist die also da sozusagen uns **davongeglitten**, und zum Schluss war das also **ganz furchtbar**, weil die konnte dann nicht mehr SPRECHEN, die Augen gingen in alle RICHTUNGEN, sie konnte nicht mehr ABHUSTEN, sie konnte nicht mehr richtig ATMEN, all so **etwas ganz GRÄSSLICHES**, und **man kann da gar nichts machen**, ja also wo man eben atemnötigen Patienten Sauerstoff geben kann oder ... MSI, was diese Dispnoe lindert und auch diese Angst vorm Ersticken ... also das EINZIGE, was man hier wirklich machen könnte, würde ... **sehr stark an aktive STERBEbehilfe grenzen und wenn man das für sich ABLEHNT** und das ist ja auch rechtlich nicht erlaubt, aber wenn man diesen Standpunkt einnimmt, ist man in einer ganz furchtbaren Situation ... die ist dann einfach irgendwie sehr qualvoll im Endeffekt gestorben die Frau, und **wir konnten da nichts machen**, das war natürlich furchtbar. .... ja, das ist auch schwierig, da also so wie man zum Beispiel den ... ja irgendwie so immer langsamer oder eben mit diesem Patienten mit dieser Schnappatmung, mit aufgerissenen Augen oder so etwas, **da setzt sich die Pflege oft HIN und hält dann die HAND oder so,** das kann man ja bei so einer Patientin nicht machen. Da sind die Angehörigen da und das GING da gar nicht, ja ich denke, ich weiß das nicht, aber ich denke, dass die Pflege hat sich da auch ziemlich machtlos gefühlt. (AB21/346–374)

Dimension 3: Ärztliche Krankheitsverlaufserwartung von unerwartet bis erwartet

Ein großes Thema der IP ist der prognostisch oftmals ungewisse Verlauf einer Erkrankung. Beginn der Behandlung im Krankenhaus sei fast immer mit einer heilenden oder zumindest für den Moment lebensrettenden Perspektive und Erwartung verbunden. Die Änderung von Prognose und Therapieziel im Behandlungsverlauf stelle ich ausführlich in Kapitel 5.2.2. dar. Wie erwartet oder unerwartet die Verschlechterung einer Erkrankungs- oder Sterbesituation eintritt, hat Einfluss auf die Sterbebilder der IP. Vor allem das ärztliche Ideal, Zeit für Gespräche mit Patient*innen und Angehörigen sowie Zeit und Raum für Sterbebegleitung zu haben, wird davon berührt: Angehörige können nicht rechtzeitig informiert werden, ggf. gab es keine adäquate Symptombehandlung im akuten Geschehen. Ein plötzliches unerwartetes Sterben nach langem stationären Aufenthalt stellt zudem den *medizinischen Enthusiasmus* in Frage: „Nach 6 und 9 Monaten Intensivaufenthalt gestorben an dem Tag." (AB03/224–225). Vor dem Hintergrund des zentralen Behandlungsauftrages der Heilung wird das Versterben von Patient*innen obendrein als „falsche Richtung" (AB30/272), als unerwarteter Krankheitsverlauf und als ärztliches Versagen und Fehler eingeordnet.

> Als Arzt, mir gehen natürlich schon noch andere Sachen durch den Kopf. Hat man ja schon den **Ehrgeiz, den Patienten dann DOCH noch mal irgendwie auf die Beine zu stellen.** Und es ist schon der Ehrgeiz. Und wenn man das nicht SCHAFFT, dann fragt man sich schon: **Was ist da jetzt schiefgelaufen**? (AB21/280–285)

Der ärztliche Ehrgeiz, einen Patienten „doch noch mal irgendwie auf die Beine zu stellen", wie im obigen Zitat formuliert, beeinflusst auch die (konsequente) Festlegung eines Therapieziels.

Dimension 4: Entscheidungsstand von konsequent bis unentschieden

Der Stand der Entscheidung über Behandlungen und das Therapieziel nimmt Einfluss auf die Sterbebilder der IP. Eine Ärztin formuliert für die ITS: „Die sind dann aber **sehr konsequent in dem Moment, wo entschieden wird, dass die Patienten sterben dürfen**, kriegen die Morphin, werden die abgeschottet auch mit Morphin und so." (AB03/1021–1024). Konsequent meint hier die Umsetzung der oberärztlichen Entscheidung in der medikamentösen Behandlung mit Fokus auf Symptombehandlung, „Abschottung", „Abschirmung" des Patienten/der Patientin mit Morphin (AB03/1401). Ein ärztliches Unwohlsein mit bzw. eine Infragestellung einer sedierenden Behandlung thematisiere ich in Kapitel 5.1.4. zum palliativmedizinischen Wissen. Das Thema der Entscheidung über das Sterben, „dann **darf der Patient sterben**" (AB14/233), als Ausgangspunkt für Sterben im Krankenhaus stelle ich in Kapitel 5.4. zusammenfassend dar. Wird eine Behandlung trotz eines verschlechterten Erkrankungszustandes im Sinne des Primats der Akuität und Heilung fortgeführt bzw. führt eine veränderte Erkrankungssituation nicht zu einem veränderten und kommunizierten Behandlungsziel, erleben die IP neben der eigenen Ungewissheit unvorbereitete Patient*innen und/oder Angehörige. Die vielfältigen Einflüsse auf Therapieentscheidungen stelle ich in Kapitel 5.2. dar.

> Die ist gestorben innerhalb von zehn Tagen auf der Station, und quasi zwei Tage vorher war es noch **völlig unvorstellbar für den Mann**, dass das ja dann so kommen kann. Weil einfach das auch **nicht so kommuniziert wurde, wie es eben ist**. (AB25/620–625).

5.1.5.2.3 Behandlungsaufwand und -auftrag bei Sterbenden

Für die kleine Gruppe der als sterbend eingeschätzten Patient*innen im Krankenhaus zeigen sich zwei gegensätzliche Einschätzungen des Behandlungsaufwandes: Sterbende seien symptomatisch und kommunikativ eine aufwendige Patient*innengruppe versus Sterbende seien „nicht die Arbeitsaufwendigsten" (AB29/916–917). In Erinnerung an die Sterbebilder erinnern die polaren Einschätzungen an die sehr heterogen erlebten Sterbeverläufe und das Symptomerleben.

Den Gesprächsbedarf in Sterbeprozessen erleben die meisten IP als zunehmend, da dieser kommunikative Arbeitsauftrag, wie Aufklärungsgespräche mit Patient*innen und/oder vor allem Angehörigen (vgl. Kap. 5.2.4.) oder Gespräche im Team zur Konsensfindung bei einer Therapiezieländerung (vgl. Kap. 5.2.2. & 5.2.3.), in den ärztlichen und medizinischen Routinen zeitlich nicht eingeplant sei.

> Noch mal zu den strukturellen Sachen: dass es natürlich zeitlich schwierig ist oft, eine Sterbe-
> begleitung zu machen, **die braucht ja einfach auch Zeit**. **Da sind Fragen und es ist Ge-**
> **sprächsbedarf** und das kann man oft nicht leisten. (AB10/403–408)

Bei einem symptomarmen Sterbeprozess sehen die IP keinen zusätzlichen Arbeitsaufwand und auch insgesamt ärztlichen Behandlungsauftrag, „weil er sozusagen ru-
hig war" (AB29/922). Für symptombelastete Patient*innen wird ein medizinischer Bedarf und damit auch ärztlicher Auftrag gesehen. Die Ergebnisse zur Symptomkontrolle und zum palliativmedizinischen Wissen habe ich in Kapitel 5.1.4. vorgestellt. Zufriedenheit wird beschrieben, wenn eine ruhige Atmosphäre bei Patient*innen und
Angehörigen erreicht ist. Erst wenn die Symptome schwieriger zu kontrollieren und
ggf. nicht zu lindern sind, wie in den schrecklichen Sterbebildern gezeigt, nehme die
kommunikative Anforderung für Ärzt*innen mit den Angehörigen zu, um die Situation zu beruhigen bzw. um Fragen zu klären. Diese Situationen führen zu einer emotionalen und ethisch-moralischen Belastung bei allen Beteiligten: bei Angehörigen,
die zunehmend das Gespräch suchen, bei Pflegenden, die Fragen zum Sinn medizinischer Interventionen haben, unter ärztlichen Kolleginnen, die unzufrieden mit der
Behandlung und Entscheidungen sind. In der Auftragsbeschreibung eines Stationsarztes wird deutlich, dass die ärztliche Arbeit vor allem vor Beginn der Sterbebegleitung gesehen wird: in der Vorab-Klärung der Behandlung für eine potentiell sich verschlechternde Erkrankungssituation. Die Vorab-Klärung, also der Wunsch nach einer
eindeutigen Entscheidung, wird zentral für die ärztliche Zufriedenheit mit einer Behandlung.

> Dann geht es darum, eine gute Symptomkontrolle zu betreiben, **was manchmal sehr schwierig**
> **ist, meistens aber gar nicht kompliziert** ist, und dann ist der Patient RUHIG und liegt in sei-
> nem Bett und dann ist durchaus teilweise auch ja eine sehr angenehme entspannte Atmosphäre
> auch seitens der Angehörigen da. Also ich bin da immer sehr **zufrieden, wenn es so ist**, und
> ich denke immer, die Arbeit oder **das, was wirklich zu tun ist, liegt meistens davor**. Und
> dann gibt es natürlich, **wenn es schwierige Verläufe sind**, dass die Patienten eben doch sehr
> geplagt sind, dann muss man natürlich **viel mit den Angehörigen sprechen**, die beruhigen
> und natürlich die Symptome so gut es geht kontrollieren. (AB23/622–637)

Habe ich in Kapitel 5.1.3.1. den zentralen Behandlungsauftrag der Heilung im Krankenhaus dargestellt, stellt sich nun die Frage, welche Behandlungsaufträge Ärzt*innen bei Sterbenden sehen. Hauptaufträge für Ärzt*innen zeigen sich vor allem organisatorischer Art: Nach der Information über das Versterben eines Patienten/einer
Patientin durch die Pflege besteht die ärztliche Aufgabe in der Feststellung des Todes
und Ausstellung des Leichenschauscheins als medizinisch und juristisch notwendiges Prozedere (AB19/313–318) sowie in der Information der Angehörigen über das
Versterben (AB18/413).

> Die **Schwestern merken das relativ schnell** und die gehen dann relativ SCHNELL rein und
> dann wird der diensthabende Arzt gerufen und dann mache ich mir da ein Bild, ich muss ja die
> **Leichenschau machen**. (AB24/429–434)

Noch ist die konkrete Sterbebegleitung nicht thematisiert. Wenn ein beginnender Sterbeprozess pflegerisch eingeschätzt wurde und/oder ärztlich kommuniziert wurde, dann „wirft die Pflege einen Schalter um", gestaltet den Raum (AB18/391–419) und organisiert ein Einzelzimmer, unterstützt durch die Stationsärzt*in (AB19/190; AB19/274). Für eine als gelungen erlebte Sterbebegleitung wird ein Ideal von Zeit und Raum formuliert, wie ich in der Vorstellung der Sterbebilder dargestellt habe (vgl. Kap. 5.1.5.2.3.). Der pflegerisch umgeworfene Schalter meint zudem den Wechsel von einem vormals akuten und/oder kurativen Therapieziel zu einer Sterbebegleitung. Dieses neue Ziel wird klar im Kompetenz- und Aufgabenbereich der Pflege gesehen: „Ich glaube, dass vieles/einfach mal der **größte Teil von Palliation ist Pflege.**" (AB04/657–658). Hier zeigt sich ein weiteres Ideal oder normatives Bild für eine gelungene und damit würdevolle Sterbebegleitung.[45]

Bei allen Patient*innen sehen sich die Ärzt*innen im Gegensatz zu den Pflegekräften als patient*innenferner, wie in der stationsärztlichen Arbeitsroutine beschrieben. Für Sterbende gilt das in besonderer Weise, denn hier sehen die IP bis auf die als organisatorisch beschriebenen Aufgaben den Schwerpunkt in der Pflege. Mit einem gewissen Bedauern wird das von einigen Ärzt*innen formuliert. Wie ich an verschiedenen Stellen des Ergebniskapitels zeige, formulieren die interviewten Ärzt*innen wiederholt den Anspruch an die ärztliche Rolle, die Kommunikation und Begleitung der Patient*innen selbst zu übernehmen (vgl. Kap. 5.2.4.).

> Wenn wir wissen, dass der Patient keine Chance hat und hier sterben soll, dann ist es leider so, dann **geht leider der Schwerpunkt auf die Schwestern.** Das heißt, wir Ärzte machen zwar unsere tägliche Visite und gucken uns das an und sind zwar betroffen im Zimmer. Aber so **großartig machen wir nicht mehr in dem Sinne Medizin.** Außer dass wir sagen, so, ne Kurve weiter rauf, Medikamente und Infusionen. Aber die Belastung ist für uns eigentlich kaum vorhanden, wenn man es genau nimmt. Es ist eigentlich mehr oder weniger **auf den Schultern der Schwestern.** (AB01/129–137)

Es zeigt sich eine große und von allen IP geteilte Wertschätzung der pflegerischen Arbeit bei Sterbenden: „Manche, die haben ein **UNGLAUBLICHES Händchen**, das finde ich GANZ beeindruckend." (AB10/671–672). Anerkannt und geschätzt wird sowohl die pflegerische Fachlichkeit in der Patient*innenbeobachtung und Einschätzung einer Sterbesituation (vgl. Kap. 5.2.1.3.) als auch der kommunikative Umgang mit Patient*innen und Angehörigen: „Eine **erfahrene Pflegekraft**, die kann im Nachtdienst auch mal fünf Minuten, zehn Minuten sich Zeit nehmen, ein bisschen sprechen aus der Erfahrung." (AB22/423–425). Insgesamt „**kümmert sich die Pflege** auch mehr **um die Angehörigen**". (AB14/747–748). Auch ein ritueller, *zeremonieller Umgang* mit Sterbesituationen wird eher der Pflege zugeschrieben, z. B. „noch mal

---

45 Findeiß benennt die „Ganzheitlichkeit der Pflege" als einen „notwendigen Mythos in klinischen Organisationen" [88, S. 307]. Sie zeigt auf, wie sich die Pflege, als Teil einer funktionsbestimmten Medizin, handlungspraktisch schon längst von ihrem professionellen Ideal verabschieden musste.

das Fenster aufmachen" (AB24/438) oder eine „Blume in die Hand" des Verstorbenen geben (AB19/311).

> Wenn gestorben wird, das ist ja schon meistens eher nachts oder abends. Dann ist der Dienstarzt der Einzige, der hier ist, so dass man da für so **zeremoniell** oder sowas, wie man es auch immer nennen mag, jetzt nicht so wirklich Zeit hat. Ich weiß, ich habe es beobachtet, auf der Station gibt es eine Schwester, die zieht dann alle Katheter raus bei den Patienten und guckt, dass eben kein Blasenkatheter, kein zentralvenöser Zugang mehr liegt und gibt den irgendwie eine **Blume in die Hand**, also das habe ich bei einer Schwester mal gesehen. Andere lassen das so, wie es ist, und lassen alles so dran und dann **wird man eben informiert**, **macht den Leichenschauschein** und dann werden die Patienten abgeholt und je nachdem, ob die **Angehörigen** uns mitgeteilt haben, dass sie noch **informiert** werden wollen in der Nacht oder erst am nächsten Tag, wird dann eben **durch den Arzt das mitgeteilt**. (AB19/303–318)

Gerade weil die Pflege als zentraler Faktor für eine gelungene Sterbebegleitung im Sinne einer würdigen Behandlung eingeschätzt wird, ist ihre personelle Kapazität entscheidend. Ein Pflegekräftemangel zieht demzufolge eine schlechtere Versorgung Sterbender nach sich. Interessant ist die Differenzierung zwischen Intensiv- und Palliativpflege, welche die unterschiedlichen Therapieziele hervorhebt: Eine Intensivpflege ist noch keine intensive Pflege eines Sterbenden, sondern bleibt eine intensive Pflege in der Akut- und Heilungslogik.

> Wir haben keine Pflege, also es heißt zwar Intensivpflege, Intensivmedizin und Intensivpflege, aber insbesondere der Bereich Intensivpflege ist im Bereich des **palliativen Therapiekonzeptes sehr unterrepräsentiert**. (AB04/969–972)

5.1.5.3 Langlieger als Patient*innen

Der Terminus „Langlieger" taucht in mehreren Interviews und in der Gruppendiskussion auf, vor allem auf Nachfrage, welche Patient*innen in der Arbeit als besonders herausfordernd erlebt werden. Damit fasse ich *Langlieger* als eigene Kategorie im Behandlungskontext. Als *Langlieger* werden Patient*innen bezeichnet, die längere Zeit als die übliche Liegezeit im Krankenhaus auf der Station bleiben.

Alles „ab drei Wochen auf jeden Fall. Aber zum Teil liegen die wirklich Monate. Wir hatten auch welche, die mal ein Jahr lagen auf ITS." (AB12/64–66) Grund für den langen Aufenthalt seien oftmals wiederkehrende Komplikationen im Verlauf der Behandlung, z. B. nach Operationen oder wegen einer notwendigen Beatmungstherapie, die eine Verlegung auf eine Normalstation oder eine Entlassung in den ambulanten Bereich verhindern würden. Die potentielle Schnittstellenproblematik greife ich in Kapitel 5.3.3. zur Verlegungspraxis auf.

Ähnlich wie bei sterbenden Patient*innen, werden *Langlieger* von den IP als kleine Gruppe beschrieben, aber im Gegensatz zu Sterbenden übereinstimmend immer als herausfordernde Patient*innen erlebt: „Die Patienten, die ein palliatives Konzept haben oder die so an der Kippe sind, also vor allen Dingen **die so an der Kippe sind,** finde ich immer **am schwierigsten**." (AB11/320–323). Einerseits wird eine prognostische Nähe, „eine sehr schmale Grenze zum Sterben", beschrieben, andererseits ist es gerade die Unklarheit der Behandlungsperspektive, ob kurativ oder palliativ, mit immer neuen Komplikationen und anschließenden Behandlungsmaßnahmen, die eine Entlassung oder Verlegung verhindern.

> Wir haben aber eben auch schwerkranke Patienten auf den Normalstationen, die ja selbstverständlich **NICHT alle komplikationsfrei** schnell nach Hause gehen, sondern dort gibt es IMMER einen kleineren Teil, der **Langlieger ist, die wir so nennen.** Das heißt, die durch schwere Komplikationen aus einer relativ übersichtlichen Operationssituation häufig dann über **mehrere Wochen und Monate auf der Station** bleiben, und selbst wenn die **nicht so unmittelbar todesbedroht** sind vom äußeren Anschein her, sind das trotzdem immer Menschen, die fast ausschließlich krebskrank sind, die eine **sehr schmale Grenze haben zum Sterben.** (AB22/52–64)

Langlieger werden von den IP auf Normal- und Intensivstationen und in allen medizinischen Fachdisziplinen beschrieben. Herausfordernd sei ihre Behandlung insbesondere deshalb, weil es im ärztlichen Denken eine Erziehung zu schneller Problemlösung mit dem Ziel der Heilung gebe. Diese Patient*innen seien daher in besonderer Weise herausfordernd, weil durch ihre Anwesenheit dieses ärztliche Selbstbild in Frage gestellt wird, denn die Komplikationen verhindern eine schnelle und vor allem eindeutige Behandlungsentscheidung, Problemlösung und Verlegung. Und unter Umständen ist die Komplikation sogar durch eine medizinische Behandlung verursacht worden, wenn auch unabsichtlich. Durch *Langlieger* werden Ärzt*innen mit einem ausbleibenden Behandlungserfolg konfrontiert und frustriert. Neben der „**kurativen Frustration**" (AB20/778) über einen *Langlieger*-Krankheitsverlauf wird das grundsätzliche und überdauernde ärztliche Ziel der Kuration betont, welche sowohl eine mögliche komplikationsreiche Behandlung als auch einen langen stationären Aufenthalt legitimiere. Gleichzeitig müssten die Ärzt*innen ebenfalls frustrierte Patient*innen für die langwierige stationäre Behandlung motivieren.

Wie bei der Vorstellung des Arbeitsauftrages bei Sterbenden wird damit auch für *Langlieger* eine Zunahme der kommunikativen Anforderungen formuliert. Und auch hier sei im Arbeitsalltag mit kurzen Visiten und zunehmend schlechterer personeller Besetzung keine Zeit für (mehr) Gespräche vorgesehen. Im nachfolgenden Zitat einer Chirurgin werden die Herausforderungen durch *Langlieger* im Krankenhaus auf den verschiedenen Ebenen zusammengefasst: habituell, organisatorisch und ökonomisch.

> Weil die [Anm. der Autorin: Langlieger] nicht in unser chirurgisches Denken passen. Weil man als Chirurg so erzogen ist, dass man jemand bekommt mit einem Problem, dann macht man was und dann geht der möglichst bald wieder. Vielleicht zu jemand anders, um weiterbehandelt zu werden, aber man ist sozusagen fertig. Bei den **Langliegern** hat man das eben nicht und die haben **Komplikationen, die man selbst verursacht hat in der Regel**, ungewollt natürlich. Man muss dann eben nicht jeden Tag reingehen und den **Frust des Patienten aushalten**. Vieles ist sehr langwierig und es ist ja oft so, dass man eine Heilungschance sieht, sonst würde man es dem Patienten ja gar nicht zumuten wollen. Aber das zu vermitteln ist extrem schwer. Insbesondere, weil wir ja eher **kurze Visiten** machen und **wenig Gesprächszeit eingeplant**

haben im Tagesablauf und das auch immer schwieriger wird. Ganz klar, es werden immer weniger Ärzte, es wird immer weniger Pflege. (AB22/362–382)

Ärztliche Behandlungsaufträge und Behandlungsperspektiven im Krankenhaus spiegeln sich in den verwendeten Begrifflichkeiten wider. Obwohl von den IP Patient*innen mit einer dauerhaften und schweren nicht heilbaren Erkrankung in der Palliativ-Dimension als große Klient*innengruppe benannt werden und zudem viele *Langlieger* als anhaltend behandlungsbedürftig eingeschätzt werden, wird der Begriff Chronizität bzw. chronisch krank[46] nicht verwendet. Berührungspunkte von Chronizität und Akuität gibt es, wenn im Verlauf einer Erkrankung akute Erkrankungsschübe oder Symptome auftreten. Das heißt, eine Krankheit kann chronisch sein und gleichzeitig eine akute Symptomatik haben. Erst diese akute Symptomatik ist es, die Patient*innen zur Behandlung ins Krankenhaus führt und einen Behandlungsauftrag für die Ärzt*innen darstellt. Ärztlich dominiert auch in der Behandlung dieser Patient*innengruppe die Akut- und Heilungslogik bzw. bleibt das Therapieziel durch diese Logiken diffus.

5.2 Therapieentscheidungen bei Schwerstkranken und Sterbenden

Neben den Kontextbedingungen, Handlungslogiken und Behandlungsperspektiven im Untersuchungsfeld, die ich in Kapitel 5.1. dargestellt habe, lassen sich spezifische Einflüsse auf die Therapieentscheidungen bei schwerstkranken und sterbenden Patient*innen im Krankenhaus analysieren. Einfluss haben die *Behandler*innen-Praxis*[47] (vgl. Kap. 5.2.1.), *Änderung der Prognose und des Therapieziels im Behandlungsverlauf* (vgl. Kap. 5.2.2.), das *ärztliche Konsensideal* (vgl. Kap. 5.2.3.) und die *Ärzt*in-Patient*in-Kommunikation* (vgl. Kap. 5.2.4.) sowie spezifische *Patient*innen- und Angehörigen-Merkmale* (vgl. Kap. 5.2.5.) und die PV (vgl. Kap. 5.2.6.). Im Anschluss an

---

46 In der Chroniker-Richtlinie des Gemeinsamen Bundesausschusses findet sich folgende Definition: Eine Krankheit ist „schwerwiegend chronisch, wenn sie wenigstens ein Jahr lang, mindestens einmal pro Quartal ärztlich behandelt wurde (Dauerbehandlung)." [381, S. 3]. Nach dieser Definition sind m. E. onkologische Patient*innen, Transplantationspatient*innen und Dialysepatient*innen sowie viele der multimorbiden, vor allem älteren, Patient*innen im Krankenhaus chronisch krank. Entweder weil sie „kontinuierlich eine[r] medizinische[n] Versorgung" bedürfen, eine hohe Pflegebedürftigkeit des Grades 3 und mehr oder einen Behinderungsgrad über 60 % haben. Damit erfüllen sie mindestens eines der drei Merkmale für eine schwerwiegende chronische Erkrankung.

47 In der Datenanalyse zeigte sich, dass es sich bei Behandlungsentscheidungen nicht nur um ein individuelles ärztliches Verhalten handelt, sondern vielmehr um einen spezifischen ärztlichen Habitus im Kontext der Arbeits- und Handlungsbedingungen der Institution Krankenhaus. Daher verwende ich, anlehnend an Bourdieus Praxistheorie, den Begriff der Praxis für das dialektische Verhältnis von individuellen Begründungen und strukturellen Bedingungen [165].

die Vorstellung der vielfältigen Einflüsse auf Therapieentscheidungen stelle ich ihr komplexes Zusammenwirken dar (vgl. Kap. 5.2.7.).

5.2.1 Die Behandler*innen-Praxis

Einfluss auf die Therapieentscheidung bei schwerstkranken und sterbenden Patient*innen haben spezifische Aspekte der Behandler*innen-Praxis. Darunter habe ich folgende Kategorien gefasst: die *ärztliche Verantwortungsübernahme* bei Therapieentscheidungen, *diskrepante Einschätzungen im Behandlungsteam* sowie die *Rolle der Pflegekräfte im Entscheidungsprozess*. Die IP fassen Mitarbeiter*innen verschiedener Berufsgruppen unter die Behandler*innen. Im Zusammenhang von Therapieentscheidungen werden allerdings nur die beiden größten Berufsgruppen im Krankenhaus als bedeutsam benannt: Ärzt*innen und Pflege.

5.2.1.1 Ärztliche Verantwortungsübernahme

Für Therapieentscheidungen bei allen Patient*innen sehen die IP die ärztliche Verantwortungsübernahme als zentral an. Bei aller Einflussnahme von Patient*innen und Angehörigen bleiben medizinische Therapieentscheidungen immer ärztliche Entscheidungen (AB29/1283ff). Für das ärztliche Entscheiden erweisen sich vor dem Hintergrund der Arbeitsbedingungen im Krankenhaus und der Behandlungslogiken die *hierarchische Verantwortungsübernahme* bzw. ihr Ausbleiben sowie eine *Personengebundenheit* innerhalb der hierarchischen Verantwortungsübernahme als Einfluss nehmend.

In der hoch arbeitsteilig organisierten Institution Krankenhaus beschreiben die IP vor allem *hierarchische Therapieentscheidungen*. Alle richtungsweisenden Entscheidungen über eine Therapie und vor allem über eine Therapiezieländerung werden „**oberärztlich abgesteckt**" (AB29/73–78). In Fällen der chefärztlichen Beteiligung an der Behandlung erfolgt die Entscheidung durch die Chefärzt*in. Diese hierarchische Verantwortungsübernahme wird von den Stationsärzt*innen auch erwartet und eingefordert, da die eigenen klinischen Erfahrungen als nicht ausreichend eingeschätzt werden: „Man tut sich **als Assistenzarzt** auch **schwer**, weil man nicht die klinische Erfahrung hat zu sagen, wann ist jetzt jemand palliativ?" (AB29/1128). Alle IP beschreiben die Komplexität und Verantwortungslast dieser Aufgabe, die sie neben ihrer Unerfahrenheit auch aufgrund ihrer Position weder über- noch abnehmen könnten.

In ihren Aufgabenbereich als Stationsärzt*in falle im Anschluss an die *hierarchisch getroffene Therapieentscheidung* die kleinteilige Umsetzung im routinierten Alltag, wie z. B. die Schaffung eines Einzelzimmers für eine sterbende Patient*in, Gespräche mit Angehörigen oder die Einleitung bzw. Beendigung spezifischer diagnostischer oder therapeutischer Maßnahmen. Ein hierarchisch vorab nicht festgelegtes

Therapieziel, ein nicht geändertes Therapieziel oder eine fehlende Entscheidung und Verantwortungsübernahme durch einen hierarchisch in der Position befindlichen Arzt/Ärztin für den Fall einer Zustandsverschlechterung einer Patient*in bedeuten für die IP somit immer die Fortführung der Behandlung in der Akut- und Intensivlogik.

> Es ist meistens NICHT klar und dann wird nachts einer reanimationspflichtig und nächsten Morgen heißt es dann, ja der hätte nicht reanimiert werden sollen, ist aber **nirgendwo dokumentiert**. Man hat keine Patientenverfügung, man hat nichts in der Hand, man ist ein unerfahrener Kollege, der auch einfach **nicht den Mumm** hat solche Entscheidung nachts alleine zu treffen. Ich sag mir, **solange da nichts festgelegt ist, werde ich den Patienten reanimieren,** weil ich diese Entscheidung nicht TREFFEN kann, wenn ich den Patienten nicht KENNE und ich komme ins Zimmer und der ist reanimationspflichtig oder so schlecht, dass ich irgendwas machen muss. Dann mache ich das einfach in dem Moment, **weil ich nicht diese Verantwortung TRAGEN kann in dem Moment, wenn andere sich aus der Verantwortung ziehen.** [...] Dadurch, dass ich **nicht in der Position bin, so was zu entscheiden**, und irgendwie diejenigen, die in der Situation sind, das NICHT entscheiden, kann ich diese Entscheidung dann im Akutfall nicht abnehmen. (AB30/382–435)

Mit Begriffen, wie „sich trauen", „nicht den Mumm" haben, wird deutlich, dass einer Entscheidung über eine Therapiezieländerung bzw. Beendigung von therapeutischen und lebenserhaltenden Maßnahmen Mut zugeschrieben wird. Gründe für eine fehlende Verantwortungsübernahme und damit fehlende Therapieentscheidung über den Schlusspunkt einer Behandlung lassen sich zudem im *medizinischen Enthusiasmus* finden, der mit den Motiven der medizinischen Eindeutigkeit, des ärztlichen Heilungsvermögens und der medizinisch-technischen Machbarkeit beschrieben wurde. Die Fortführung von medizinischen Maßnahmen im Sinne der Akut- und Heilungslogik auch bei sterbenden Patient*innen wird von den IP immer auch mit dem Aspekt der *rechtlichen Absicherung* begründet: „ein Sicherheitsding".

> Natürlich **keiner will die Verantwortung tragen letztendlich, keiner will den Schlusspunkt gesetzt haben** und das ist gar nicht SO leicht [...], dass dann schwerste Peritonialkarzinose mit Ileus hat eine Patientenverfügung, will eigentlich keine Therapie, aber wir holen trotzdem den Chirurgen, weil **es ein Sicherheitsding ist wahrscheinlich** oder so. (AB26/662–674)

In der Behandlung schwerstkranker Patient*innen im Krankenhaus sind Entscheidungen über eine mögliche intensivmedizinische Behandlung oder eine Verlegung auf die Intensivstation wegen einer Zustandsverschlechterung zu treffen. Ohne diese Entscheidung erfolgt auch bei sterbenden Patient*innen im Sinne der Akut- und Notfalllogik eine Intensivbehandlung. Problematisch erleben die IP eine fehlende hierarchische Verantwortungsübernahme, in deren Folge die eigene Handlungsunfähigkeit und zunehmende Unzufriedenheit im Behandlungsteam sowie eine Verunsicherung bei Patient*innen und Angehörigen erlebt wird. Die größte Zufriedenheit und Entlastung für die stationsärztliche Arbeit, für die kollegiale Zusammenarbeit und auch im Umgang mit hilflosen Angehörigen erleben die IP, wenn eine hierarchische/oberärztliche Entscheidung bereits vor dem Eintreten einer akuten Situation getroffen wurde.

Diese Vorab-Entscheidungen als Steigerung der Überhaupt-Entscheidung sind als besonders bedeutsam einzuordnen, da sie die Akut- und Notfalllogik außer Kraft setzen. Entspricht die hierarchisch getroffene Behandlungsentscheidung allerdings nicht der je eigenen Haltung, können Unzufriedenheiten und Konflikte im Behandlungsteam die Folge sein (vgl. Kap. 5.2.1.2.).

Problematische Situationen entstehen auch dann, wenn sich eine starke *Personengebundenheit in der Behandlungsentscheidung* und Verantwortungsübernahme zeigt. Insbesondere in Situationen einer Zustandsverschlechterung bei einer Patient*in, die nicht vorab geklärt und entschieden wurde, sei die Persönlichkeit des Oberarztes/der Oberärztin, die gerade im Dienst ist, entscheidend: „Das liegt dann auch ein bisschen an **primär der Persönlichkeit des Oberarztes**, der dann gerade DIENST hat." (AB11/1035). Neben der fehlenden Eindeutigkeit medizinischer Situationen zeigt sich hier eine Heterogenität von Behandlungsverläufen durch differente Behandlungsentscheidungen abhängig von der entscheidungsbefugten Person. Ein Interviewpartner formuliert die Vielfalt möglicher Entscheidungen so: „Wenn **zwei Ärzte** in einen Raum gehen, gibt es möglicherweise **verschiedene Meinungen.**" (AB18/203–208). Deutlich wird, dass es sich trotz der Existenz standardisierter Entscheidungsstrukturen, wie sie vor allem für den intensivmedizinischen Bereich vorgestellt werden, um *individuelle Entscheidungen und Behandlungsstile* handelt. Bei der oberärztlichen Entscheidung darüber, „wie weit man geht" (AB14/522), erleben die IP ein *Entscheidungsspektrum mit zwei Polen*: einerseits Oberärzt*innen, die „es bis zum Äußersten treiben", also im Sinne einer Lebensrettung bzw. Lebensverlängerung „immer alles machen". Und andererseits „die Variante, dass eben früher gesagt wird einfach: > Ok, nee, machen wir nichts mehr. < " (AB14/527–528); damit sind oberärztliche Therapieentscheidungen angesprochen, die frühzeitig eine Therapiebeendigung bzw. Therapielimitierung festlegen.

> Auch wenn das **immer sehr individuelle Entscheidungen** sind, aber es gibt ja eben immer solche, die es sozusagen bis zum Äußersten treiben, und welche, die eben so das Gegenteil betreiben. (AB14/989–993)

Die vorgestellten *personengebundenen Entscheidungen* der je diensthabenden Oberärzt*in oder Chefärzt*in verweisen auf eine heterogene Behandlungsqualität schwerstkranker und sterbender Patient*innen sowie auf sehr unterschiedliche, zum Teil konkurrierende Abteilungs- und Disziplinkulturen. Je nach Abteilungskultur wird eine Beteiligung und Transparenz dieses Entscheidungsprozesses erlebt.

5.2.1.2 Diskrepante Einschätzungen im Behandlungsteam

In Zusammenhang mit der ärztlichen Verantwortungsübernahme bei Therapieentscheidungen für schwerstkranke und sterbende Patient*innen zeigen sich diskrepante Einschätzungen im Team über eine Behandlungs- und Erkrankungssituation als Einfluss nehmend auf ebendiese Entscheidungen sowie auf die ärztliche Zufriedenheit mit der Behandlung. Unterschiedliche und sich zum Teil konträr gegenüberstehende Einschätzungen im Behandlungsteam lassen sich für drei Konstellationen darstellen: a) *interdisziplinär*, b) *intradisziplinär* und c) *interprofessionell*.

Zu a) *Interdisziplinäre Differenzen* stehen für unterschiedliche Einschätzungen der Behandlung schwerstkranker und sterbender Patient*innen durch die beteiligten medizinischen Fachdisziplinen. In allen Interviews wird die Interdisziplinarität, also die Zusammenarbeit zwischen unterschiedlichen medizinischen Fachdisziplinen, thematisiert, zum Beispiel in Tumorkonferenzen, die als eine Entscheidungsstruktur mit interdisziplinär geteilter Verantwortungsübernahme positiv wahrgenommen werden. Durch das gemeinschaftlich besprochene und entschiedene Therapiekonzept erleben die IP eine Sicherheit in der nachfolgenden Behandlung mit einer klaren Perspektive. Neben dem positiven Erleben einer zunehmenden interdisziplinären Zusammenarbeit wird die Zusammenarbeit von mehreren medizinischen Fachdisziplinen im Behandlungsverlauf auch als hinderlich in Entscheidungssituationen erlebt, und zwar dann, wenn zwischen den beteiligten medizinischen Fachdisziplinen bzw. Kliniken nicht geklärt sei, wer die Behandlungsverantwortung habe. Dieser Konflikt sei auf hierarchischer Ebene angesiedelt und führe zu einer ausbleibenden Entscheidung und damit auch Behandlung: „Ein Patient liegt über Tage rum, weil sich die **Führungsebene nicht einig** wird." (AB11/1060). Diese „bizarren Situationen" führten in der Folge auch zu Konflikten innerhalb eines Behandlungsteams und zwischen den Professionen. Die Verantwortungsdiffusion erleben die IP zum einen als hierarchische Auseinandersetzung (Welche ist die vorrangig behandelnde Fachdisziplin und damit in der Entscheidungsverantwortung?), zum anderen als Folge einer juristischen Absicherung der Beteiligten. Auch der Einfluss des *medizinischen Enthusiasmus* sowie die vorgestellte starke *Personengebundenheit bei Entscheidungen* sind als Einflussfaktoren für interdisziplinäre Differenzen einzubeziehen.

> Sie haben ja auch noch mal aufgegriffen, dass wir so interdisziplinär sind. Das ist alles TOLL, aber das hört dann AUF, denn für jede End-of-life-Decision muss jemand die Verantwortung übernehmen. Das heißt, alle Kliniken müssen das mittragen. Das heißt, es kommt manchmal vor, dass das nämlich genau das Problem ist. Dass die Neurochirurgen sagen, gut, das macht keinen Sinn mehr, wir ziehen uns komplett zurück, und dann geht es wieder um Zuständigkeiten, es ist ein neurochirurgischer Patient. Die Anästhesie will die Entscheidung aber auch transparent haben und will, muss das auch MITTRAGEN. Und dann gibt es manchmal wirklich **auf Führungsebene, also Klinikführungsebene, die Konflikte und dann liegt ein Patient über Tage da rum, WEIL sich die Führungsebene nicht einig wird.** ... Plus die Pflege kommt zu uns und sagt, was soll das? Was machen wir HIER? Und wir sagen, das sind dann so höhere Ebenen, unsere Oberärzte sagen dann auch nur noch so „hm". Das ist häufig ein PROBLEM und manchmal kommen auch **ganz bizarre Situationen**, dass die Anästhesie dann sagt, dass die neurologische Klinikleitung den Patienten noch mal einschätzen muss und noch mal sagen muss, dass es dort eine infauste Prognose gibt, und bis das nicht passiert ist, dürfen wir nichts Anderes machen. **Also es geht viel um Hierarchien, es geht viel um Verantwortlichkeiten, es geht darum viel Sorge vor ... naja juristische Sorge.** (AB11/1041–1079)

Zu b) *Intradisziplinär unterschiedliche Einschätzungen* in der Behandlung schwerstkranker und sterbender Patient*innen durch Stations- und Oberärzt*innen führen zu

Differenzen und Konflikten zwischen den ärztlichen Hierarchien: „Also was zwischen uns Stationsärzten und Oberärzten häufig ist, sind so **Meinungsverschiedenheiten**". (AB15/371–373). Die hierarchische Verantwortungsübernahme bei grundsätzlichen Behandlungsentscheidungen und Festlegung des Therapieziels sowie die Rolle der Stationsärzt*innen als Ausführende wurde in Kapitel 5.1.1. bereits vorgestellt. In der Folge dieser eindeutigen Rollenverteilung werden Meinungsunterschiede von den IP als konflikthaft beschrieben: „wo ich einfach **anderer Meinung** war, das ist ja nicht immer ganz so einfach." (AB14/491–492).

Diese *Meinungsverschiedenheiten* werden je nach *Abteilungskultur* ausdiskutiert. Diese Kulturen reichen von rein hierarchischen Entscheidungen bis hin zur Einbeziehung in den Diskussionsprozess „auf Augenhöhe", allerdings ohne Befugnis als Stationsärzt*in, „allein entscheiden" zu dürfen. Die abschließende Behandlungsentscheidung nach einer solchen offenen Diskussion bleibe weiterhin eine ober- bzw. chefärztliche.

> Wir haben in der Abteilung ein sehr kollegiales System. Das heißt auch, mit unseren Oberärzten bis hin zum Chef können wir sehr **auf Augenhöhe Dinge besprechen**, eigene Vorschläge einbringen und auch, **also NICHT alles alleine entscheiden**, das ist nicht gewünscht, aber selbstverständlich mitdiskutieren. (AB22/22–27)

Eine eindeutige Zuordnung medizinischer Fachdisziplinen zu einer spezifischen Diskussionskultur ist aus den Daten der vorliegenden Untersuchung nicht möglich. Häufiger als offene und hierarchiefreie Diskussionen werden von den IP Situationen geschildert, in denen sie verdeckt, „hinter seinem Rücken", entgegen der oberärztlichen Maßgabe eine Behandlung nach ihrer Vorstellung durchsetzen. Sie legitimieren ihr Vorgehen mit der oberärztlichen Abwesenheit in einer wichtigen Entscheidungssituation, einer zugeschriebenen mangelnden *Einschätzungsfähigkeit des Oberarztes/der Oberärztin* aufgrund der fehlenden klinischen Kenntnis der Patient*in. Hier zeigt sich eine Diskrepanz zwischen der hierarchischen Verantwortungsübernahme und der zugeschriebenen Fachkompetenz. Nur wenn beides zusammenkommt, erleben die IP eine Entlastung und Zufriedenheit.

> In dieser Woche, wo es wirklich um Entscheidungen ging, da war er einfach nicht da, er war auf Urlaub. Ich war Stationsärztin und schlussendlich hab ich ja **hinter seinem Rücken** mal so ein bisschen gesagt, eher keine Chemo, weil von der erwartet man sich halt sehr wenig, und eher nach Hause gehen und in Würde zu Hause sterben bei ihrer Familie sozusagen. **Dann hatte ich persönlich dann ein Problem mit dem Oberarzt**, das hat ihm ja gar nicht gepasst. [...] Also **die Oberärzte, die haben nie mit Patienten eigentlich auf Station zu tun, sondern nur Diagnosestellung und Operation**. Also eher die, hört sich blöd an, aber die schönen Sachen für einen Arzt und keine Stationswochen machen und **nie so nah am Patienten sind wie wir Stationsärzte oder ganz besonders die Pfleger** natürlich auch. (AB15/312–320 & 346–351)

Auch strukturelle Bedingungen, wie wechselnde oder unbekannte Kolleg*innen, z. B. in Folge von Schichtdiensten oder Rotationen, ein hoher Durchsatz an Patient*innen, die dann nicht bekannt sind, sowie die fehlende Präsenz aufgrund vieler anderer Verpflichtungen von Oberärzt*innen, werden als potentielle Reibungsflä-

chen bei unterschiedlichen Meinungen innerhalb eines ärztlichen Behandlungsteams genannt.

> Die Oberärzte haben noch weitere Verpflichtungen und es ist ein neuer Durchsatz da und mit
> den Kollegen dann gibt es da Wechsel. **Wenn man sich da nicht ganz vertraut ist oder unter-**
> **schiedliche Ansätze hat und so weiter, wird das sehr sehr schwierig.** (AB23/508–512)

Zu c) *Interprofessionelle Differenzen* im Zusammenhang mit der pflegerischen und
ärztlichen Einschätzung in der Behandlung schwerstkranker und sterbender Patient*innen als „**Dauerklassiker**": In einer *diskrepanten Einschätzung* über die Sinnhaftigkeit von therapeutischen Maßnahmen bzw. ihre Fortführung bei schwerstkranken und sterbenden Patient*innen erleben die IP den häufigsten Konfliktbereich zwischen der pflegerischen und ärztlichen Einschätzung. Dieser Konflikt liege einerseits
in fehlendem oder mangelhaftem interprofessionellen Austausch (vgl. Kap. 5.1.2.3.),
andererseits in der Emotionalität von Pflegenden aufgrund ihrer Nähe zu den Patient*innen. Pflegerische Einschätzungen werden dementsprechend oftmals als
Bauchentscheidungen gewertet (vgl. Kap. 5.2.1.3.).

> Manchmal wäre es wünschenswert, dass man das mal mit dem ganzen Team bespricht. Weil
> ansonsten ist es so, mit dem Ersten besprichst du es und **der Nächste fragt wieder, „warum**
> **darf der nicht sterben?** Dann ist es ein bisschen so immer wieder dasselbe. Und es ist auch so,
> der Umgang mit dem Thema ist auch meines Erachtens einer **der häufigsten Konflikte innerli-**
> **cher Art mit den Kollegen aus der Pflege**. Das ist eigentlich der **Dauerklassiker**. (AB12/597–
> 604)

Differenzen zwischen den beiden großen Professionen, Ärzt*innen und Pflege, sind
auch eine Folge hierarchischer Konflikte zwischen unterschiedlichen medizinischen
Fachdisziplinen und fehlender Entscheidungen bzw. Differenzen zwischen unterschiedlichen medizinischen Fachdisziplinen und fehlender hierarchischer Verantwortungsübernahme.

5.2.1.3 Die Rolle der Pflegekräfte bei Therapieentscheidungen

Übereinstimmend wird von allen IP festgestellt, dass erste Hinweise auf eine veränderte Erkrankungssituation oftmals von Pflegekräften kommen. Dieser Hinweis
führe dann zur Einleitung von ärztlichen Entscheidungsprozessen. „Der gefällt mir
nicht", sei so ein typischer von der Pflege geäußerter Satz, der darauf hinweise, dass
sich der Gesundheitszustand einer Patient*in verschlechtert oder eine Patient*in als
sterbend eingeschätzt wird: „Kommt die Schwester an den Visitenwagen, sagt, › Du
der ist nicht gut, geh mal da rein. ‹ ." (AB02/605). Dass die Pflege eine solche Einschätzung geben könne, liege an ihrer Nähe zu den Patient*innen. Übereinstimmend
sehen alle IP die Pflege als näher dran, mehr vor Ort, viel am Bett. Auch der Beginn
von Sterbeprozessen bzw. die Einschätzung, dass eine Patient*in sterbend sei und
damit einer anderen Behandlung bedürfe, werde von der Pflege aus der Beobachtung
eines veränderten Zustandes einer Patient*in abgeleitet und indirekt thematisiert im
Vorschlag: „Sollen wir die Patientin nicht alleine legen?" Ihr Erfahrungswissen ins-

besondere in der Einschätzung beginnender Sterbeprozesse wird geschätzt, anerkannt und oftmals als höher eingeschätzt als die eigene, ärztliche Erfahrung.

> Die Schwestern sind ja oft einfach **näher dran an den Patienten** und sind schon auch oft die, die dann sagen: > Sollen wir die Patientin nicht **alleine legen**? < . Also das kommt schon oft von den Schwestern, viel öfter eigentlich von den Schwestern als von uns. (AB25/682–687)

Die Rückmeldung auf einen sich verschlechternden Zustand einer Patient*in wird als zentrale Aufgabe der Pflege angesehen. Wie in der Vorstellung der Behandlung von Patient*innen mit symptomatischen Beschwerden deutlich wurde, kommt hier der Pflege eine wichtige Rolle in der Evaluation medizinischer Anordnungen und in der Patient*innenbeobachtung zu. Mit der beschriebenen zunehmenden Arbeitsbelastung der Pflege aufgrund von Personalmangel gehe ihre Aufmerksamkeit und die Nähe zu Patient*innen verloren, was Einfluss auf die Behandlungsqualität habe, berichten alle IP. Obwohl die entscheidenden beobachteten Hinweise über einen veränderten Erkrankungszustand fast immer von Pflegekräften kommen, sind sie in Entscheidungssituationen kaum sichtbar. Die Entscheidungssituation muss nicht immer eine EoL-Entscheidung sein, kann aber diesen Prozess einleiten. Von allen IP wird sehr eindeutig formuliert, dass bei aller pflegerischen Kompetenz „diese Entscheidung selbst", also das Sterbendürfen einer Patient*in, eine ganz ärztliche sei. Da Ärzt*innen die ethische und rechtliche Verantwortung tragen würden, müssten sie auch entscheiden.

> Also ich versuche immer die Pflege mit einzubinden, die ist bei uns ja auch irgendwie engagiert und erfahren und auch bei solchen Sterbeprozessen, aber DIESE **Entscheidung SELBST, finde ich, ist eine ganz ärztliche**, weil wir tragen die Verantwortung, ethisch und rechtlich und deswegen entscheiden wir das. (AB21/232–238)

Pflegekräfte werden von den IP im hierarchischen System eindeutig als „schwächstes Glied" in der Verantwortungskette eingeordnet, ohne ein letztes Wort eines Entscheidungsprozesses. Allerdings wird ihnen großes Erfahrungswissen zugesprochen in der Pflege von Schwerstkranken und Sterbenden mit Blick auf Arbeitsaufwand und ethisch-moralische Aspekte. Deutlicher als für Patient*innen und Angehörige beschrieben, besteht die Aufforderung an die Pflege, die ärztliche Entscheidung zu akzeptieren.

> Das ist schon so, dass die mitentscheiden dürfen, aber die haben sicher **nicht das letzte Wort** und **die müssen letztlich die Entscheidung akzeptieren**, wie sie gemacht wird. Aber natürlich fällt ins Gewicht, wenn die sagen, ok, der Pflegeaufwand ist so groß, wir schaffen das hier nicht, den würdig zu begleiten, das wird schon berücksichtigt. Aber letztlich sind die das **schwächste Glied in der Kette**. (AB22/454–464)

Von einigen IP wird eine Kritik am *einsamen ärztlichen Entscheiden* ohne Diskussion und Stimme der Pflege formuliert. Dieses Vorgehen werde ihrer zentralen Bedeutung in der Versorgung von Patient*innen nicht gerecht.

> Der Kritikpunkt ist, dass eben Dinge, Therapieverlängerungen zum Beispiel, **einsam entschie-den** werden, Therapieabbrüche, die gar nicht so richtig zur Diskussion standen, aber auch die **Pflegenden keine Stimme** hatten, nicht gefragt wurden und das finde ich schlimm, weil letzt-endlich sind sie diejenigen, die immer im Zimmer sind. (AB04/739–744)

Andererseits kämen die Argumente der Pflege häufig eher „**aus dem Bauch he-raus**". Die medizinische Abwägung, die Ärzt*innen im Entscheidungsprozess vor-nehmen würden, seien verglichen mit dem pflegerischen Bauchgefühl rational. Trotz des Zugeständnisses der langjährigen Erfahrung einer Pflegekraft, zum Beispiel bei der prognostischen Einschätzung über die Lebenszeit, wird die Pflege hier als medi-zinischer Laie verortet mit verständlichen, aber emotionalen und damit nicht wissen-schaftlichen oder rationalen Begründungen ihrer Einschätzungen.

> Die Entscheidung, was macht man weiter: Behandlung oder nicht Behandlung, Reha oder nicht Reha, da ist das ein bisschen anders die Denkweise. Ich will da niemandem Unrecht tun, aber bei der **Pflege** habe ich das Gefühl, ist das eher so ein bisschen **aus dem Bauch heraus**, aus der Erfahrung auch einfach. Die können das natürlich auch einschätzen, wer wird jetzt wie lan-ge leben und in welchem Zustand. Vielleicht auch nicht IMMER, aber auch irgendwie. Klar, wenn man das 20 Jahre macht. Aber diese wirklich **rechtlich, ethisch sage ich auch mal, und medizinische Abwägung**, die wir auch noch mal getrennt machen ... **Wir bemühen uns auch irgendwie, glaube ich, rational zu sein. Das ist denen so ein bisschen fremd manchmal.** (AB21/671–684)

Zweifel an der *Sinnhaftigkeit von medizinischen Maßnahmen* und intensiven Thera-pien werde von Pflegenden oft früher formuliert als von Ärzt*innen. Daher ergebe sich ein Konfliktbereich zwischen den medizinischen Professionen Ärzt*in und Pfle-ge. Eine Ursache sehen die IP in der Nähe der Pflege zu den Patient*innen mit einer Übernahme/Verteidigung des angenommenen Patientensinns sowie in der Nähe zu den Angehörigen, für die sie erste Ansprechpersonen sind.

> Der Zweifel an der **Sinnhaftigkeit** der Therapie ist von der Pflegeseite oft früher formuliert als von uns. Klar, weil die jeden Tag an dem Patienten dran sind und den natürlich auch dahin-schwinden sehen, im schlimmsten Fall und dann oft früher eben den **SINNgehalt hinterfragen**. Die kriegen ja auch alle Anfragen von den Angehörigen als erstes ab. (AB22/475–483)

Die Konfrontation mit den Widersprüchen zwischen ihrer Krankenbeobachtung, ih-rer Kenntnis des Patient*innenwillens und Angehörigenwünschen und der Pflicht, weiterhin pflegerische Alltagsmaßnahmen durchführen zu müssen, die den ver-änderten Erkrankungszustand der Patient*in nicht berücksichtigen, einen ver-schlechterten Zustand prolongieren ohne Aussicht auf Besserung, aber auch ohne Aussicht auf ein Sterben, sei für die Pflege schwierig und belastend.

> Es ist eher kritisch seitens der Pflege, wenn Behandlungen in ein Stadium münden, wo **die Pfle-ge dann der Ansicht ist, das ist jetzt hier nicht mehr sinnvoll**, und hier wir eine Behandlung prolongieren, die nicht im Patientensinn ist. Das ist dann schwierig. Ja, wenn die Alltagsmaß-nahmen machen müssen, Tubuspflege et cetera, wo sie denken, dieser Mensch will und sollte eigentlich sterben. Das ist eher schwierig. Der Prozess dann der Sterbebegleitung nicht mehr. (AB08/486–494)

Im Anschluss an eine klare Entscheidung sei die pflegerische Sterbebegleitung unproblematisch. Die ärztliche Zuordnung der Sterbebegleitung als pflegerische Aufgabe habe ich bereits in Kapitel 5.1.5.2.3. eingeführt. Wie es im Behandlungsverlauf zur Änderung eines anfänglichen Therapieziels der Heilung und zu einer entschiedenen Sterbebegleitung kommt, folgt nun.

5.2.2 Die Änderung des Therapieziels im Behandlungsverlauf

In allen Fallbeispielen der IP zeigt sich deutlich der zentrale erste Behandlungsauftrag bei Aufnahme einer Patient*in ins Krankenhaus: „fast immer" oder „ganz häufig" ist es eine kurative oder quasi kurative Heilungsintention (vgl. Kap. 5.1.3.). Begründet wird das primäre Therapieziel der Heilung mit der Chance, die keiner Patientin/keinem Patienten verwehrt werden solle bei einer akuten Aufnahme ins Krankenhaus. Zudem trifft der primäre Heilungsansatz auch auf die ärztliche Erfahrung, dass es sehr verschiedene Erkrankungsverläufe gebe, dass Menschen die angebotenen Therapien unterschiedlich vertragen würden und damit auch bei einer Zustandsverschlechterung im Verlauf einer Erkrankung immer eine Möglichkeit der Besserung bestehe. Hintergrund für dieses Vorgehen sei ein *medizinischer Sicherheitsmechanismus*, der bei Aufnahme einer Patient*in immer eine Überlebensprognose unterstellt. Erst im Verlauf zeige sich, ob eine Therapie anschlagen würde oder ob zum Beispiel auf ein **„Palliativschema"** umgestellt werden müsse. Bei einem kleineren Teil der Patient*innen zeige sich im Verlauf des stationären Aufenthaltes, dass sie vermutlich „im Krankenhaussetting sterben" werden.

> Weil wir ja **fast immer Patienten in kurativer oder zumindestens mit einer Heilungsintention** aufnehmen und auch versorgen. Und das ist eben der kleinere Anteil, bei dem WÄHREND der Behandlung klar wird, wir schaffen das nicht und der Patient vermutlich **im Krankenhaussetting sterben** wird. (AB22/75–81)
>
> Wir haben GANZ HÄUFIG Fälle, wo wir einfach sagen, **wir fangen MAL AN mit einer quasi kurativ angelegten Therapie**, und sagen, wir gucken nochmal im Verlauf und stellen das dann gegebenenfalls auch auf ein **Palliativschema** um. Also diesen **Sicherheitsmechanismus** haben wir bei vielen Patienten, wo man einfach sagt, möglicherweise ist das nichts mehr, was man kurativ angehen kann, aber dem Patienten möchten wir **primär nicht die Chance verwehren**, weil DOCH jeder Mensch das manchmal **überraschenderweise sehr unterschiedlich verträgt**. (AB18/285–296)

Bei Aufnahme ins Krankenhaus wird also zunächst jeder Patient*in eine Therapie – erkrankungsspezifisch oder intensivmedizinisch – angeboten. Die Ausnahmen von dieser Praxis stelle ich bei der Darstellung der *Aufnahmeindikation sterbender Patient*innen* ins Krankenhaus (vgl. Kap. 5.3.2.) sowie bei der *Verlegungspraxis* von der Normal- zur Intensivstation vor (vgl. Kap. 5.3.3.2.). Als Herausforderung erleben die IP die *Einschätzung der Prognose* und *Festlegung des Therapieziels* im Anschluss an die Akutbehandlung.

Bleibt eine Patient*in in einem schlechten Zustand bzw. verschlechtert sich der Erkrankungszustand während des stationären Aufenthaltes, wird ärztlich eingeschätzt, verhandelt und entschieden, ob das primäre Therapieziel der Lebensverlängerung aufgegeben wird. Dazu gehört auch die Einschätzung, ob es sich bei der Verschlechterung um einen beginnenden Sterbeprozess handelt. Die Herausforderung dieses Entscheidungsproblems wird von den IP differenziert in eine *medizinische* und eine *ärztliche Herausforderung*. Die Ebene der medizinischen Herausforderung meint die fachlichen und technischen Möglichkeiten und Begrenzungen, die als kompliziert, aber beurteilbar erlebt werden. Vielschichtiger und weniger kalkulierbar sei die ärztliche Herausforderung mit emotionalen, ethisch-moralischen und kommunikativen Aspekten in der Interaktion mit Patient*innen, Angehörigen und im Team.

> Also, dieser Punkt ist sicherlich mit die **größte, nicht unbedingt medizinische Herausforderung, aber ärztliche Herausforderung** im Umgang mit ethischen Aspekten, mit Angehörigen und auch im Team einen Konsens zu finden und eine Entscheidung zu finden, die den Patientenwillen berücksichtigend dann zu einem Therapierückzug führt. Ansonsten sind das Spezifika der Behandlung von Schwerstkranken, die natürlich auch herausfordernd sind. Aber das ist **rein medizinisch**. (AB08/58–66)

Für Therapieentscheidungen bei Schwerstkranken und Sterbenden verwenden die IP vielfältige Begriffe. Der grundsätzlichen Entscheidung über das Therapieziel – (a) Lebensverlängerung, (b) Therapiezieländerung, (c) Symptombehandlung & Sterbebegleitung – für eine Patient*in auf Grundlage der Einschätzung der Prognose und Akuität der Erkrankungssituation folgt die Festlegung von therapeutischen Maßnahmen. Diese lassen sich in vier Stufen kodieren: (1) Therapieeskalation, (2) Therapiebegrenzung/Therapierückzug von erkrankungsspezifischen oder intensivmedizinischen Maßnahmen, (3) Therapiebeendigung/Therapieabbruch von erkrankungsspezifischen oder intensivmedizinischen Maßnahmen und (4) symptomatisch/supportive Therapie (vgl. Tab. 5.2).

Als ein wichtiges Therapieziel zeigt sich weiterhin die Lebensverlängerung auch bei Patient*innen mit schlechter bzw. unklarer Prognose, die zum Teil über Monate im Krankenhaus liegen. Mit Hilfe von maximaltherapeutischen Maßnahmen wird bei akuten Beschwerden oder lebensbedrohlichen Situationen interveniert. In den Interviews zeigt sich wiederholt eine Gleichsetzung von Qualität und Quantität. Das Ziel der Lebensverlängerung beschreiben die IP als mögliche Lebensqualität und begründen damit therapeutische Interventionen, z. B. Operationen.

> Und es gibt auch Patientinnen, die ein, zwei Monate bei uns liegen, die dann zwischendurch operiert werden, wo es wirklich gelingt, ihnen noch ein bisschen **Lebensqualität zu schenken**, noch **ein paar Monate oder ein Jahr**. (AB15/203–207)

In der Gleichsetzung von Qualität und Quantität findet sich ein wichtiger Hinweis auf ein Missverständnis zwischen Akutmedizin und Palliativmedizin. Begründet die Palliativmedizin eine Behandlung mit Lebensqualität, lassen die Aussagen der IP die Interpretation zu, dass Lebensqualität im Sinne von mehr Lebenszeit auch außerhalb

Tab. 5.2: Termini für therapeutische Maßnahmen und Therapieziele; Quelle: eigene Darstellung.

verwendete Termini der IP	Therapeutische Maßnahmen	Therapieziel
Therapieeskalation; volle Therapie	(1) Therapieeskalation	(a) Lebensverlängerung
Therapierückzug; Therapiepause; Therapieunterbrechung; Therapie-limitierung; Therapiebegrenzung	(2) Therapiebegrenzung/ -rückzug	(b) Therapiezieländerung – kurativ zu palliativ oder – palliativ zu Sterbebeglei-tung
Therapiebeendigung, Therapieein-stellung, Therapieabbruch, End-of-Life-Decisions, Sterben lassen, Ster-ben dürfen	(3) Therapiebeendigung/ -abbruch	
reine Leidensminimierung; sympto-matische Therapie; Palliation; scha-densbegrenzende Therapie; suppor-tive Therapie; tender loving care; therapia minima	(4) symptomatisch/ supportiv	(c) Symptombehandlung & Sterbebegleitung

der Palliativmedizin als Kriterium für eine Behandlungsintention und Legitimation invasiver medizinischer Maßnahmen dient.

In der Häufigkeit der verwendeten Termini im Zusammenhang mit der Behandlung schwerstkranker und sterbender Patient*innen kristallisieren sich zwei zentrale ärztliche Herausforderungen heraus: die grundsätzliche Entscheidung über eine *Therapiezieländerung* und die Einführung der *Symptombehandlung und Sterbebegleitung* als neuen Behandlungsauftrag. Erst die ärztliche Entscheidung einer Therapieziel-änderung ermöglicht eine Fokusverschiebung vom Therapieziel der Lebensverlänge-rung hin zu einer symptomatischen oder supportiven Therapie. Im Falle einer Zu-standsverschlechterung bedeute die Änderung des Therapieziels den Rückzug oder die Beendigung einer erkrankungsspezifischen, z. B. „tumorspezifischen", Behand-lung. Es erfolgt dann ein Wechsel von einer kausalen Therapie mit dem Ziel der Le-bensverlängerung zu einem „rein supportiven Konzept" ggf. mit dem Ziel der Symp-tomlinderung oder zu einer Sterbebegleitung, wenn es sich um **„hoch palliative"** Patient*innen handelt (vgl. Kap. 5.1.5.1. zur *Palliativ-Dimension*).

> Ist ja immer dann die Fragestellung irgendwann, wo zieht man sich aus der **tumorspezifischen Behandlung** zurück? Wo ist man in einem **REIN supportiven Konzept**? Und DANN wird das dann irgendwann noch so **HOCH palliative Situation oder so tituliert**. (AB23/179–185)

Die IP differenzieren ihre Prognoseeinschätzungen entlang bestimmter Merkmale: Bei multimorbiden und zudem älteren Patient*innen sehen sie eine schlechtere Prog-nose und höhere Sterblichkeit im Krankenhaus.

Gerade bei **multimorbiden internistischen Patienten,** dann auch älteren Jahrgangs, ist schon eine hohe Sterblichkeit dabei und kommt auch oft genug vor, dass eben bei Patienten, die von uns LANGE betreut werden, **von einem PRIMÄR kurativen Ansatz dann irgendwann auf ein palliatives Therapieregime gewechselt** wird. (AB16/93–98)

Weitere mögliche prognostische Indikatoren seien „desaströse Konsequenz von vielen **Komplikationen**" (AB22/674–675) als Folge von Therapien. Eine Komplikation im Therapieverlauf könne Patient*innen zu *Langliegern* im Krankenhaus machen oder gleich zu einem Wechsel auf ein palliatives Therapieziel führen. In beiden Fällen sehen die IP die Möglichkeit eines Versterbens im Erkrankungsverlauf. In der Folge eines Wechsels des Therapieziels wird oftmals ein schnelles „kurzfristiges Versterben" von Patient*innen erlebt, vor allem dann, wenn keine intensivmedizinischen Maßnahmen erfolgen wie Beatmung, Dialyse, Bluttransfusionen und Antibiotika.

> Ich würde behaupten, wenn bei uns gesagt wird, dass **dieser Wechsel des Therapieziels** stattfindet, dass dann auch relativ schnell auch klar ist, **dass der Patient kurzfristig versterben** wird und das meistens innerhalb der nächsten 24 bis 48 Stunden. (AB16/103–108)

In den verwendeten Begrifflichkeiten im Entscheidungsprozess zeigt sich ein *Unterschied zwischen dem Intensivbereich und den Normalstationen* (periphere Stationen). Der Terminus „End-of-Life Entscheidungen" wird vor allem von IP der Intensivstationen verwendet. Außerhalb des Intensivbereiches wird eine Änderung des Therapieziels im Behandlungsverlauf einer schweren, zum Teil langen Erkrankung nicht als radikale EoL-Entscheidung erlebt, sondern eher als ein stufenweises Entscheiden im Erkrankungsverlauf. Ab dem Zeitpunkt des Wechsels des Therapieziels von kurativ auf palliativ wird von den IP ein *schrittweiser Entscheidungsprozess* des Therapierückzuges beschrieben. Ein „nicht-mehr-Überleben" dieses Erkrankungsverlaufes wird nun ärztlich angenommen und das Sterben im Krankenhaus zugelassen.

> Als ersten **Schritt** haben wir **dann entschieden** zu sagen, dass wir die nächste Sepsisrunde nicht mehr mitmachen werden, im Sinne von wir beantworten das nicht mit einer Antibiose, wir beantworten das nicht, dass wir akut ein chronisches Nierenversagen wieder dialysieren werden, was ja **letztendlich eine Entscheidung ist**, dass, wenn er so eine Verschlechterung erfährt, das auch **nicht mehr überleben wird**. Hat er dann aber nicht entwickelt und es hat sich **wieder über Wochen gezogen**. (AB29/150–201)

Die Verschlechterung des Erkrankungszustandes einer Patient*in wird von den IP vielfach als *langwieriger Verlauf* über Wochen beschrieben. Im Erleben dieser Verschlechterungsverläufe mit Phasen der Besserung und dann wieder akuter Verschlechterung finden ärztliche Therapieentscheidungen darüber statt, „**wann** man denn palliativ fährt" (AB29/263), „**wie weit** man geht" (AB29/109) verbunden mit der Frage nach dem Therapieziel und -sinn.

> Dann geht es dem Patienten wieder etwas besser, man denkt wieder so: > Ja, jetzt wird alles gut. <, und dann **passiert wieder der nächste Schlag**, passiert irgendwas, der Patient wird wieder septisch, und dann ist es eben manchmal so, dass man irgendwann sagt: > Ok, jetzt hat das wahrscheinlich **keinen Sinn mehr.** < . (AB14/515–520)

Alle IP aus dem Intensivbereich benennen einen Algorithmus der Entscheidungsfindung am Lebensende im Sinne einer Standard Operating Procedure (SOP). Dabei werde neben konkreten medizinischen Parametern zum Erkrankungszustand der Wille der Patient*in einbezogen. Dieses strukturierte Vorgehen bei der Frage der Begrenzung bzw. Beendigung intensivmedizinischer Maßnahmen wirke erleichternd. Außerhalb der Intensivstationen werden von den IP keine SOPs zur Entscheidungsfindung benannt. Insgesamt erleben die IP auf Intensivstationen, dass medizinische Entscheidungen am Lebensende sehr viel einfacher zu klären sind als die Frage nach dem Therapieziel in einer palliativen Erkrankungssituation. Den Aspekt der Unsicherheit der Prognoseeinschätzung und des Behandlungsauftrages bei Palliativpatient*innen habe ich bei der Entwicklung der *Palliativ-Dimension* in Kapitel 5.1.5.1. einbezogen.

> **End-of-Life Decisions sind sehr viel einfacher zu klären**, da wird gesagt, was will der Patient, was wäre der Wille des Patienten, da wird **viel mit den Angehörigen gesprochen**. Dann gibt es eine Standard Operating Procedure, also es gibt einen Algorithmus, an den man sich halten kann, der für alle Beteiligten offensichtlich das Leben echt erleichtert. (AB04/797–809)

5.2.3 Das ärztliche Konsensideal

In Kapitel 5.1.5. habe ich vorgestellt, wann und wie schwer kranke und sterbende Patient*innen vor dem Hintergrund der zentralen Heilungslogik im Krankenhaus für die IP zur Herausforderung werden. Zudem verweisen alle IP übereinstimmend auf die strukturellen und personellen Bedingungen einer *Arbeit im Akkord* im Arbeitsalltag, die Einfluss auf ihre Behandlungspraxis haben (vgl. Kap. 5.1.1.). Parallel – und zum Teil im Widerspruch – zu diesen Ergebnissen zeigt sich ein starkes *ärztliches Konsensideal* bei Therapieentscheidungen. Das Konsensideal wird von den IP prozesshaft formuliert, zeigt sich aber vielfach als punktuelle Entscheidung. Unter einem *ärztlichen Konsensideal* fasse ich alle Aspekte zusammen, die zu einer ärztlichen Zufriedenheit bei Entscheidungen am Lebensende und in der Behandlung schwerstkranker Patient*innen führen:
– Die Prognose einer Erkrankungssituation ist medizinisch eindeutig.
– Die Abklärung aller möglichen medizinischen Therapieoptionen ist erfolgt.
– Es gibt einen Konsens im ärztlichen Team über die Therapiezieländerung.
– Es gibt Zeit für kollegialen/ärztlichen Austausch im Konsensfindungsprozess.
– Es gibt eine eindeutige hierarchische Verantwortungsübernahme für die Entscheidung über die Therapiezieländerung.
– Die Verlegungsindikation auf eine Intensivstation bei einer Zustandsverschlechterung der Patient*in ist geklärt und entschieden.
– Die Entscheidung und alle therapeutischen Implikationen sind für alle Behandler*innen auffindbar und nachvollziehbar dokumentiert.
– Das Pflegeteam akzeptiert die Therapieentscheidung.

– Bei einer Entscheidung über das „Sterbendürfen" übernimmt die Pflege die Ster-
bebegleitung.
– Die Therapiezieländerung wurde den Angehörigen/der Patient*in kommuniziert.
– Der Patient*innenwille (mündlich oder laut PV) entspricht der ärztlichen Ent-
scheidung.
– Alle Angehörigen haben die Therapieentscheidung akzeptiert.

Zufriedenheit bei den IP entsteht konkret, wenn es eine geklärte, kommunizierte und
dokumentierte Entscheidung gibt. Die Dokumentation dient der fachlichen und
rechtlichen Absicherung für die diensthabende Stationsärzt*in, welche die Patient*in
aufgrund des Schichtsystems unter Umständen nicht kennt und im Dienst entsprechend der schriftlichen Dokumentation selbstständig handlungsfähig ist. Die *Klärung
des Sterbendürfens* beinhaltet für die IP die Festlegung, keine weiteren intensivmedizinischen Behandlungen durchzuführen, wie z. B. eine Reanimation, und auch keine
Intensivverlegung bei Verschlechterung zu veranlassen. Zur weiteren Klärung gehört
ein geplanter Ablauf der Sterbebegleitung im multiprofessionellen Team mit der Pflege, die mit einem weiteren Ideal einhergeht: *Raum und Zeit für die Sterbebegleitung*
zu haben bzw. zu organisieren, zum Beispiel in Form eines Einzelzimmers. Mit der
steigenden Zahl der „keimbelasteten" Patient*innen, welche eine Einzelzimmerbele-
gung erfordern, sehen die IP das Erreichen dieses Anspruches erschwert, da es weniger verfügbare Räume gibt (vgl. Kap. 5.1.2.4. zu räumlichen Ressourcen).

> *Idealerweise* läuft das so ab, dass wir zum einen **festlegen,** dass auf keinen Fall eine Reanima-
> tion mehr stattfindet. Das muss **schriftlich fixiert** werden, auch wegen Dienstwechsel und zur
> Absicherung derer, die die Patienten nicht gut kennen. Dann versuchen die Pflegekräfte oder
> wir als Team schon, dass die Patienten **Einzelzimmer** bekommen. Das ist **auf den meisten Sta-
> tionen machbar**. Durch die steigende Zahl der keimbelasteten Patienten ist das immer schwie-
> riger. (AB22/685–692)

Zum Klärungsprozess gehört in einem nächsten Schritt die *Konsensfindung* mit dem
Ideal, Zeit für Aufklärungsgespräche mit dem Patienten und den Angehörigen über
die sich verschlechternde Erkrankungssituation, die wahrscheinlich zum Tode führen wird, zu haben. Es finden sich verschiedene Kommunikationsstile für diese Aufklärungssituationen (vgl. Kap. 5.2.4.). Unter Konsens wird schließlich das „Einver-
nehmen aller Beteiligten" über die Therapieentscheidung verstanden.

> [...] am besten **MIT dem Patient und den Angehörigen** eben **besprochen** werden kann, dass
> das vielleicht sehr schlecht aussieht. Dass es wahrscheinlich ist, dass der Patient das nicht
> schaffen wird. Wo man dann eben auch am besten **im Einvernehmen** sagen kann: Wenn dieser
> Fall eben eintritt, dann werden wir die **Therapie eben nicht WEITER eskalieren**. Also nicht
> irgendwo Schläuche reinstecken und irgendwelche ganz HARTEN Medikamente auffahren, um
> ja das Leben zu verlängern, so ohne dass er was sagen kann. Ok, und jetzt stellen wir die Thera-
> pie ein, und **dann darf der Patient sterben.** (AB14/222–233)

Mit Blick auf das Konsensideal in der Entscheidungsfindung wird von den IP die Beteiligung der Patient*innen und Angehörigen thematisiert. Ärztliche Zufriedenheit

entsteht, wenn die Patient*in und die Angehörigen eine Entscheidung bezüglich Behandlung oder *Therapieziel annehmen und akzeptieren*. Hier wird der ärztliche Auftrag in der Kommunikation vor allem mit den Angehörigen gesehen. Mit Patient*innen werde dieses Ziel der Annahme oftmals nicht mehr erreicht, da es ihnen zu schlecht gehe, um an den Punkt zu kommen.

> Der wirkliche Auftrag ist für mich immer bis DAHIN, **dass der Patient das angenommen hat.** Oft kommt man ja gar nicht mehr dahin, weil es dem Patienten vielleicht zu schlecht geht. Dann ist für MICH der Hauptauftrag, das mit den Angehörigen zu bereden. Und HÄUFIG stellt sich dann für MICH so **eine gewisse Zufriedenheit ein, wenn ich merke, dass die Angehörigen das annehmen und das akzeptiert** wird. (AB23/613–622)

Ein *typischer Ablauf einer Entscheidungsfindung* wird wie folgt beschrieben: Eine oberärztliche, also hierarchisch getroffene Entscheidung auf Grundlage der Prognoseeinschätzung und medizinischen Möglichkeiten und der Therapieindikationen („was Sinn macht") wird vorformuliert und durch die Stationsärzt*innen an die Angehörigen, die in Sterbesituation oder Situationen extremer Zustandsverschlechterung eines Patienten/einer Patientin die primären Ansprechpersonen werden, kommunikativ herangetragen. Es zeigt sich, dass die Therapieentscheidung immer eine ärztliche ist. Das *ärztliche Konsensideal* beinhaltet weniger die Vorstellung eines gemeinsamen Entscheidungsprozesses aller beteiligten Personen – verschiedene medizinische Berufsgruppen, Angehörige und Patient*in –, sondern ihre Zustimmung zur ärztlichen Entscheidung in einer konkreten Situation.

> Also meistens ist es ja schon so, dass die Ärzte eben vorformulieren, was sie denken, wie die Prognose ist oder was Sinn macht und was nicht. Und das wird dann mit den Angehörigen kommuniziert und so ist dann die Entscheidungsfindung. Wenn das jetzt hier auf Station passiert, also, wenn die über die Rettungsstelle aufgenommen werden und auf die Normalstation direkt können, dann übernehmen wir das auch direkt. Also natürlich immer in Rücksprache mit unserem Oberarzt, der letztlich dann die Entscheidung dazu trifft. Und dann werden wir dann mit den Angehörigen ins Gespräch gehen. (AB19/218–228)

In der nachfolgenden Spezifizierung der Einflüsse auf Therapieentscheidungen werden *Dilemma-Situationen* und ärztliche Frustrationen deutlich, die aus der Störung des ärztlichen Konsensideals entstehen.

5.2.4 Die Ärzt*in-Patient*in-Kommunikation und Gespräche mit Angehörigen

Als grundlegende ärztliche Tätigkeiten im Kontakt mit schwer kranken und sterbenden Patient*innen benennen die IP vor allem Fähigkeiten und Aufgaben aus dem Spektrum der sozialen Kompetenzen, wie Dasein, Zuhören und Kommunizieren. „Gerade in solchen Situationen", also in sich verschlechternden Erkrankungssituationen, in Sterbesituationen oder in der Behandlung symptombelasteter Patient*innen gebe es eine *zunehmende kommunikative Anforderung*. Damit ist der zunehmende Gesprächsbedarf mit Patient*innen und Angehörigen gemeint, z. B. über den Wechsel des Therapieziels von kurativ auf palliativ, die Aufklärung über eine kurze Lebens-zeitprognose oder die Trauerbegleitung – verbal oder nonverbal – durch „Dasein und Zuhören". Nicht nur der Gesprächsbedarf der Patient*innen und Angehörigen wird als zunehmend erlebt in Sterbesituationen, sondern auch der eigene, ärztliche Anspruch an diese Gesprächssituation. Für die zunehmende kommunikative Anfor-derung bzw. den eigenen ärztlichen Anspruch an eine zunehmende Kommunikation mit Patient*innen und ihren Angehörigen fehlten allerdings die zeitlichen Ressour-cen im Arbeitsalltag im Krankenhaus. Die Zeit für „Dasein und Zuhören" gebe es erst nach Feierabend. Um dem identifizierten Bedarf und eigenen Anspruch gerecht zu werden, gleichen die IP den Zeitmangel individuell aus, „mit unserer Freizeit", also einer verlängerten Arbeitszeit.

> Ich denke, dass die grundlegenden ärztlichen Tätigkeiten, die dazu gehören, eben einfach ein Dasein für den Patienten, ihm Zuhören und Situationen dann in irgendeiner Weise eben auch zu kommunizieren. Also das ist eben gerade in solchen Situationen ja doch das meiste, ist Spre-chen und einfach Zuhören auch, das ist ganz wichtig. Mehr oder weniger gleichen wir das mit unserer Freizeit aus. Das was wir da investieren in Zeit, dann eben doch nacharbeiten oder diese Dinge überhaupt dann erst letztlich schon nach Feierabend dann tun. (AB23/735–744)
> Also das heißt, von ärztlicher Seite ist es ein ganz ganz großes Problem. Ich kann das nicht auf-fangen, zumal **wenn ich einen symptombelasteten Patienten habe**. Selbst wenn es nur einer ist, **das schaffe ich im Routinealltag nicht. Dadurch bleib ich ja immer so lang** und komme auch immer so früh. Und die Schwestern schaffen es definitiv genauso wenig, das aufzufangen. (AB02/347–354)

Erfolge keine individuelle Übernahme der zunehmenden kommunikativen Anfor-derung in der Behandlung von schwerstkranken und sterbenden Patient*innen durch die Stationsärzt*innen, bleibe die Ärzt*in-Patient*in-Kommunikation und eine adäquate Behandlung symptombelasteter Patient*innen auf der Strecke. Und selbst mit großem individuellen Einsatz in der Freizeit, länger bleiben und früher zum Dienst kommen, könne man weder von ärztlicher noch von pflegerischer Seite die kommunikativen und medizinischen Anforderungen bei Schwerstkranken und Ster-benden auffangen.

In den Interviews wird vielfach der ärztliche Anspruch formuliert, diese Gesprä-che eigentlich führen zu sollen. Gleichzeitig ist für genau „**solche Gespräche**", wel-che die ärztliche kommunikative Begleitung einer sich verschlechternden Erkran-kungssituation einer Patient*in im Krankenhaus definiert, keine Zeit im Arbeitsall-tag. Äußere Anforderung und eigener Anspruch werden zum Dilemma für die Ärzt*innen. Die ärztliche Identität wird nicht nur fachlich bestimmt, sondern zudem als menschliche Zuwendung. Immer wieder wird in den Interviews die Unbestimmt-heit deutlich, wie diese menschliche Zuwendung zu leisten sei: „irgendwie" (AB14/929), „in irgendeiner Weise" (AB23/737).

> Ich **verstehe mich als Arzt** irgendwie schon so, **dass ich irgendwie solche Gespräche auch eigentlich führen sollte**. Aber ich muss ganz ehrlich sagen, es geht halt nicht. Es geht halt nicht. Ich hab da wirklich keine Zeit für. Ich mache es halt so weit, dass es halt geht, aber mei-ner Ansicht nach ist es oft zu kurz, das heißt, **wir brauchen da wirklich Hilfe**. (AB14/929–937)

Ein IP beschreibt das Aufeinandertreffen des ärztlichen Kommunikations- und Aufklärungsanspruchs mit der Patient*in auf einen stressvollen Arbeitsalltag als Paradox. Ergebnis sei eine oft ausbleibende, weil zeitlich nicht mögliche Ärzt*in-Patient*in-Kommunikation parallel zur Einschätzung der enormen Bedeutung: **„mit das Wichtigste"**.

> Also **das Paradox**, denke ich, das ist da. Ich finde, es ist wichtig, **dass man trotzdem immer wieder einen Weg findet**, dennoch den Patienten, weil das ist einfach, glaube ich, **MIT das Wichtigste** sozusagen, dass sie jeweils in ihrer Situation auch angenommen werden und man überhaupt erstmal bespricht, wo sind wir und was gibt es für Probleme, und dann eben alle weiteren Dinge dann klären kann **und DAS ist einfach in dem Stress, den wir haben, OFT nicht möglich.** (AB23/497–505)

Einen ganz ähnlichen ärztlichen Auftrag und Anspruch finde ich für die ärztlichen Gespräche mit Angehörigen. In der Behandlung schwerstkranker Patient*innen benennen die IP die *Angehörigen zunehmend als Ansprechpersonen*, da die Patient*innen oftmals selbst nicht wach oder in schlechtem Zustand sind. Insbesondere für die Organisation der weiteren Versorgung der Patient*in nach Beendigung einer Behandlung im Krankenhaus sei das Angehörigengespräch notwendig.

> Wir besprechen das mit den Angehörigen, wie es weitergehen soll, ob der Angehörige im Pflegefall zu Hause versorgt werden KANN. Das **erfordert ja mehrere Gespräche mit den Angehörigen.** (AB24/170–173)

Die Patient*innen selbst werden zumeist als medizinisch versorgt eingeschätzt, wenn sie sich in einem sedierten, nicht kommunikationsfähigen Zustand befinden. Anders sei das bei den Angehörigen: Sie seien es, die unter einer schlechten oder sich verschlechternden Erkrankungssituation eines Patient*in leiden würden und kommunikativer und emotionaler Unterstützung bedürften. Diese ärztliche Einschätzung eines Unterstützungsbedarfes der Angehörigen findet sich vielfach in den Interviews als Anspruch an eine ärztlich zufriedenstellende Behandlung. Mehr noch als die ärztliche kommunikative Begleitung schwerstkranker und sterbender Patient*innen wird die *zunehmende kommunikative Begleitung von Angehörigen* zum ärztlichen Dilemma. Die zeitlichen Ressourcen für Gespräche mit Angehörigen gebe es nicht. Auch die Pflege, welche als wichtigste Kontaktstelle zu den Angehörigen erlebt wird, könne diese Unterstützungsarbeit nicht leisten aufgrund der schlechten personellen Besetzung. Für die zunehmenden Gesprächssituationen in der Behandlung schwerstkranker und sterbender Patient*innen formulieren alle IP den Wunsch nach Unterstützung. Der Unterstützungswunsch beinhaltet weniger die Forderung nach mehr ärztlichem Personal als den Wunsch, jemand von außen möge diese Ärzt*in-Patient*in- bzw. Ärzt*in-Angehörigen-Kommunikation übernehmen. Das als notwendig beschriebene *Auffangen von Angehörigen* verweist auf eine Angebotslücke, die auch individuell nicht ausgeglichen wird/werden kann.

Die Patienten, die analgosediert [Anm. der Autorin: medikamentöse Schmerztherapie bei gleichzeitiger Beruhigung] sind, die schlafen, die haben keine Schmerzen, also die sind versorgt. **Die
Angehörigen sind die, die unter diesen Situationen leiden.** Das sind eigentlich die, die **aufgefangen** werden müssen und dafür **haben wir nicht die Zeit**. Das ist etwas, wo sicherlich die
Unterstützung auch gut wäre. (AB16/305–312)

Für die Ärzt*in-Patient*in-Kommunikation in der Behandlung schwerstkranker und
sterbender Patient*innen im Krankenhaus zeigt sich zusammenfassend:

- ein ärztlicher Anspruch, die Kommunikation mit den Patient*innen zu übernehmen,
- eine zunehmende Kommunikationsnotwendigkeit mit Angehörigen bei schwerstkranken und sterbenden Patient*innen,
- ein Arbeitsalltag im Krankenhaus, in dem zunehmende Gesprächszeiten mit Patient*innen und Angehörigen strukturell als nicht ausreichend eingeplant erlebt
  werden,
- der Wunsch nach Unterstützung bei zunehmenden kommunikativen Anforderungen,
- das Paradox von ärztlichem Anspruch vs. Arbeitsalltag, welches durch individuelles Engagement ausgeglichen wird.

In der medizinischen Behandlung stellt die *Aufklärung* über Erkrankung und Behandlung *und* die *Vermittlung* von Therapieentscheidungen eine zentrale ärztliche
Tätigkeit dar. Die ärztliche Aufklärung beeinflusst auch Therapieentscheidungen
oder Therapiezieländerungen in der Behandlung von schwerstkranken und sterbenden Patient*innen. In den Interviews reflektieren die IP verschiedene ärztliche Aufklärungsstile für die Ärzt*in-Patient*in-Kommunikation, die ich in vier *Aufklärungstypen* zusammengefasst habe:

- **eine vermeidende ärztliche Aufklärung:** Bei der Ärztin-Patient*in-Kommunikation über Diagnose, Prognose und im Behandlungsverlauf, insbesondere in
  sich verschlechternden Erkrankungssituationen, sehen die IP die Vermeidung
  von Gesprächen zum einen als individuelles Vorgehen: „Ärzte, die das **ungerne
  machen**". Zum anderen beschreiben die IP in der Konfrontation mit einem negativen Erkrankungsverlauf oder Komplikationen eine emotionale Belastung bis
  hin zu „**Widerwillen**", das Patient*innenzimmer zu betreten. In der Folge kann
  das zur Vermeidung von Gesprächen und Kontakten mit Patient*innen führen.
  Hinzu kommt, dass die Vermittlung von Komplikationen als Scheitern oder miss-
  lungene Behandlung gesehen wird.

Es gibt einfach **Ärzte, die das ungerne machen: diese Gespräche**, dass man jemandem so eine Diagnose mitteilen muss und auch eine Prognose dazu mitteilen muss. Und eben die ganzen
Gespräche, die dann im Verlauf kommen. Und die das dann auch einfach **gerne vermeiden**.
(AB25/139–144) Dann hat er leider wirklich mehrere Komplikationen entwickelt, so dass das **extrem mühsam** war, diesen Patienten zu betreuen für mich, für alle anderen AUCH. Das mündet
dann in so einem **Widerwillen, da rein zu gehen** in das Zimmer. (AB22/533–536)

– **eine zurückhaltende ärztliche Aufklärung:** Neben der Zurückhaltung beinhaltet dieser Aufklärungsstil eine Vorsicht oder Angst vor mangelnder Absicherung der ärztlichen Aussagen. Sich „aus der Deckung" trauen sei erst möglich, wenn mehr Klarheit über eine Erkrankungssituation bestehe. Zudem beinhaltet die Zurückhaltung eine gewisse Schonung mit einer Aufklärung je nach dem, „was der Patient hören will und was nicht". Begründet wird dieser Aufklärungsstil mit einer Orientierung am Informationsbedürfnis der Patient*in, mit fehlendem Wissen über den Erkrankungsverlauf aufgrund fehlender Erfahrungen als Assistenzärzt*in, aber auch aufgrund einer grundsätzlichen medizinisch-prognostischen Unsicherheit.

Man muss letztendlich schauen, **was der Patient hören will und was nicht**. Man muss natürlich ein bisschen aufpassen, und ich meine, **Zahlen würde ich sowieso nicht nennen**, weil ich auch nicht alle Zahlen auswendig kenne. [...] Dann müsste ich wahrscheinlich den Oberarzt anrufen. Das halt den Leuten zu sagen, dass nicht sicher ist, wie viele Weihnachten sie noch vor sich haben, da kann man sich ja schon **etwas mehr heraustrauen aus der Deckung**, wenn jemand wirklich so schwer überall hin metastasiert ist. (AB29/733–744)

– **eine Heilung visionierende ärztliche Aufklärung:** Der auf Heilung festgelegte ärztliche Aufklärungsstil orientiert sich offensiv und einseitig daran, eine Heilungschance zu „visionieren" – unabhängig vom Informationsbedürfnis der Patient*in, der Angehörigen oder des Erkrankungsstandes. Eine potentiell scheiternde Behandlung oder sich verschlechternde Erkrankungssituation wird in diesem Aufklärungsstil ausgeblendet, der u. U. ein unhaltbares Behandlungsversprechen („**kriegen wir hin**") beinhaltet. Ob vorsätzlich und wissentlich, als Vermeidung eines Gespräches über das Scheitern einer Behandlung im Sinne des medizinischen Enthusiasmus (vgl. Kap. 5.1.3.3.) oder aufgrund fehlender ärztlicher Bewusstheit bleibt offen. Dieser Aufklärungsstil verhindere die Entwicklung einer Bewusstheit von Patient*innen über ihre verschlechterte Erkrankungssituation „bis zum Tod". Zudem ist im Zitat das Konfliktpotential für Behandlungsteams angesprochen, wenn unterschiedliche Aufklärungsstile existieren.

Das ist eben das Problem, das ist auch der Konflikt, in den man relativ schnell gerät, dass die Ärzte eigentlich immer erstmal sagen, > **Das wird schon und klar, kriegen wir hin.** <, und **eine Heilungschance visionieren,** was ganz SCHWER ist. Weil das wird **immer weiter gepflegt und gepflegt.** Und deswegen ist hier das größte Problem, dass man die Patientinnen kaum in so eine palliative Bewusstseinslage bringen kann, weil die schon so **geBAHNT** sind, dass das dann bis zum Tod eigentlich nicht mehr geht. (AB13/62–73)

– **eine wahrhaftige/offene und frühzeitige ärztlich Aufklärung:** Die offene und frühzeitige ärztliche Aufklärung steht allen anderen drei vorgestellten Aufklärungsstilen gegenüber. Eine offene Aufklärung wird nicht nur in diesem Zitat mit einem Zusatz wie „**bisschen sadistisch**" oder „**grausam**" versehen. Gleichzeitig wird eine zögerliche und Hoffnung machende Aufklärung kritisiert. Als Überbringer*in der Wahrheit, „bevor es zu spät ist", über eine nicht mögliche Heilung einer Erkrankung, den Wechsel auf eine palliative Therapie oder eine Sterbesituation sehen sich die Ärzt*innen zwar als Aufklärer*innen, aber eben auch als diejenigen, die Hoffnungen zerstören – die eigenen und die von Patient*innen und Angehörigen.

> Kommt auf den Arzt drauf an, ja. Ich bin schon so eher eine, ich fühl mich halt ab und zu wirklich so ein **bisschen sadistisch**, die **eher der Patientin die Wahrheit sagt, ja, so, bevor es zu spät ist**. Und der Oberarzt jetzt oder auch der Chefarzt und der alte Chefarzt auch, die **zögern das sehr weit hinaus**. Und versuchen halt mit der Chemotherapie so noch irgendwelche Hoffnungen bei der Patientin aufrechtzuerhalten. (AB15/86–94)

Zusätzlich zu den vier Typen ärztlicher Aufklärungsstile lässt sich ein spezifisch *hierarchischer Einfluss auf die Aufklärungssituation* analysieren. Die IP sind Stationsärzt*innen, die ihre hierarchische Position im Krankenhaus als „ausführendes Organ" und ihre Aufgabe im „den Laden am Laufen halten" sehen (vgl. Kap. 5.1.2.). Wie in der Verantwortungsübernahme bei Therapieentscheidungen gezeigt wird, erwarten die IP eine hierarchische Verantwortungsübernahme im Entscheidungsprozess; erfolgt diese nicht oder gibt es diskrepante Einschätzungen, führt das zu Konflikten. Ohne eine hierarchische Therapieentscheidung findet eine eher vermeidende, eine verzögerte oder eine weiterhin an Heilung festhaltende Aufklärung statt. Stationsärzt*innen selbst sehen sich nicht in der Position, ohne oberärztliche Erlaubnis Patient*innen und Angehörige über eine Therapiezieländerung aufzuklären. Ausnahmefälle werden beschrieben, wenn in einer ungeklärten Situation eine Verschlechterung eintritt und der Konflikt für die Stationsärzt*in im Kontakt mit Patient*in und Angehörigen zunimmt. Wenn die Gesprächsvermeidung eine oberärztliche sei, dann bedeute das *hierarchisch nicht gewünschte bzw. verhinderte ärztliche Aufklärung*. Diese „von oberer Ebene nicht gewünschte" Kommunikation kann auch als spezifische *Klinikkultur* erklärt werden.

> Die SEHR schwierige Sache finde ich immer, wenn man eben ein solches Gespräch aufgrund von äußeren Umständen NICHT führen kann, zum Beispiel **wenn das von oberer Ebene nicht gewünscht ist**, dass jetzt schon der Patient informiert wird. Und dann eben, genau dieses **drum herum Kreisen**, eigentlich schon wissen, was los ist, aber halt **nicht reden zu dürfen**. Das finde ich deutlich schwieriger zum Beispiel, als das Gespräch zu führen. (AB14/637–644)
>
> Und das war schon so, dass dann auch **von den zuständigen Oberärzten sich drum gedrückt wurde**, da hinzugehen. Bei der Patientin habe ich das nicht übernommen. Bei manchen manchmal mache ich das, also wenn es klar ist, dass ich auch weiß, **was ich ... sagen kann und darf**. (AB25/603–609)

Im Gegensatz zur *nicht gewünschten bzw. verhinderten Aufklärung* steht die *hierarchisch übernommene Aufklärung*. Wenn es eine hierarchische Entscheidung über das grundsätzliche Therapieziel gibt, kann die Stationsärzt*in die Aufklärung in einer veränderten Erkrankungssituation oder einem beginnenden Sterbeprozess übernehmen. Erfolgt die Aufklärung der Angehörigen und/oder der Patient*in über eine sich verschlechternde Erkrankungssituation direkt oberärztlich, erleben die IP das als besonders entlastend für alle Beteiligten. Ihre Aufgabe bleibt es, nachdem die Nachricht verkündet wurde, alle weiteren Gespräche zu übernehmen.

> Der **Oberarzt hat es jetzt in die Hand genommen**, ich stand daneben, dass die Ehefrau versterben wird. Ich hab einfach gemerkt, dass es einfach auch in dem Sinne GUT ist, wenn man **klar das ausspricht**. Ich hatte das Gefühl, der Ehemann war vorher extrem hilflos. (AB30/295–300) Der Oberarzt ist DANN in dem MOMENT derjenige, der **die Nachricht verkündet**, aber ich muss dann danach mit der Situation umgehen und die Angehörigen auffangen. (AB30/606–609).

Alle vier Aufklärungsstile sowie der hierarchische Einfluss auf die Ärzt*in-Patient*in-Kommunikation im Krankenhaus beeinflussen die ärztliche Therapieentscheidung bei schwerstkranken und sterbenden Patient*innen. Den Einfluss fasse ich in drei Aufklärungs-Dimensionen zusammen:
- ärztliche Offenheit: vermeidende vs. zurückhaltende vs. offene Aufklärung,
- Heilungsorientierung: auf Heilung festgelegte vs. frühzeitige Aufklärung,
- Hierarchie: hierarchisch „nicht gewünschte" vs. hierarchisch übernommene Aufklärung.

Der Aufklärungsstil über eine sich verschlechternde Erkrankungssituation, die Thematisierung einer palliativen Situation bis hin zur Aufklärung einer Sterbesituation sowie insgesamt die Gesprächszeit mit Patient*innen und Angehörigen wird von den IP *je nach medizinischer Fachdisziplin differenziert*. Vor allem für den Bereich der Onkologie benennen die IP übereinstimmend einen eher offenen Aufklärungsstil über die Erkrankungssituation sowie eine ausgeprägte Ärzt*in-Patient*in-Kommunikation. Anders sei das in der Chirurgie und Kardiologie. In diesen Fachdisziplinen sei der Fokus auf Heilung bzw. Lebensverlängerung besonders dominant. Eine Chirurgin reflektiert im Interview: „Die Intensivmediziner, die sind da viel mehr hinterher. Ich hab das Gefühl, wir **scheuen oft das Gespräch**." (AB26/781–782). Für alle anderen medizinischen Fachdisziplinen finde ich sehr unterschiedliche Zuschreibungen der IP, die eher Rückschlüsse auf die jeweilige *Klinikkultur*, disziplinäre Konkurrenzen oder individuelle Lernerfahrungen im Krankenhaus zulassen. Zwei Gemeinsamkeiten finden sich jedoch in allen medizinischen Fachdisziplinen und Funktionsbereichen gleichermaßen: Das vorgestellte Paradox vom ärztlichen Anspruch an die Ärzt*in-Patient*in-Kommunikation vs. Arbeitsalltag ohne Zeit, um diesen Anspruch zu erfüllen, sowie die Arbeitsbelastung. Die Arbeitsbelastung wird von den IP allerdings vor allem im je eigenen Arbeitsbereich als hoch erlebt. Übereinstimmend erleben alle IP die Klärung von Entscheidungen am Lebensende in der Intensivmedizin als konsequenter als in allen anderen medizinischen Bereichen und Fachdisziplinen. Zum Teil führe diese konsequente Vorabklärung zu Verlegungsschwierigkeiten auf die Intensivstation, wenn es sich um palliative Patient*innen handelt (vgl. Kap. 5.3.3.2.). Die konsequente Klärung von EoL-Situation auf der ITS bedeutet allerdings nicht, dass hier mehr Gesprächszeit mit Patient*innen und Angehörigen eingeplant ist bzw. aufgewendet wird.

5.2.5 Patient*innen- und Angehörigen-Merkmale

Die Bedeutung von Personenmerkmalen von Patient*innen und Angehörigen im Behandlungsverlauf nimmt für die IP zu, wenn es eine Irritation, eine Störung oder Belastung des klinischen Ablaufs gibt. Sterbende, Langlieger sowie Patient*innen, bei denen aufgrund einer Zustandsverschlechterung ein Wechsel des Therapieziels zu entscheiden ist, stellen eine solche Störung der Heilungs- und Akutlogik im Krankenhaus dar. Einfluss auf ärztliche Therapieentscheidungen haben spezifische *Personenmerkmale* (vgl. Kap. 5.2.5.1.), die *Symptome* (vgl. Kap. 5.2.5.2.), die ärztlich erlebte Einflussnahme von Angehörigen durch *Familienkonflikte oder starke emotionale Belastung* sowie die *fehlende Übereinstimmung des Patient*innen- und Angehörigenwillens mit der ärztlichen Behandlungsentscheidung* (vgl. Kap. 5.2.5.3.).

5.2.5.1 Personenmerkmale

In allen Fallbeispielen der IP finden sich Gemeinsamkeiten bezüglich der *Personenmerkmale*, wie Alter, familiäre Situation, Bekanntheit, Ansprechbarkeit und Aufklärungsstand/ Bildungsschicht, welche die ärztlichen Entscheidungen beeinflussen. Es sind vor allem die maximalen Ausprägungen dieser Personenmerkmale, die sich in besonderer Weise als therapieentscheidend und emotional herausfordernd für die IP darstellen. Der Bezugsrahmen für medizinische Entscheidungen wechselt hier von einer professionellen Perspektive auf eine moralische Alltagsperspektive der Ärzt*innen. Diese Perspektive verweist weniger auf individuelle, denn auf gesellschaftlich tradierte ethisch-moralische Vorstellungen und hat Folgen für die Symptombehandlung und Therapieentscheidungen über das Sterbendürfen.

Das *Alter* einer Patient*in ist ein erstes Merkmal, welches die ärztliche Therapieentscheidung beeinflusst, da es prognostisch bedeutsam sei bzgl. des Gesundheitszustandes, möglicher Vorerkrankungen und damit der physischen Ressourcen. Besonders schwer falle eine Therapiezieländerung in Form einer Therapiebeendigung oder einer EoL-Entscheidung bei jungen Patient*innen. Jung wird definiert bei einem Alter bis 40 Jahre. Wenn eine junge Patient*in im Krankenhaus verstirbt, sei die emotionale Belastung für alle Beteiligten besonders hoch: „Bei **jungen Patienten** die Therapie einzustellen, damit tut man sich doch deutlich schwerer, muss ich sagen. Das ist auch meistens sehr viel schwerer für alle Beteiligten, wenn ein junger Patient stirbt." (AB14/535–540). Bei älteren Patient*innen, darunter fassen die IP Menschen über 80 Jahre, werde früher und leichter die Entscheidung zur Therapiebeendigung getroffen: „Dass eben früher gesagt wird, ok, machen wir nichts mehr, (ein) **alter Patient**, das ist eben prognostisch ganz ungünstig und dann ist die Entscheidung auch leichter, die Therapie einzustellen" (AB14/527–530). Eine Belastungs- und Konfliktsituation entstehe für Ärzt*innen dann, wenn trotz Verschlechterung eines Erkrankungszustandes einer älteren Patient*in die Therapiezieländerung verzögert wird oder nicht erfolgt und somit stark belastende und intensivmedizinische Maßnahmen weitergeführt werden. Bei jüngeren Patient*innen werde diese Belastung mit Verweis auf ihre günstigere physische Grundkonstitution und mit dem Ziel einer möglichen Lebensverlängerung eher in Kauf genommen.

Als emotionale Belastung für die IP zeigen sich bestimmte *Merkmale des familiären Umfeldes*. Dazu gehören minderjährige Kinder als Angehörige, fehlende Angehörige bzw. sozial isolierte Patient*innen oder stationär sehr präsente, viele und dabei emotional belastete Angehörige. Ein weiteres Einflusskriterium auf Therapieentscheidungen ist die *Bekanntheit einer Patient*in*: Ist die Patient*in seit langem stationär bekannt, beschreiben die IP eine Frustration über die Verschlechterung des Krankheitszustandes. Da bereits so viel investiert worden sei, werde häufig auch weiter im Sinne der Heilungsintention behandelt. Ein Wechsel des Therapieziels bei einer Verschlechterung oder eine EoL-Entscheidung sei zudem aufgrund der persönlichen Nähe zur Patient*in und den Angehörigen zunehmend schwierig und in der Kommunikation emotional belastend. Unter Umständen führe dies zu einem Festhalten am 'Arrangement der Hoffnung' [116] und damit zu einer Ausblendung der veränderten Erkrankungssituation bzw. Vermeidung der Gespräche darüber. Andererseits werden *unbekannte Patient*innen*, die akut in schlechtem Zustand aus einem anderen Krankenhaus oder von einer anderen Station verlegt worden sind, zunächst immer mit einer maximaltherapeutischen Intention behandelt. Bei einer Zustandsverschlechterung der unbekannten, nicht ansprechbaren Patient*in sei der mutmaßliche Wille nicht bekannt und damit unklar, ob die medizinische Intervention im Sinne der Patient*in sei. Diese Situation wird als unbefriedigend erlebt und habe Potenzial für Konflikte im Team. Zudem sei man als Stationsärzt*in bei einer Zustandsverschlechterung oder im Falle des Versterbens Überbringer*in einer schlechten Nachricht an *unbekannte Angehörige* – eine emotionale Herausforderung.

Sind Patient*innen wach und *ansprechbar*, beschreiben die IP eine große emotionale Belastung in der Gesprächsführung bei einer Therapiezieländerung, EoL-Entscheidungen oder der offenen Thematisierung des baldigen Versterbens, da sie mit allen emotionalen und verbalen Reaktionen der Patient*in auf die Nachricht konfrontiert werden. Gleichzeitig hat aber auch eine Nicht-*Ansprechbarkeit* Einfluss auf die Therapie und kann eine Belastung darstellen: Patient*innen können ihren eigenen Willen nicht äußern und auch in der Symptomerkennung und -behandlung ist eine Selbstbeschreibung nicht möglich. Die Ärzt*innen seien dann auf die Zusammenarbeit mit erfahrenen ärztlichen und pflegerischen Kolleg*innen angewiesen sowie auf die Unterstützung von Angehörigen in der Ermittlung des mutmaßlichen Willens. All das erfordere wiederum Gesprächszeit. Und manchmal sei keine Zeit, auf Patient*innen- und Angehörigen-Entscheidung zu warten. Ein weiteres Einflusskriterium auf Behandlungsentscheidungen ist der ärztlich eingeschätzte *Aufklärungsstand* von Patient*innen. Hier gibt es einerseits einen Zusammenhang mit den *ärztlichen Aufklärungsgesprächen und -stilen* (vgl. Kap. 5.2.4.). Bei aller selbstkritischen Einschätzung einer ärztlichen „kommunikativen Schwäche" bei der Aufklärung erleben die IP jedoch auch eine Verdrängung von Informationen bei Patient*innen, d. h. dass selbst bei wiederholter, offener und frühzeitiger ärztlicher Aufklärung bedrohliche Informationen nicht zur Kenntnis genommen, nicht angenommen oder erinnert werden. Die IP verwenden häufiger den Begriff der Verdrängung. Diese Verdrängung/Unterdrückung einer schlechten Nachricht als Teil der Verarbeitung habe Einfluss auf den Aufklärungsstand von Patient*innen und damit auch die Therapieentscheidung.

> Es wird ja mit Tumorpatienten insbesondere wirklich sehr sehr viel geredet. Häufig kommen sie dann in eine andere Abteilung oder wir übernehmen sie dann von der ambulanten Abteilung … und man hat das Gefühl, eigentlich fängt man wieder von vorne an. Das ist vielleicht TEILWEISE einer **kommunikativen Schwäche** geschuldet. Aber vieles ist, denke ich, ist doch auch **Verarbeitung, dass Patienten es verdrängen**. (AB23/412–422)

Ein anderer Aspekt des Aufklärungsstandes ist die ärztlich eingeschätzte *Bildungsschicht* von Patient*innen und Angehörigen. Bei komplexen Therapieentscheidungen und Entscheidungen am Ende des Lebens erleben die IP insgesamt selten differenzierte Einschätzungen durch die Patient*innen oder Angehörigen. Nur „so ganz differenzierte Leute" (AB21/618) oder Patient*innen aus der „Akademikerschicht" (AB29/1210) wird eine differenzierte Auseinandersetzung und Entscheidungsfähigkeit über Fragen am Lebensende und das eigene Sterben zugeschrieben.

> Das ist aber auch eher **die Minderheit von Patienten, die so ganz differenziert, also wirklich GANZ differenziert über ihren eigenen Tod reden können**. Es gibt schon genug, die sagen, das ist insgesamt dann die Mehrheit, > keine Schläuche, keine Maschinen, genug ist genug < . Das können die meisten formulieren. Dann die Minderheit sind solche, die das nicht wollen aus den unterschiedlichsten Gründen. Aber **so ganz differenzierte Leute, denen man das erklären kann**, die dann sagen, > Naja gut dann nicht. < , sind **die wenigsten**. (AB21/611–619)

Aufklärungsstand und Bildungsschicht bedingen sich wechselseitig. Wird einer Patient*in oder Angehörigen ein geringes Verständnis für die Erkrankungssituation zugeschrieben, erfolgt eine begrenzte ärztliche Aufklärung. Eine realistische Einschätzung des Erkrankungszustandes durch die Patient*innen wird als intellektuelle Herausforderung angesehen. Für „viele, jetzt **nicht die Akademikerschicht**", sei eine Therapiefortführung eine Alltagsstruktur „und für die bricht ja eine Welt zusammen, wenn du dann sagst: > Das machen wir jetzt nicht mehr. < ". (AB29/1207–1220). Auch damit wird der Bildungsstand als Merkmal mit Einfluss auf Therapieentscheidungen thematisiert. Nicht-Akademiker*innen wird seltener ein Therapiewunsch als informierte bzw. durchdachte Entscheidung zugestanden. Überwiegend unabhängig vom eingeschätzten *Aufklärungsstand* oder der *Bildungsschicht* der Patient*innen sei die Frage: „Ja, was raten Sie mir denn?" (AB04/912–913). Diese Frage werde in gleicher Weise von Angehörigen gestellt, wenn diese im Rahmen von Therapieentscheidungen einbezogen werden, wie es routiniert im Intensivbereich vorkommt. Diese Frage um Rat werten die IP als Überforderung der Patient*innen und Angehörigen. Es erfolge damit eine Übergabe der Entscheidungsverantwortung an die Ärzt*innen. Die Überforderung bei Therapieentscheidungen von Patient*innen und Angehörigen sei sowohl intellektuell als auch emotional, zudem bei den Angehörigen moralisch. Hier findet sich ein Hinweis auf die als notwendig erlebte *ärztliche Verantwortungsübernahme* in medizinisch, emotional und ethisch-moralisch herausfordernden Situationen. Die Entscheidung über Therapiebeendigungen am Ende des Lebens sowie die Einleitung palliativer Maßnahmen im Krankenhaus gehören dazu. Interessanterweise wird von den IP an keiner Stelle der Versichertenstatus der Erkrankten, z. B. privat oder gesetzlich versichert, als Einflusskriterium für Zuwendung und Informationsstrategie thematisiert. Das kann u. U. an der IP-Auswahl liegen: Stationsärzt*innen sind weniger gefragt bei einer privatärztlichen Behandlung als Ober- und Chefärzt*innen, und auch ihr Einblick in ökonomische Bedingungen einer medizinischen Behandlung ist gering. Ausnahme ist die dringlich beschriebene Bettenbelegungspraxis im Sinne einer verkürzten Liegedauer, die auch Stationsärzt*innen berücksichtigen.

5.2.5.2 Symptome

Einfluss auf Therapieentscheidungen und das Belastungserleben der IP haben die *Sichtbarkeit* und *Behandelbarkeit von Symptomen* sowie die *Dauer eines Sterbeprozesses*. Erst durch die Sichtbarkeit von besonders belastenden Symptombildern oder bei der Einschätzung, dass eine Patient*in sterbend sei, erfolgt eine Priorisierung der Symptombehandlung vor der diagnostischen Ursachenforschung im Krankenhaus. In besonderer Weise sichtbare und u. U. nicht zu verbessernde Symptome seien z. B. Schmerzen, Blutungen, motorische und verbale Unruhe, zum Teil mit starker Wesensänderung, oder Luftnot (vgl. Kap. 5.1.5.2.2. zu Sterbebildern).

Eine zufriedenstellende *Behandelbarkeit der Symptome* wird von den IP nicht immer erlebt, was zu Situationen führe, in denen sie sich selbst als hilflos empfinden. Besonders belastend sei es, gar nichts machen zu können – sowohl individuell als auch bezogen auf eine medizinisch-technische Machbarkeit. Manchmal sei die Anwesenheit von Angehörigen ausschlaggebend für eine erfolgte Symptombehandlung, da man bestimmte Erkrankungszustände nicht ertragen oder zumuten könne.

> MSI [Anm. der Autorin: Opiat als Injektionslösung] haben wir ihm noch mal gegeben. Schmerzen werden damit abgedeckt, aber auch irgendwie **im Interesse der Angehörigen**. Ich weiß gar nicht, ob das unsere Aufgabe ist, so etwas zu entscheiden, das war sicherlich, wenn man ehrlich ist, schon auch ein Hintergedanke. (AB21/263–267)

Eine fehlende Möglichkeit der Symptombehandlung auf der Station führt zum Teil zur Einbeziehung von Hilfen. Benannt wird vielfach der konsiliarische Schmerzdienst. Selten erfolgt eine Einbeziehung eines konsiliarischen Palliativdienstes, den es in beiden untersuchten Kliniken gibt (vgl. Kap. 5.3.4.). Bleibt die Symptombehandlung der einzige Auftrag und ist die Ursachenforschung sowie Akutbehandlung abgeschlossen bzw. nicht möglich, dann führt dies in der Regel zu Verlegungsüberlegungen (vgl. Kap. 5.3.3.). Sind Symptome von Patient*innen gar nicht kontrollierbar, dann wird eine Sedierung thematisiert, vor allem von IP aus dem Intensivbereich. Bei Stationsärzt*innen außerhalb der ITS finden sich Unsicherheiten bis offene Ablehnung einer palliativen Sedierung (vgl. Kap. 5.1.4.).

Bei als sterbend eingeschätzten Patient*innen hat die *Dauer des Sterbeprozesses* einen Einfluss auf ärztliche Therapieentscheidungen und Belastungserleben. Auch hier sind es wiederum die Extreme, die in besonderer Weise herausfordernd sind. Einerseits wird ein langes, langsames Sterben als besondere Belastung benannt: „Wenn das Sterben so **protrahiert** ist und die so lange **in der Sterbephase verharren**." (AB24/224–225). Das Verharren in einer Situation, die medizinisch und ärztlich nicht mehr umzukehren ist, belastet, da sie mit dem zentralen Behandlungsauftrag der Heilung sowie dem Tempo der Akutlogik im Krankenhaus kollidiert. Andererseits sei es das plötzliche, unerwartete Sterben einer Patient*in, welches Probleme mache; und zwar dann, wenn für die IP die Ursache des Versterbens nicht geklärt ist und damit die medizinische Fachlichkeit in Frage steht. Verstärkt wird die ärztliche Verunsicherung durch die Konfrontation mit gleichermaßen verunsicherten Angehörigen. Diese Situationen kollidieren mit dem ärztlichen Konsensideal.

5.2.5.3 Diskrepanter Therapiewunsch

Die Interviews zeigen, dass *Familienkonflikte* sowie ein *diskrepanter* oder *starker Therapiewunsch* von Patient*in und/oder den Angehörigen Einfluss auf die ärztliche Therapieentscheidung nehmen. In der Behandlung schwer Kranker und Sterbender im Krankenhaus rücken Familienangehörige bzw. Bevollmächtigte in den Fokus der ärztlichen Ansprache, da oftmals ein Gespräch oder eine Klärung mit der Patient*in selbst aufgrund des schlechten Erkrankungszustandes nicht möglich sei: „Bei schwerstkranken Patienten spricht man mit der **Familie**, die ja oft auch **die Einzigen** sind, **die sprechen können**." (AB22/225–227). Vor allem im Kontakt mit Angehörigen werden daher diskrepante Einschätzungen zur ärztlichen Behandlungsentscheidung beschrieben. Diese Angehörigen-Einflüsse werden von den IP sowohl als emotional belastend beschrieben als auch als störend für die Therapieentscheidung. In den Fallbeispielen der IP wird deutlich, dass eine Belastung bzw. Störung zudem durch das Aufeinandertreffen des ärztlichen Konsens- und Klärungsideals auf eine unter Umständen vielstimmige Familie entsteht. Zusätzliche Gespräche mit Angehörigen seien nun erforderlich, um die gewünschte Zustimmung zur ärztlichen Therapieempfehlung zu erreichen oder um die intrafamiliären Spannungen aufzulösen, welche eine Zustimmung verhindern. Die ärztliche Einschätzung *zunehmender Angehörigengespräche* und die fehlende Zeit dafür im Arbeitsalltag wurden bereits vorgestellt (vgl. Kap. 5.2.4.).

Von zwei IP aus Intensivbereichen werden explizit die „**großen kulturellen Unterschiede** im Umgang mit Trauer oder Verlustschmerz" (AB15/313–314; AB08/220ff) bei schwerstkranken und sterbenden Patient*innen benannt. Seine Erfahrung verbindet der Stationsarzt mit dem Wunsch, bei diskrepanten Vorstellungen der Familie gegenüber der ärztlichen Therapieempfehlung auf einen Expertenrat zurückgreifen zu können. Diese geistlichen oder ethischen Expert*innen könnten dann von den Ärzt*innen befragt werden in einer uneindeutigen Situation. Ihr Rat könne dann im

Sinne einer Klärung und Verantwortungsübernahme in den Konsensfindungsprozess mit den Angehörigen einbezogen werden. Vor allem für Fälle, in denen der mutmaßliche Wille einer Patient*in gemeinsam mit den Angehörigen bzw. Vorsorgebevollmächtigten ermittelt werden muss, sind innerfamiliäre Konflikte störend und verhindern einen ärztlich angestrebten Konsens – im Sinne einer Akzeptanz der ärztlichen Entscheidung. Für alle IP sind „incompliante Patient*innen" sowie ein hoher Redebedarf von Patient*innen und Angehörigen eine große Herausforderung, da beides verzögernd wirke auf den angestrebten Konsens.

> Die mit hohem Redebedarf, die sind sehr schwierig und die **incomplienten Patienten,** also die einfach dich immer fordern, aber die Empfehlungen überhaupt nicht annehmen. (AB26/972–976)

Die mit *incompliance* beschriebene fehlende Übereinstimmung zwischen den Forderungen von Patient*innen und/oder Angehörigen und der ärztlichen Therapieempfehlung lässt sich auch als *ärztlich diskrepante Therapieempfehlung zum Patient*innenwunsch* beschreiben. In Situationen mit einer fehlenden Übereinstimmung beschreiben die IP einen „Zwiespalt", eine „innere Zerrissenheit" zwischen ihrem ärztlichen Auftrag und ärztlichen Können und dem Willen der Patientin/des Patienten: **„Ich könnte, aber ich darf nicht."** Wenn Patient*innen eine Therapie ablehnen bzw. die Beendigung einer Therapie einfordern, die aus ärztlicher Sicht durchaus medizinisch empfohlen ist im Sinne einer Lebensverlängerung, entsteht ein Konflikt für die Ärzt*innen, der hier hoch emotional beschrieben wird. Die Stärkung der Patient*innenautonomie und des -willens im Betreuungsrecht unterstützen die Entscheidung der Patient*innen. Für die IP ist dieser Moment der Patient*innen- oder Angehörigen-Einflussnahme auf die Therapieentscheidung emotional herausfordernd, solange sie darin eine Diskrepanz zur ärztlichen Einschätzung sehen. Das Zitat einer IP zeigt, dass in diesem Moment für sie das Nachdenken über die Sinnhaftigkeit von medizinischen Maßnahmen beginnt und ein Perspektivwechsel hin zum Patienten und seinem Erleben einer medizinischen Intervention als Zumutung.

> Das war das CPAP [Anm. der Autorin: Beatmungsform, mit Hilfe einer Atemmaske], genau. Was komischerweise hochkam, waren **sehr sehr viele EmotIONEN,** auch bei den ärztlichen Kollegen, einige Kollegen haben auch GEWEINT, waren mitgenommen, weil es quasi **dieser Zwiespalt** war. Ich bin ein ARZT, in dem Fall war es dann auch eine Anästhesistin, die einfach darauf trainiert sind. Jemand ist respiratorisch schlecht, der hat eine Pneumonie, ich kann ihn intubieren, ich kann ihn bronchoskopieren, ich putz den einmal, der wird wieder GUT, ich kann dem helfen. **Er sagt mir aber, er MÖCHTE das nicht. Ich KÖNNTE, aber ich DARF nicht.** Diese **innere Zerrissenheit,** also das war für MICH auch ein Punkt über den ich wirklich viel nachgedacht hab. Dass man selber reflektiert, ist das alles immer so sinnvoll, dass wir immer alles machen können, dass man sich selber auch mal **relativiert in dem, was man dem Patienten auch alles zumutet,** GUT GEMEINT zumutet. (AB11/460–476)

Fordernde Patient*innen oder Angehörige mit bestehendem *Therapiewunsch entgegen der ärztlichen Therapieempfehlung* sind ein weiterer Einflussfaktor für Behandlungsentscheidungen und potentielle Belastungen oder Störungen für die Ärzt*innen – ins-

besondere Konstellationen, bei denen die Forderungen nicht mit ärztlichen Therapie-
empfehlungen übereinstimmen. Von den IP wird vielfach das Ineinandergreifen von
fordernden Patient*innen und/oder Angehörigen einerseits und einem ärztlichen Hoff-
nung-Geben andererseits reflektiert. Unter Umständen führe dieses Wechselspiel zu einer Fortführung von medizinisch nicht indizierten Therapien bzw. einer ausbleibenden
Kommunikation über eine Therapiezieländerung im Rahmen einer veränderten Erkrankungssituation.

> Ich hab das so ein bisschen wahrgenommen, dass wir zu lange an dem Patienten festgehalten
> haben. **Wir haben dem Patienten zu lange Hoffnung gegeben, allerdings war der Patient**
> auch sehr schwierig. Der war in seinen Phasen, wo er dann nicht von Schmerzmitteln komplett
> betäubt war, **sehr FORDERND.** Er wollte wissen, wie geht es weiter, was passiert noch. (AB30/
> 651–657)
>
> Dann ist letztendlich immer ein **recht hoher Druck da, oft seitens der Patienten, oft dann**
> **aber von den Angehörigen, manchmal am meisten von den Angehörigen** und dann natür-
> lich auch durchaus von den Therapeuten, immer weiter zu machen, also immer noch etwas zu
> finden, was man anbieten kann, was VIELLEICHT ein weiteres Fortschreiten der Tumorerkran-
> kung aufhält. (AB23/302–308)

In vielen Beispielen benennen die IP den Druck, den sie im Rahmen von Therapieentscheidungen am Lebensende von Patient*innen und Angehörigen erleben.

Der „**Patient war auf Maximaltherapie aus**" (AB28/544), heißt es an vielen
Stellen in den Interviews.[48] Für diesen Patient*innen- und oftmals auch Angehöri-
genwunsch gebe es zwar unter Umständen keine medizinische Indikation bzw. ihr
Wunsch widerspricht der ärztlichen Einstellung, aber solange es keine Änderung des
Wunsches gebe, könne man nicht sagen: „machen wir nicht". Der Heilungswunsch
von Patient*in und Angehörigen trifft auf den Akut- und Heilungsauftrag im Krankenhaus. In dieser Konstellation wirkt weiterhin das 'Arrangement der Hoffnung' auf
Heilung [116] bei einer fehlenden ärztlichen Verantwortungsübernahme bezüglich
der Klärung der medizinischen Indikation.

> Die Konstellation ist so: Die **Patientin wünscht maximale Therapie, Angehörige auch**. Dann
> können wir nicht sagen: > Nee, machen wir nicht. < . (AB21/690–692)

Erklärt wird dieser Behandlungsdruck auf Seiten der Patient*innen mit der großen
Hoffnung und dem Überlebenswillen. Beide werden als stabil und auch als Gründe
für das Aufsuchen des Krankenhauses angesehen. Auch bei Patient*innen mit einem
langen und z. T. schweren Krankheitsverlauf, wie er vielfach für onkologischen Patient*innen beschrieben wird, sei die Hoffnung weiterhin groß.

---

48 Entspricht der Studienlage, dass erkrankte Menschen häufig bereit sind, sehr viel belastendere
Therapien zu ertragen als gesunde Menschen, wenn dadurch eine Hoffnung auf Lebensverlängerung
besteht [245].

> Die haben trotzdem große **Hoffnung und Überlebenswillen, sonst würden sie sicherlich nicht kommen.** Der Überlebenswille, der nimmt auch nicht ab. Also das ist GANZ selten, dass jemand von vornherein seine eigenen Grenzen definiert und die einhält. (AB22/210–214)

Auch in kommunizierten Sterbebegleitungen werden Situationen beschrieben, in denen ein diskrepanter Angehörigen-Wunsch zur ärztlichen Empfehlung Einfluss nimmt auf die Therapie. Immer ein schwieriges Thema ist nach ärztlicher Erfahrung zum Beispiel die Ernährung am Lebensende.[49] Aus der klinischen Praxis werden Behandlungsbeispiele berichtet, in denen entgegen der ärztlichen Empfehlung eine Behandlung erfolgt. Zum Beispiel die Beibehaltung einer künstlichen Ernährung bei einer sterbenden Patient*in auf *Wunsch der Angehörigen.*

> Sie hat auch noch mal **Ernährung** bekommen parenteral, **weil die Angehörigen da sehr drauf gedrungen haben.** Sie hatten Angst, dass sie verhungern könnte. Das ist ja auch immer so ein schwieriges Thema. (AB10/135–140)

Als angenehm und entlastend benennen die IP Situationen, in denen die Einschätzung der Patient*in und der Angehörigen mit der ärztlichen Einschätzung der Erkrankungsprognose und der Empfehlung zur weiteren Versorgung übereinstimmen und zudem die Patient*in (und/oder die Angehörigen) selbst aktiv und klar die weitere Planung übernimmt, sich „dann ganz genau Gedanken gemacht" und die Situation „im Griff" habe. In diesen Fällen erfüllt sich die ärztliche Vorstellung von Konsens, einer Verantwortungsübernahme durch die Patient*in, und gleichzeitig wird die emotionale Belastung von Patient*in und Angehörigen keine zusätzliche Arbeitsbelastung für die Ärzt*innen – weder in zunehmenden kommunikativen Anforderungen noch organisatorisch.

> Sie hat sich halt auch dann **ganz genau Gedanken gemacht,** was sind die Möglichkeiten, wie es weitergehen könnte, wenn es zuhause nicht mehr funktionieren sollte, und hat sich dann eben ein Hospiz oder palliativmedizinische Station als eine kürzere Variante überlegt. Und in die Richtung auch **quasi das selber organisiert** mit. Also, genau deswegen fand ich das, glaube ich, da sehr positiv, weil **SIE und auch ihr Mann so sehr klar dabei waren** und das auch sehr aufgenommen haben, alle Hilfen, und selber da sehr aktiv drin waren, so dass man das Gefühl hatte, ok, sie hat da einfach **trotz diesem gruseligen Verlauf**, die war Mitte fünfzig oder Anfang fünfzig, aber sicherlich die **Persönlichkeit** auch einfach, dass sie das dann eben weiter auch **im Griff** hatte. (AB25/485–500)

---

49 In der Palliativmedizin wird in Sterbesituationen die Indikation für eine künstliche Ernährung kritisch diskutiert und der belastende Einfluss von Ernährung für sterbende Menschen beschrieben [90].

5.2.6 Patient*innenverfügung

Mit der Neuregelung des Betreuungsrechts 2009 wurde die Einflussnahme von Patient*innen in den Behandlungsprozess durch eine Patient*innenverfügung (PV) gestärkt (vgl. Kap. 2.1.2.). Das Thema habe ich in folgender Forschungsfrage der vorliegenden Untersuchung aufgegriffen: Welche Rolle spielt die PV in der Behandlung schwerstkranker und sterbender Patient*innen im Krankenhaus? Die Ergebnisse lassen sich in drei Kategorien fassen: das *Vorkommen* von PV, die *Aussagekraft* von PV sowie die *Berücksichtigung* von PV bei Therapieentscheidungen.

Das *Vorkommen* von PV im Krankenhaus wird von den IP sehr unterschiedlich wahrgenommen. Die Einschätzungen der IP reichen von 10 % bis 80 % in ihrem Tätigkeitsfeld. Eine interviewte Chirurgin bezieht ihre Schätzung eines hohen Vorkommens von PV auf die spezielle Patient*innenklientel in ihrem chirurgischen Arbeitsbereich. Diese vor allem älteren Menschen hätten vermehrt eine PV: „Wir operieren routinemäßig 80jährige an irgendwie Darmkrebs und **die meisten haben eine Patientenverfügung**, also ich würde sagen 70 oder 80 %." (AB26/225–227). Ganz anders schätzt ein Arzt aus der Gastroenterologie das Vorkommen von PV in seinem Arbeitsbereich ein: „wirklich 10 % allerhöchstens, auch bei den Krebspatienten **relativ gering**" (AB29/1273–1276). Einordnend verweise ich auf die Studie des Deutschen Hospiz- und Palliativverbands von 2017, in der das Vorkommen von PV in Deutschland mit 43 % angegeben wird mit zunehmender Tendenz, je älter die Befragten waren (vgl. Kap. 2.2.2.2.). Die sehr unterschiedlichen Wahrnehmungen der IP verweisen auf das sehr heterogene Spektrum von Patient*innen im Krankenhaus, auf eine sehr subjektive Aufmerksamkeit für das Thema sowie eine heterogene Handhabung der systematischen Erfragung in den unterschiedlichen medizinischen Fach- und Funktionsbereichen, ob es eine PV gibt. Eher selten wird eine Voraberfassung und -klärung bezüglich der Inhalte einer PV beschrieben.

Eine Hürde, PV zu erfassen, findet sich in fast allen Interviews: Patient*innen auf eine PV direkt anzusprechen braucht Zeit, denn die Inhalte einer PV seien nicht mal kurz zu erfragen, sondern bedürfen vielmehr eines Gespräches mit den Patient*innen und einer Einschätzung des OA. Neben deutlichen Hinweisen auf ärztliche Kommunikationsanforderungen zeigt sich im neuerlichen Hinweis auf die *Entscheidungshierarchie* der Wunsch nach einer kommunikativen Vorab-Klärung.

Dass man wirklich sagt: Ja, der hat eine Verfügung, die ist in der Akte, kannst du dir mal durchlesen oder so. Also, **kommt selten vor,** und ich meine, dann ist es eben auch blöd, wenn man so auf die Station kommt. **Du gehst ja dann nicht zu den Leuten hin und fragst sie mal kurz zu ihrer Meinung** zu dem Thema, sondern du willst ja, dass das GEKLÄRT ist, dass ein Gespräch mit dem Patienten war und dass der Oberarzt sich noch mal geäußert hat. (AB29/1276–1283)

Das Vorkommen von PV lässt sich in das *Vorhandensein,* die *Vorenthaltung* und das *Vorliegen* differenzieren. So beschrieben die IP Fälle, in denen bekannt ist, dass eine PV vorhanden ist, allerdings nicht vorliegt und damit auch der Inhalt, d. h. der Patient*innenwille, nicht bekannt ist. Entweder weil die Erkrankungssituation akut ist und im Vorfeld ärztlich nicht nach einer PV gefragt wurde oder niemand gefragt werden konnte, da der Patient/die Patientin nicht ansprechbar und Angehörige nicht erreichbar waren.[50] Für die Praxis bedeutet das eine Behandlung mit maximaltherapeutischen Maßnahmen. Erst in einem zweiten Schritt kann dann eine Klärung darüber erfolgen, ob es eine Verfügung oder Vollmacht gibt. Oder aber es handelt sich um die Vorenthaltung einer PV, d. h. es gibt eine PV, aber Patient*in oder Angehörige legen diese wissentlich nicht vor. Da eine PV u. a. Aussagen zur Beendigung (intensiv)medizinischer Maßnahmen beinhaltet, wird die Vorenthaltung von den IP als Familienkonflikt im Sinne diskrepanter Therapiewünsche oder als Angst vor Unterversorgung durch die ärztliche Anwendung der PV interpretiert. In Fällen der Vorenthaltung handeln Ärzt*innen so, als gebe es keinen dokumentierten Willen, und von den IP wird in der Logik des Behandlungsauftrages im Krankenhaus weiterhin vorrangig ein maximaltherapeutisches Vorgehen beschrieben (vgl. Kap. 5.1.3.).

> Die Angehörige hatte mir gesagt, dass es da eine Patientenverfügung gibt, die eigentlich SEHR so im Sinne von keine intensivmedizinischen Maßnahmen und so weiter, keine künstliche Verlängerung des Lebens so formuliert war, aber **der Patient hatte ausdrücklich gewünscht, dass die uns nicht gegeben wird**, also musste ich davon ausgehen, dass er **eben doch Maximalbehandlung wünscht**, dass die Patientenverfügung uns nicht gegeben wird ... also wir hatten keinen dokumentierten Willen des Patienten. (AB21/151–164)

Für den Intensivbereich beschreiben die interviewten Ärzt*innen oftmals ein Vorgehen entlang einer SOP zur Klärung der medizinischen Indikation (vgl. Kap. 5.2.2.). Außerhalb des Intensivbereiches findet sich in keiner der untersuchten Kliniken ein Ablaufschema und auch keine strukturierte, regelhafte Abfrage der Patient*innen bei Aufnahme ins Krankenhaus über das Vorhandensein einer PV. Auch eine ärztliche Beratung zu PV ist kein regelhaftes oder explizites Angebot in den untersuchten Kliniken.

Wie erleben die IP die *Aussagekraft* von PV? PV werden als aussagekräftig für den Geltungsbereich Lebensende und bei der Frage nach intensivmedizinischen Maßnahmen wahrgenommen. Hilfreich sei dies vor allem bei unbekannten Patient*innen, da das Vorhandensein einer PV auf eine Beschäftigung mit dem Thema Lebensende hinweise. Die Frage nach der medizinischen Indikation einer maximaltherapeutischen Behandlung stellen die IP, wenn überhaupt, nur andeutungsweise.

---

50 Das Erleben der IP spiegelt Ergebnisse, die zeigen, dass bei Aufnahme ins Krankenhaus 25 % und bei Verlegung auf Intensivstationen 95 % der Patient*innen nicht entscheidungsfähig sind [90, 240].

Also, mir hilft das schon. Weil ich weiß, die Patientin möchte dann keine intensivmedizinischen Maßnahmen mehr, ja. **Vor allem hilft es dem Kollegen, der in der Nacht neu dazu kommt. Der kennt ja die Patientin nicht.** Es ist schon für ihn wichtig zu wissen, wie weit. Weil **ohne Patientenverfügung, ohne Patientengespräch,** muss man ja **aus medizinischer Sicht immer alles machen,** ja. Intubieren, reanimieren und, und, und. ... Auch wenn man weiß, dass es ... ja. (AB15/413–420)

Bezüglich konkreter Behandlungssituationen werden PV von allen IP als wenig aussagekräftig und nicht hilfreich eingeschätzt, da sie zu ungenau bzw. zu allgemein formuliert seien. Bei fehlenden eindeutigen Formulierungen werde die Frage über die weitere Behandlung den bevollmächtigten Angehörigen gestellt, was diese oftmals sehr verunsichere, selbst wenn die grundsätzliche Behandlungspräferenz des Erkrankten bekannt ist. Damit liege die Entscheidung wieder und trotz einer PV bei den Ärzt*innen.

Es hilft ein bisschen, weil die Leute, die das haben, haben sich zumindest schon mal mit dem Thema beschäftigt, es hilft aber auch NICHT, weil die **Patientenverfügungen in der Regel zu allgemein gehalten** sind und DANN wiederum auch die Familien des Patienten selbst in so letztlich Zweifel stürzen, wenn man sie auf ganz konkrete Situationen anspricht, die eben aus einer Operation entstehen können. (AB22/174–182)

Ein Vorschlag findet sich immer wieder in den Interviews, vor allem von den IP mit ITS-Erfahrung: Bei der Erstellung von PV sollte ein Zeitraum für die Durchführung spezifischer Maßnahmen festgelegt werden. Damit wäre einerseits berücksichtigt, alles medizinisch Mögliche versucht zu haben („**volle Therapie**"), um Leben zu retten bzw. zu verlängern. Andererseits gäbe es auch eine klare zeitliche Vorgabe, wann ein solcher Versuch beendet wird, sollte die medizinische Maßnahme keinen Erfolg zeigen.

Und eben was ja häufig nicht in diesen **Patientenverfügungen** drinsteht: Wenn es eine reelle Chance gibt auf irgendwas. Was meistens greifbarer ist, ist sowas wie ein **Zeitraum.** Wenn man sagen würde: > Ich will **drei Wochen volle Therapie.** Wenn es dann **nicht einen klaren Trend irgendwohin gibt, dann war es das.** < . So etwas würde ich am ehesten für mich selber wünschen. (AB12/730–735)

Zum Thema der *Berücksichtigung* finden sich sehr unterschiedliche Beispiele, die sich den Aspekten hilfreiche oder zwangsweise Berücksichtigung zuordnen lassen. Ob eine PV ärztlich als unterstützend im Entscheidungsprozess erlebt und berücksichtigt wird, hängt von der Übereinstimmung des schriftlich formulierten Willens mit der ärztlichen Einschätzung über den Geltungszeitpunkt der PV ab. In einer PV thematisiert wird das Thema der Geltungsbedingungen z. B. mit den Worten: „Wenn ich mich im unmittelbaren Sterbeprozess befinde ..." oder „Auch, wenn der Sterbeprozess noch nicht eingesetzt hat ....". In der Praxis kann der schriftlich formulierte Patient*innenwille mit der ärztlichen Behandlungsperspektive kollidieren und dazu führen, dass eine medizinische Maßnahme entgegen den Festlegungen durchgeführt wird. Beschrieben wird dieser Fall von den IP vor allem bei reversiblen Ursachen einer Zustandsverschlechterung, das heißt, wenn ärztlich angenommen wird, dass der aktuell verschlechterte, vielleicht lebensbedrohliche Zustand einer Patient*in umkehrbar ist. Das folgende Zitat lässt sich zudem als ein Hinweis auf das vorsätzliche Nichtauffinden einer PV lesen, um sie nicht berücksichtigen zu müssen.

> **Jegliche potentiell reversible Ursache behandele ich,** behandeln auch **WIR** ... und das heißt, deswegen werden auch Patienten, auch wenn das in der Patientenverfügung steht, sie wollen das nicht, werden sie dann eben manchmal dann doch intubiert ODER ganz häufig, man findet die **Patientenverfügung nicht in der Akte.** (AB11/1188–1193)

Hilfreich erlebt wird eine vorhandene PV in Konfliktsituationen mit Angehörigen, die *differente Behandlungsvorstellungen* haben. Allerdings nur dann, wenn die Wünsche und Geltungsbedingungen der PV mit denen der Behandler übereinstimmen. Bei einem Dissens zwischen Behandlern und schriftlichem Patient*innenwillen wird die PV zwar – bis auf oben genannte Situationen – befolgt, aber nicht als unterstützend erlebt. Im nachfolgenden Zitat benennt die Anästhesistin den Fall der zwangsweisen Einstellung von medizinischen Therapien zu einem Zeitpunkt, der von den Behandlern als zu früh bzw. an dem die Erkrankungssituation als reversibel eingeschätzt wurde. Für genau diese Fälle wurde das Patient*innenverfügungsgesetz formuliert, um die Autonomie von Patient*innen vor der Behandler-Fürsorge zu stärken.

> Wo eine Patientenverfügung helfen KÖNNTE, wäre, wenn es zum Beispiel Angehörige gibt, die für den Patienten entscheiden wollen und sagen: > Nee, auf jeden Fall alles machen, überall Schläuche reinstecken. <, und wir denken, dass das nicht mehr so gut wäre. Aber so etwas passiert eigentlich extrem selten. Das heißt, **in ALLER Regel braucht man keine Patientenverfügung. Manchmal** gibt es den Fall, dass eine **Patientenverfügung tatsächlich uns dazu zwingt, die Therapie einzustellen**, wenn wir denken, dass das vielleicht noch nicht unbedingt so der Zeitpunkt wäre, das zu tun. (AB14/320–329)

Im Vergleich zu anderen Stationen und Funktionsbereichen im Krankenhaus wird die Berücksichtigung einer PV im Intensivbereich von einigen IP als drastischer eingeschätzt: Allein das Vorliegen einer PV führe zu Therapiebeendigungen. Die praktischen Folgen dieser eher restriktiv wahrgenommenen Handhabung einer PV bei Verlegungsanfragen für Schwerstkranke auf eine ITS stelle ich in Kapitel 5.3.3.2. vor. Für die Chirurgie formuliert eine Ärztin eine weniger begrenzende Handhabung von PV bzw. weitere operative Behandlungsversuche.

> Ich hab immer den Eindruck auf der **Intensivstation**, sobald da jemand eine Patientenverfügung hat, heißt es immer, ja Patientenverfügung ist vorliegend, und es wird **eher schneller restriktiv**. Also, ich hab den Eindruck, dass wir schon sagen, ja wir können es ja noch mal versuchen mit einer Operation so. (AB26/253–264)

5.2.7 Komplexität von Einflüssen auf ärztliche Therapieentscheidungen

In den vorangegangenen Kapiteln habe ich eine Vielzahl von Einflüssen auf ärztliche Therapieentscheidungen im Krankenhaus herausgearbeitet. Diese Einflüsse treten selten singulär auf, sondern formen sich zu komplexen Situationen. Entlang von zwei exemplarischen Entscheidungssituationen stelle ich die vielfältigen Merkmale a) einer maximal belastenden Behandlung und b) einer als gelungen erlebten Behandlung schwerstkranker und prognostiziert sterbender Patient*innen vor. Im mal ehrgeizigen, mal verzweifelten Ringen um einen idealisierten Konsens (vgl. Kap. 5.2.3.) wird von den IP der fragile Klärungsprozess gezeichnet, der einen Konsens stören oder verhindern kann. Die Erfahrungen mit dem Klärungsstand über die weitere Behandlung von Patient*innen in einem schlechter werdenden Gesundheitszustand in der stationären Szenerie fasst ein IP prägnant zusammen:

> **Es ist ja IMMER so, am Wochenende** passiert dann irgendwas. Der **Patient wird schlecht**, dann ruft man die Intensivstation an, dann fragen die als erstes: > Ja, wie ist der denn? Wie palliativ oder **WIE weit geht man da? Was ist da besprochen**? < . Und dann fallen die Angehörigen aus allen Wolken, wenn es darum geht, wie weit man gehen soll: > WAS tot? < . Dabei ist **seit zehn Jahren eine Krebserkrankung bekannt**, so nach dem Motto. Dann fällt die Intensivstation aus allen Wolken, weil man das nicht besprochen hat. Und dann ist die **Patientenverfügung zu Hause unterm Kopfkissen**. (AB26/763–773)

In dieser als typisch vorgestellten Situation, „es ist ja immer so ...", werden Fragen formuliert, die Hinweise auf Einflussfaktoren auf die Behandlung und Behandlungsentscheidungen geben: Ist die weitere Behandlung geplant, kommuniziert, dokumentiert? Gibt es ein geklärtes Therapieziel im Behandlungsteam? Wie ist der Aufklärungsstand von Patient*in und Angehörigen? Hat die Patientin/der Patient ihren/seinen Behandlungswunsch für eine sich verschlechternde Erkrankungssituation vorab formuliert? Ist dieser Wunsch dokumentiert, auffindbar oder den Angehörigen bekannt? Wie ist die Verlegungspraxis zwischen Intensiv- und Normalstation? In der Situationsbeschreibung des Stationsarztes zeigt sich eine *Verkettung von Ungewissheiten* bei der Zustandsverschlechterung einer Patient*in. Diese Ungewissheiten entstehen auf unterschiedlichen Ebenen: der *Organisationsstruktur* mit Schichtdienst im Rund-um-die-Uhr-Betrieb sowie heterogenen *Abteilungs- und Medizinkulturen* im Umgang mit der *Vorabklärung* intensivmedizinischer Maßnahmen und der *Aufklärung* von Patient*innen und Angehörigen. In Tabelle 5.3 sind die analysierten Einflussfaktoren auf ärztliche Therapieentscheidungen zusammengefasst.

Im Kontext der vorliegenden Untersuchung werden von den IP vor allem Therapieentscheidungen entlang der Fragen einer kausalen oder intensivmedizinischen Therapiefortführung bei schwerstkranken Patient*innen vorgestellt. Es zeigt sich eine deutliche Fokussierung auf das *Ob* und damit *Wann des Sterbens* vor dem *Wie des Sterbens* im Krankenhaus. Die Klärung des *Ob und Wann des Sterbens* sei das zentrale Entscheidungsproblem und laufe oftmals schlecht. Im Anschluss an eine Klärung wird die Sterbebegleitung häufig als gelungen erlebt: „Oftmals läuft die Klärung schlecht, aber **wenn das geklärt ist, dann läuft es wirklich sehr gut**." (AB13/726–727).

Tab. 5.3: Einflussfaktoren auf ärztliche Therapieentscheidungen im Hinblick auf eine maximal belastende und potentiell konflikthafte Entscheidungssituation; Quelle: eigene Darstellung.

Einflussfaktoren auf ärztliche Therapieentscheidungen	Maximal belastend und konflikthaft, wenn …
Behandlungsperspektiven	
Eindeutigkeit	– schwammige, unplanbare Situationen im Arbeitsalltag
Akuität und Heilung	– rechtliche Unsicherheit mit Angst vor Unterlassung – kurative Frustration
Medizinischer Enthusiasmus	– Sinnfrage kollidiert mit Machbarkeit, z. B. bei der Intensivverlegung Sterbender – Langlieger
Arbeitsbedingungen	
Personal	– mangelndes (erfahrenes) Pflegepersonal
Zeit	– hoher Patient*innendurchlauf – zusätzliche Arbeitsaufgaben zu Routinen, z. B. Angehörigengespräche – fehlende strukturelle Anerkennung für ärztliche Arbeit in der Sterbebegleitung – fehlende multiprofessionelle Überschneidungsräume – keine Zeit für (informellen) Austausch mit ärztlichen Kolleg*innen
Raum	– fehlender Raum für Angehörige – kein Einzelzimmer für Sterbende
Merkmale von Patient*innen & Angehörigen	
Alter	– Patient*in < 40 Jahre oder Patient*in > 80 Jahre
Bekanntheit	– Lange bekannte oder unbekannte Patient*in
Ansprechbarkeit	– wache und ansprechbare Sterbende (auf ITS) oder fehlende Verständigungsmöglichkeit/Sprachbarriere
Dauer des Sterbeprozesses	– lange Sterbephase oder unerwartetes Sterben
Symptome	– stark und schwer beherrschbar – sichtbar, z. B. Blutung, Unruhe – fehlende Zeit für Symptomerfassung und -behandlung – rechtliche Unsicherheit in der Behandlung
Patient*innenwille (mündlich/PV)	– geringer Aufklärungsstand – keine Übereinstimmung mit ärztlicher Empfehlung – fehlende Dokumentation

Tab. 5.3: (fortgesetzt)

Einflussfaktoren auf ärztliche Therapieentscheidungen	Maximal belastend und konflikthaft, wenn …
Angehörige	– minderjährige Kinder – keine oder viele Angehörige – emotional stark belastete Angehörige/Familienkonflikt – geringer Aufklärungs-/Bildungsstand – fehlende Übereinstimmung mit ärztlicher Empfehlung
Behandler*innen-Praxis	
Klärungsstand hinsichtlich Therapieziel und Behandlung	– fehlende Entscheidung über ein Sterbendürfen – kein Konsens im ärztlichen Team – diskrepante Einschätzung der Pflege/kein Konsens im multiprofessionellen Team – hierarchisch verhinderte Patient*innen-Aufklärung
ärztliche Verantwortungsübernahme	– fehlende hierarchische Verantwortungsübernahme – Diskrepanz zwischen hierarchischer Entscheidung und der zugeschriebenen Fachkompetenz bzw. fehlende Übereinstimmung mit der personengebunden getroffenen Entscheidung
Verlegungspraxis/Schnittstellen	– Verlegungs-/Bettendruck auch bei Sterbenden – konkurrierende Abteilungs-/Disziplinenkultur, z. B. Verweigerung einer ITS-Verlegung

Immer unter der Maßgabe, dass eine Zustandsverschlechterung oder das Versterben einer Patientin bzw. eines Patienten im Krankenhaus weder erwünscht noch gewollt ist, gibt es Behandlungsverläufe in sich verschlechternden Erkrankungssituationen, die von den interviewten Ärzt*innen positiv erlebt werden. Die Bedingungen und Begründungen für einen positiv erlebten Behandlungsverlauf, der mit dem Versterben einer Patientin/eines Patienten endet, stellt sich in allen berichteten Kasuistiken durch die IP ähnlich dar und kann somit als Idealtypus beschrieben werden. Abb. 5.5 fasst alle im Kapitel 5.1. und 5.2. dargestellten Ergebnisse bezogen auf Merkmale zusammen, die aus ärztlicher Sicht eine gelungene Sterbesituation kennzeichnen.

Die positive ärztliche Wahrnehmung der Sterbebegleitungen im Anschluss an eine konstruktive Klärung der weiteren Behandlung erfolgt durchgehend mit der Betonung fehlender Ressorcen an Pflegekräften, die vorrangig in der Rolle der Sterbebegleiter*innen gesehen werden, der nicht zufriedenstellenden räumlichen Situation sowie fehlender Zeit für Gespräche, welche in Sterbesituationen als zunehmend eingeschätzt wird und bisher nur durch individuelles Engagement kompensiert werden kann.

Setting–Raum, Zeit, Beteiligte:

kompetente und liebevolle Pflege mit Zeit	Einzelzimmer bzw. allein liegend	Angehörige anwesend	friedliches Sterben ohne belastende Symptome	Psycholog*in/ Seelsorge bei Bedarf erreichbar	schnelles Sterben < 3 Tage

Merkmale einer gelungenen Sterbesituation

Entscheidung im Konsens geklärt:
→ Konsens aller ärztlichen Behandler über Therapiezieländerung/Therapiebegrenzung/Therapie-
  abbruch nach Abklärung aller möglicher Therapieoptionen
→ Verlegungsindikation auf ITS und Reanimation bei Zustandsverschlechterung vorab geklärt
→ Entscheidung für alle nachvollziehbar dokumentiert und kommuniziert
→ Zeit für kollegialen Austausch
→ Zustimmung des Pflegeteams zur Entscheidung
→ Patient*innenwunsch (mündlich oder PV) entspricht der ärztlichen Entscheidung
→ Entscheidung von allen Angehörigen angenommen und akzeptiert

Abb. 5.5: Merkmale einer gelungenen Sterbesituation im Krankenhaus; Quelle: eigene Darstellung.

5.3 Aufnahme- und Verlegungspraxis von Schwerstkranken und Sterbenden

Sind Akuität und Heilung als zentrale Behandlungsaufträge im Krankenhaus definiert, ist interessant, welchen Stellenwert die Behandlung Schwerstkranker und Sterbender in der *Priorisierung von kurativen vor palliativen Patient*innen* einnimmt (vgl. Kap. 5.3.1.), welche *Aufnahmeindikationen* sich trotzdem für Sterbende zeigen (vgl. Kap. 5.3.2.) und wie sich die *Verlegungspraxis* innerhalb der Klinik für diese Patient*inngruppe darstellt (vgl. Kap. 5.3.3.). Wie sich in den Daten zeigte, werden Schwerstkranke und Sterbende von den IP als kleine, aber besonders herausfordernde Patient*innengruppe erlebt. Dennoch zeigt sich das *Paradox der Nicht-Nutzung eines Palliativkonsildienstes* für ihre Behandlung (vgl. Kap. 5.3.4.).

5.3.1 Priorisierung von kurativen vor palliativen Patient*innen

Mit der Vorstellung der grundsätzlichen Heilungsverpflichtung wird von den IP die emotionale und habituelle – im Sinne einer berufsethischen – Priorisierung der kurativen vor der palliativen Perspektive begründet. In der Erklärung des klinischen Vorgehens in der Behandlung von Patient*innen zeigt sich zudem eine strukturelle Priorisierung von kurativen vor palliativen Patient*innen. Wie wird dieses ärztliche Vorgehen beschrieben? Die ärztliche Tätigkeit wird neben routiniertem Handeln vor allem als Entscheidungstätigkeit festgelegt. Entscheidungen erfolgen – neben den beschriebenen vielfältigen individuellen, sozialen und strukturellen Einflüssen – oftmals im Sinne einer Triage. Als Triage wird die Priorisierung einer medizinischen Hilfeleistung bei unerwartet hohem Aufkommen an Patient*innen und objektiv unzureichenden Ressourcen verstanden. Das Unterlassen medizinischer Hilfe ist formal unethisch und rechtlich strafbar, jedoch in diesen Fällen unvermeidlich. Vor allem in der Intensivmedizin und in Rettungsstellen haben sich diese Ersteinschätzungen als Entscheidungshilfen für die Behandlungsdringlichkeit etabliert. Es gibt verschiedene Triage-Systeme, die vor allem in der Notfall- und Rettungsmedizin zum Einsatz kommen. Gemeinsam ist ihnen ein stufenweises Vorgehen mit dem Kriterium der eingeschätzten Lebensbedrohlichkeit einer Situation und der daraus abzuleitenden Dringlichkeit.

In der vorliegenden Untersuchung lässt sich eine Triage-Strategie vor dem Hintergrund einer Ressourcenabwägung erkennen: „wenn ich **ein Bett** habe und **zwei Patienten**" (02/98–99). Hinzu kommen im Triage-Prozess Kriterien wie Prognose und Symptomlast. Beide Faktoren werden auch bei der Einordnung von Patient*innen auf der *Palliativ-Dimension* genutzt. Im Sinne der *Dringlichkeitshierarchie* steht zudem die Akuität einer Erkrankungssituation im Mittelpunkt. Der Triage-Strategie inhärent ist der beständige Fokus auf Lebensrettung und Heilung. In diesen Fokus fallen palliative oder gar als sterbend eingeschätzte Patient*innen nicht.

Eine Ärztin aus der Onkologie erklärt ihren Triage-Prozess bei der Vergabe eines Krankenhausbettes am Beispiel der Durchführung einer stationären Chemotherapie und stellt eine Entscheidungshierarchie auf. Die medizinische Intervention für eine Lebensverlängerung bei palliativen Patient*innen oder Heilung bei kurativen Patient*innen ist hier in beiden Fällen eine Chemotherapie. Zunächst definiert sie die kurative oder palliative Perspektive einer Behandlung unter Bezugnahme auf statistische Prognosen für die Erkrankung. Sie gäbe einem Patienten/einer Patientin mit einem kurativen Behandlungsansatz den Vortritt, da es die Wahrscheinlichkeit für eine Heilung gibt. Eine Therapieverzögerung berge die Gefahr einer Verschlechterung bis hin zu einer nun palliativen Prognose und damit einem Wechsel in der Behandlung. Zu Kollisionen im Entscheidungsprozess komme es, wenn ein weiteres Kriterium für eine Aufnahme ins Krankenhaus zu berücksichtigen sei: die Akuität bei Patient*innen mit Symptomlast unabhängig von der Heilungsaussicht. Hier entsteht ein Entscheidungsdilemma, wenn ein Behandlungsauftrag der Dringlichkeit im Sinne einer günstigeren Prognose und damit der Logik der Heilung konkurriert mit dem Behandlungsauftrag der Dringlichkeit im Sinne der Akuität von Symptomen.

Ich muss ehrlicherweise sagen, **wenn ich ein Bett habe und zwei Patienten, nehme ich den kurativen anstatt den palliativen.** Also palliative Chemotherapiefortführung oder Chemotherapiefortführung bei einem Patienten in kurativer Therapieintention, nehme ich den kurativen. Wenn der Patient palliativ ist, zur Chemofortführung kommt und sagt, er hat Symptome, dann ist es natürlich schwierig, das abzuwiegen, dann ist sozusagen die Aussage des Patienten entscheidend, wie dringlich ist denn die Aufnahme. Aber das ist sozusagen für mich die Unter-

> scheidung, warum mach ich eine kurative oder palliative Unterscheidung bei einem Patienten. Patient mit einer metastasierten Tumorerkrankung ist palliativ ... Patient mit einem Magenkarzinom lokal fortgeschritten ist noch kurativ, auch wenn man die Heilungschancen mit maximal 30 % einschätzen kann, aber das ist **immer noch besser von der Prognose** als ein Patient mit einem metastasierten Pankreaskarzinom, also **einfach Statistik** und auch individueller Patient, also, das ist jetzt **keine offizielle Ansage in der Klinik**, dass man sagt, > Wir nehmen die kurativen zuerst an. < , sondern das ist sozusagen eben, die Patienten, die eine Prognose haben, dass sie **nicht mehr in der Therapie verzögert werden**, sondern dass man das stringent durchzieht, dass man nicht nachher aufgrund einer Therapieverzögerung, weil das Bett nicht frei war oder ähnliches, dann nachher dann doch irgendwie das Gesamte verschlechtert und der Patient auch palliativ wird. (AB02/97–131)

Auch in der ärztlichen Routinetätigkeit wird eine Rangfolge vorgestellt, welche kurative zunächst vor palliative Patient*innen stellt, die „ich mir dann **als Zweites angucke**". Die Stationsärztin einer Intensivstation schätzt zu Beginn ihres Dienstes die Dringlichkeit einer medizinischen Intervention ein. Gerade im Intensivbereich werden akut lebensbedrohlich erkrankte Patient*innen mit dem Ziel der Lebensrettung bzw. Lebenserhaltung behandelt. Dies erfolgt mit maximaltherapeutischen Maßnahmen, z. B. Intubation, Reanimation, Dialyse. Einerseits werden hier Palliativpatient*innen in der *Dringlichkeitshierarchie* nicht an erster Stelle gesehen, andererseits beschreibt die Stationsärztin, dass die Patient*innen, „**die an der Kippe sind**", am schwierigsten seien, mehr Zeit brauchen, die Betreuung **„engmaschiger"** sei. Hier findet sich ein wichtiger Hinweis auf das Behandlungs-Dilemma bei palliativen bis sterbenden Patient*innen im Krankenhaus, welches sich im Zusammenspiel von Ressourcenanforderungen, einem Vorrang der Heilungs- und Akutlogik im Krankenhaus sowie der zunehmenden ärztlichen Herausforderung in ungeklärten Situationen und dem eigenen Anspruch an eine Behandlung ergibt.

> Wenn ich meinen Dienst anfange und loslegen will, dann sind die **Palliativen eher so, die ich mir dann als Zweites angucke** und die anderen als Erstes. Das SCHON wegen der Dringlichkeit, woBEI aber die Patienten, die ein palliatives Konzept haben oder die so an der Kippe sind, also vor allen Dingen, **die so an der Kippe sind, finde ich immer am schwierigsten**. Die **gucke ich mir** eigentlich auch letztlich dann vielleicht manchmal ein bisschen **engmaschiger an.** (AB11/317–325)

In unterschiedlichen medizinischen Fachdisziplinen und in verschiedenen Funktionsbereichen, wie Normalstation, Therapiestation und Intensivstation, findet sich die Priorisierung von kurativ vor palliativ. Ausnahmen werden bei den Handlungsspielräumen im Rahmen der Aufnahme- und Verlegungspraxis in Kapitel 5.5.3.1. vorgestellt. Die vorgestellten Triage-Prozesse verweisen auf die Bedeutung der kurativ-palliativ-Logik, die zunächst von den IP als unwichtig benannt wurde für einen Behandlungsauftrag im Krankenhaus, da alle Patient*innen schwer krank seien. Im Entscheidungsprozess knapper Ressourcen ist diese Logik jedoch ein Schlüssel zur Feststellung einer Behandlungsindikation. Interessant ist die Selbstzuschreibung der Regelbefolgung in der pointierten Ichform („**gucke ich** mir an"). Damit erweitern die Ärzt*innen eine reine Befolgung eines SOP-Algorithmus um den ärztlichen Blick als diagnostisches Instrument. In diesen unidirektionalen Blick bezieht der Arzt/die Ärztin den Blick des Anderen, des Patienten/der Patientin zwar nicht ein und doch findet sich hier ein Hinweis auf eine Beziehungsmedizin. Klaus Dörner sieht in seinen beziehungsethischen Überlegungen in Anlehnung an Emmanuel Levinas den „Blick vom Anderen" als Grundlage für die Ärzt*in-Patient*in-Beziehung [28, S. 63ff]. In der klinischen Arbeit sei Medizin zunächst Beziehungswissenschaft und dann erst Handlungs- und Naturwissenschaft.

5.3.2 Aufnahmeindikationen für sterbende Menschen ins Krankenhaus

Studien zeigen, dass die meisten Menschen als Präferenz beim Sterben das eigene Zuhause als Sterbeort angeben. Die Diskrepanz von Wunsch und Wirklichkeit des Postulats von ambulant vor stationär wurde in Kapitel 2.1.2. bereits theoretisch eingeführt. Das Aufsuchen eines Krankenhauses durch Patient*innen und Angehörige bei Verschlechterung eines Erkrankungszustandes, ob akut eingetreten oder im Verlauf einer langen Krankheit, kann daher als Wunsch nach einer Abwendung des Todes interpretiert werden bzw. als Ausblendung des Todes als mögliche Konsequenz der aktuellen Erkrankungssituation. Das Verhalten von Patient*innen und Angehörigen ist äquivalent zum zentralen Behandlungsauftrag eines Krankenhauses: der Lebensrettung und Heilung. Über die Motive von Patient*innen und Angehörigen kann hier nur indirekt über die Wahrnehmung der interviewten Ärzt*innen eine Aussage getroffen werden. Die Ergebnisse der Untersuchung lassen jedoch Aussagen über die institutionellen, organisatorischen und ärztlich begründeten Aufnahmeindikationen von sterbenden Menschen zu.

Die Forschungsfrage war: Welche Indikationen zur Aufnahme von Schwerstkranken im Sinne von „sterbenden Menschen" ins Krankenhaus gibt es? In der nachfolgenden Abb. 5.6 sind identifizierte Aufnahmeindikationen und Verlegungswege im Krankenhaus zusammengefasst.

Im Krankenhaus erfolgt die Aufnahme von Patient*innen in Notsituationen bzw. bei nicht geplanten Aufnahmen über die Rettungsstelle bzw. Notaufnahme. Die Begriffe Rettungsstelle und Notaufnahme werden von den Ärzt*innen äquivalent verwendet. Hier erfolgen die *Abklärung der Dringlichkeit* im Sinne einer Triage, unterstützt durch medizinische Diagnostik zur Ursachenforschung, erste medizinische Interventionen sowie bei Feststellung einer stationären Aufnahmeindikation die Verlegung in die zuständige Fachabteilung. Für eine sinnvolle Triage wird das Wissen um die *Behandlungsperspektive kurativ oder palliativ* als „mit DIE entscheidende Frage" (AB23/147) gesehen, da sonst „**im Zweifel** dann natürlich" alles unternommen werden müsse, „was man unternehmen kann", d. h. auch bei Sterbenden das Ziel der Lebensrettung verfolgt werde, z. B. mit der Verlegung auf eine ITS und einer maximaltherapeutischen Behandlung.

Wie kommen Sterbende ins Krankenhaus?

Palliativstation:
palliative Situation
ist kommuniziert;
bekannter Patient;
aus SAPV

Vorab-Klärung der Aufnahme

**Aufnahmeindikationen
für sterbende Menschen:**

Heimatstation/
Normalstation:
bekannter bzw.
geplanter Patient

Vorab-Klärung der Aufnahme

· akute Symptome

Normalstation:
unbekannter Patient
bzw. kein Bett auf
Heimatstation

**Triage in der
Notaufnahme/
Rettungsstelle:**

· soziale Indikation = ethisch-
moralische Indikation
mit oder ohne akute
Symptome bei bekannten
Patient*innen

– Einschätzung des
Behandlungs-
auftrages

Intensivstation (ITS)

– Ist der Patient/die
Patientin sterbend?

· elektive Aufnahme zur
Therapiebeendigung bei
palliativer Sedierung (ALS)

**keine stationäre
Aufnahme/**
fehlende Aufnahme-
indikation

– Darf der Patient/die
Patientin sterben?

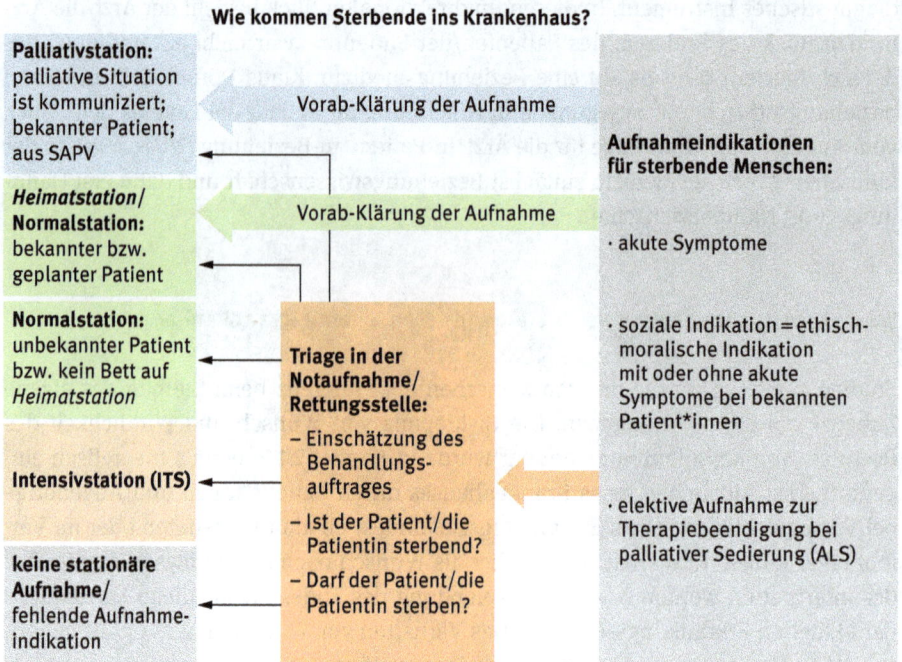

Abb. 5.6: Aufnahmeindikationen für sterbende Menschen ins Krankenhaus; Quelle: eigene
Darstellung.

Die *Vorab-Klärung* und *Vorab-Kommunikation* mit Patient*innen und Angehörigen über das Vorgehen im Falle eines schlechter werdenden Zustandes einer bekannten Erkrankung wird in der akuten Aufnahmesituation oft als ungenügend erlebt.

> Das ist auch ganz häufig für uns im klinischen Alltag für mich schwierig, wenn ich Patienten
> aus der Rettungsstelle kriegen soll. Der ist vielleicht akut gefährdet, hat eine Infektion oder es
> gibt eine andere Komplikation, Herzinfarkt oder irgendwas. Und dann steht da eine Diagnose
> im Raum, irgendein Malignom und es nicht klar, was ist mit dem Patienten. Ist der **in kurativer
> Intention behandelt** worden oder ist der vielleicht in einer Remission **oder ist der gerade ak-
> tiv schwer krank, vielleicht im Progress**, das ist **OFT nicht, wird nicht genügend kom-
> muniziert** und dann finde ich das immer EIGENTLICH den entscheidenden Punkt. Natürlich
> muss man sowieso dann erstmal **im Zweifel dann natürlich dann alles unternehmen,** was
> man unternehmen kann, aber ich finde das dann immer ganz wichtig, das zügig zu klären: wo
> stehen wir hier eigentlich? (AB23/147–163)

In der Rettungsstelle wird ärztlich eingeschätzt, welchen Behandlungsauftrag es
gibt. Dazu gehört die Einschätzung der akuten Gefährdung mit der Frage: „Ist der
Patient sterbend?" und der Klärung, ob dieses Sterben aufzuhalten ist (kurative Intention) bzw. mit Blick auf den Patient*innenwillen aufgehalten werden soll. Für
den Klärungsprozess werden die in Kapitel 5.2. vorgestellten Einflussfaktoren auf Behandlungsentscheidungen relevant. Drei Arten der *Aufnahmeindikationen für ster-*

bende Menschen wurden von den IP beschrieben: a) eine *akute Zustandsverschlechterung bzw. Symptome*; b) eine *soziale Indikation* mit und ohne akute Symptome; c) eine *elektive Aufnahme zur Therapiebeendigung* bei Patient*innen mit Amyotropher Lateralsklerose (ALS)[51].

a) akute Zustandsverschlechterung bzw. belastende Symptome: Die Aufnahme von Patient*innen in einer akut verschlechterten Erkrankungssituation folgt der Logik der Akutmedizin. Wenn über die Rettungsstelle eine Verlegung auf die ITS erfolgt, wird zudem eine maximaltherapeutische Behandlung eingeleitet. Vielfach werden von den IP Situationen beschrieben, in denen lange im Krankenhaus behandelte und damit bekannte Patient*innen „notfallmäßig" (AB15/53) in verschlechtertem Allgemeinzustand in die Rettungsstelle kommen bzw. von Angehörigen an diesen vertrauten (rettenden) Behandlungsort gebracht werden. Mit Fokus auf die Forschungsfrage, wie Sterbende ins Krankenhaus kommen, zeigen sich Notsituationen für Patient*innen und Angehörige zu Hause, die aus einem verschlechterten Zustand des/der Erkrankten und der daraus resultierenden belastenden sozialen Situation resultieren. Mit der „Hoffnung, noch gerettet zu werden", also diese akute Verschlechterung zu überleben, treffen Patient*innen und Angehörige auf die ärztliche Hoffnung im *medizinischen Enthusiasmus* (vgl. Kap. 5.1.3.3.).

In diesem Arrangement zeigt sich bereits eine Antwort auf die Frage nach den Gründen für die Überversorgung in Krankenhäusern. Nicht nur, aber vielfach bei jüngeren bekannten Patient*innen, bei unbekannten nicht ansprechbaren Patient*innen (vgl. Kap. 5.1.5.2.2.) und bei Druck von Angehörigen aus Sorge, dass der Patient/die Patientin sonst stirbt (vgl. Kap. 5.2.5.3.), die von den IP in Rettungsstellen erlebt werden, verstärkt sich das Arrangement zum Dilemma für die Ärzt*innen: Viele Merkmale für eine belastende und potentiell konflikthafte Behandlungsentscheidung treffen aufeinander (vgl. Kap. 5.2.7.).

> **Vor allem jüngere** Patientinnen, wo es irgendwie dann **zu Hause gar nicht mehr geht**, dann kommen sie her oft **in der Hoffnung, noch gerettet zu werden**, und kachektisch im Endzustand. (AB15/68–71)

b) soziale Indikation – vor allem bei bekannten Patient*innen: Für alle untersuchten medizinischen Fachdisziplinen, den intensivmedizinischen Bereich ausgenommen, berichten mehrere IP in fast gleichlautenden Formulierungen von Patient*innen, die *von zu Hause zum Sterben ins Krankenhaus*, oftmals direkt auf eine durch vorherige Behandlungen bekannte Station, kommen.

---

51 Die Amyotrophe Lateralsklerose (ALS) ist eine seltene, nicht heilbare neurodegenerative Erkrankung, die durch einen progredienten Verlauf gekennzeichnet ist. Sie ergreift im Verlauf die gesamte Körpermuskulatur mit Verlust des Schluckvermögens und Lähmung der Atemmuskulatur.

> Also **viele kommen zum Sterben auf die Station** sozusagen, **von zu Hause**, notfallmäßig eingeliefert, sozusagen, wenn es zu Hause nicht mehr geht. (AB15/52–54)

Aus der Darstellungen der interviewten Ärzt*innen wird nicht deutlich, inwieweit es sich dabei um ein offen (mit)geteiltes Wissen aller Beteiligten handelt, um ein indirektes Wissen bei Patient*innen und/oder Angehörigen oder um eine einseitig ärztliche Einschätzung eines (beginnenden) Sterbeprozesses. Die Formulierungen in den Interviews wirken zunächst wie eine willentliche Entscheidung von Patient*innen und/oder Angehörigen: kommen zum Sterben auf die Station. Die vergleichende Analyse mit dem vorherigen Zitat, welches zeigt, dass die IP vor allem Patient*innen und/oder Angehörige erleben, die mit der Hoffnung, noch gerettet zu werden, in die Rettungsstelle kommen, legt eine einseitig ärztliche Einschätzung über einen aktuellen Sterbeprozess nahe bzw. kein offen geteiltes Wissen.

Wie in Abb. 5.6 gezeigt und in der Darstellung der Verlegungspraxis noch weiter ausgeführt wird, bedarf es im Kontext der Akutlogik einer ärztlichen Entscheidung über ein Sterbendürfen, um nicht intensivmedizinisch betreut zu werden oder mit einer akuten Symptomatik auf einer Normalstation zu verbleiben (vgl. Kap. 5.3.3.). Wird diese Entscheidung getroffen, dann sehen die IP vor allem für bekannte Patient*innen, die bereits in der Abteilung behandelt worden sind, es als „irgendwie **unsere Pflicht**" (AB19/148), diese auch „in der Finalphase" (AB24/19) aufzunehmen. Mit der Pflicht zur Aufnahme wird ein Beziehungsethos als ärztliches Ethos propagiert. Für zwei Fachabteilungen wird zudem eine übergreifende Abteilungsphilosophie skizziert, die eine klare Verantwortung für initial behandelte Patient*innen festlegt. Mit der *Philosophie der Abteilung* einer Behandlung und Verantwortlichkeit von Anfang bis Ende im Krankenhaus zeigt sich ein starkes Versorgungsideal mit dem Motiv eines Krankenhauses als „Zufluchtsstation". Zudem zeigt sich in der Kritik am „Hin- und Herschieben" von Patient*innen, wie es für manche Abteilungen der Klinik beschrieben wird, eine Kritik an fehlender ärztlicher Beziehung. Anders formuliert: Eine Beziehungsmedizin für den stationären Akutbereich wird eingefordert. Die Auswirkungen dieser starken Bindung für eine Überleitung in den ambulanten Bereich bzw. eine Vorausplanung thematisiere ich in den nachfolgenden Kapiteln zur Verlegung sterbender Patient*innen.

> Ehemalige strahlentherapeutische Patienten, [...] viele auch **in der Finalphase dann einfach zu uns kommen, weil es einfach zu Hause nicht mehr GEHT** oder woanders nicht mehr geht. Also, bis JETZT war unsere **Philosophie der Abteilung** so, unsere Patienten würden wir auch immer wieder aufnehmen, wenn der mal bei uns Patient war, weil die ja einfach **eine Zufluchtsstation brauchen** und das ist ja oft so, manche Abteilungen wollen die dann nicht mehr haben und damit die **nicht so hin- und hergeschoben** werden, haben wir immer gesagt, **wenn das unser Patient ist, dann nehmen wir die auch wieder auf und begleiten den dann FINAL.** (AB24/16–36)

Neben der Bekanntheit und der damit einhergehenden ärztlichen Verantwortung benennen die IP als weiteren Aufnahmegrund für als sterbend eingeschätzte Patient*innen die Situation von Angehörigen: **„bei Angehörigen VIEL Unsicherheit**

und auch Überforderung mit der Situation" (AB16/526–527). Die *Überforderung der Angehörigen* mit einem akuten verschlechterten Zustand des Erkrankten führt sie in die Rettungsstelle. Dort angekommen, erleben die IP nicht mehr nur überforderte, sondern inzwischen verzweifelte Angehörige, da sie die Sterbesituation nicht erkannt hatten. Im Bewusstwerden sind sie konfrontiert mit einer Behandlungssituation, die so nicht gewollt war. Nun, einmal in der Klinik angekommen, wird eine (Rück)Verlegung nach Hause aufgrund des schlechten Zustandes schwierig. Fehlende Strukturen, vor allem im ländlichen Raum, zur Versorgung schwer kranker pflegebedürftiger Menschen benennen die Ärzt*innen als Hauptgrund. In der Vorstellung des palliativmedizinischen Wissens in Kapitel 5.1.4. wurde deutlich, dass es nicht nur mangelhafte ambulante Strukturen, sondern auch fehlende Kenntnisse der IP über palliativmedizinische Versorgungsstrukturen sowie eine fehlende ärztliche Aufklärung und/oder fehlende Vorausplanung einer Akut- und Durchlaufmedizin im Krankenhaus sind, die eine Verlegung verhindern.

> Wir haben doch auch einige, die wir lange onkologisch betreuen, sei es interventionsmäßig, viele Gallenwegstumore, die dann die externen Gallengangsdrainagen brauchen, die dann schlecht werden und **die dann in die Rettungsstelle geschickt werden. Also, die werden schlecht, weil die Patienten präfinal sind, und die kommen dann zu uns.** Angehörige kommen, > der Patient wollte doch eigentlich zu Hause versterben < , was machen wir denn jetzt? Ja, der ist **zu schlecht, um jetzt nach Hause zu gehen, die Angehörigen sind überfordert,** aber das sind leider die Strukturen, die halt vor allem auf dem Land fehlen und die wir halt dann auffangen müssen leider. (AB30/945–956)

Sowohl für den *Aufnahmegrund einer akuten Zustandsverschlechterung* (a) als auch bei einer *sozialen Indikation als Aufnahmegrund* für Sterbende (b) zeigen sich weitere Hinweise auf eine fehlende Vorausplanung für eine potentiell schlechter werdende Erkrankungs- bzw. Versorgungssituation. Wie schon bei den ärztlichen Aufklärungsstilen (vgl. Kap. 5.2.4.), dem zentralen Behandlungsauftrag der Heilung im Krankenhaus (vgl. Kap. 5.1.3.1.) und dem medizinischen Enthusiasmus (vgl. Kap. 5.1.3.3.) deutlich wurde, zeigen sich auch hier Verhinderungsmomente für eine Vorausplanung.

> Häufig ist es so, [...] wo dann eben Angehörige gesagt haben: > **Hätte ich GEWUSST, dass es jetzt zu Ende geht, dann hätte ich die Feuerwehr gar nicht mehr gerufen.** Wenn ich das gewusst hätte, dass diese Atemmuster, was ich da sehe, eigentlich die Schnappatmung eines Sterbenden ist, ... dann hätte ich die Feuerwehr gar nicht mehr gerufen. < . (AB16/515–524)

c) elektive Aufnahme zur Therapiebeendigung mit palliativer Sedierung: Eine Besonderheit in der untersuchten Universitätsklinik ist das Angebot einer ALS-Ambulanz der neurologischen Abteilung. Die Ambulanz arbeitet nach § 116b SGB V und bietet eine spezialfachärztliche Versorgung für Patient*innen mit besonderen Krankheitsverläufen und seltenen Erkrankungen. ALS ist eine gegenwärtig nicht heilbare Erkrankung, die damit ab der Diagnosestellung mit einer palliativen und symptomlindernden Intention behandelt wird. Im Rahmen der Behandlung dieser Patient*innengruppe beschreibt ein Neurologe neben Aufnahmen zur Optimierung oder Intensivierung der Symptomkontrolle, wie z. B. Ernährungstherapie, die geplante „**Aufnahme zur Therapiebeendigung** von Beatmungstherapie" (AB20/166–167) als einen zentralen Aufnahmegrund ins Krankenhaus. Mit sechs Fällen pro Jahr beziffert er die Zahl der ALS-Patient*innen, die „hier im stationären Bereich mit einer Beendigung der Beatmungstherapie **versterben nach elektiver Aufnahme**" (AB20/281–283). Auch wenn diese Sterbezahl sehr gering ist im Vergleich zur Häufigkeit von Sterbefällen im Krankenhaus, stellen diese geplanten, von den Patient*innen entschiedenen und von den Ärzt*innen durchgeführten Maßnahmen einen Behandlungsauftrag im Krankenhaus dar.

Damit sind die *elektiven Aufnahmen von ALS-Patient*innen* zur Therapiebeendigung eine maximale Ausprägung der Dimension des Sterbendürfens im Krankenhaus. Warum erfolgt eine stationäre Aufnahme zur Beendigung der Beatmungstherapie, wenn die Philosophie der Ambulanz vor allem als Verhinderung einer stationären Behandlung beschrieben wird? Der IP aus der Neurologie sieht in fehlenden ambulanten Versorgungsstrukturen die Gründe für diese besondere Form einer stationären Aufnahme zur Therapiebeendigung und damit für ein geplantes Versterben im Krankenhaus. Vor allem die notwendige tiefe Sedierung, eine sogenannte Analgosedierung, sei im ambulanten Bereich der Häuslichkeit nicht etabliert und auch problematisch.

> Weil es **ambulant keine Strukturen dafür** gibt. Also, weil es meistens in einer tiefen Sedierung passiert, bedeutet also eine Analgosedierung. **Analgosedierung in der Ursprungshäuslichkeit ist nicht etabliert, auch problematisch**, weil es gibt auch im palliativen Setting durchaus Komplikationen, also, dass Medikamente nicht wirken, dass sie paradox wirken, dass alleine der Zugang nicht gelingt, also es wird ja ein zentraler Katheter platziert und so weiter. Ja also, das ist nicht etabliert. Nach meiner Ansicht **muss es nicht stationär** sein, aber die Strukturen sind so im Moment, dass es doch **ambulant sehr schwierig** ist. (20/176–196)

Eine tiefe Sedierung bzw. palliative Sedierung mit dem Ziel der Symptombehandlung – im Falle von ALS-Patient*innen zur Behandlung der Luftnot – wird notwendig, wenn die maschinelle Beatmung beendet wird. Folge ist das Versterben, meist absehbar innerhalb weniger Minuten bis Stunden. Ähnliche Sterbeverläufe werden von den IP für die Behandlung auf einer ITS beschrieben, wenn eine *Therapiezieländerung* zur Beendigung invasiver Maßnahmen führt (vgl. Kap. 5.2.2.). ALS wird vom IP als prototypische Erkrankung für EoL-Entscheidungen beschrieben.

Der Hinweis auf die notwendige ärztliche Expertise für die Durchführung einer tiefen Sedierung verweist auf bestehende sowohl fachliche als auch strukturelle Leerstellen in der Versorgung. In keinem anderen Interview findet sich ein so eindeutiges Plädoyer für die Übernahme dieses Behandlungsauftrages in einem Krankenhaus. Vielmehr zeigen sich in den Daten vor allem rechtliche Unsicherheiten sowie habituelle und ethisch-moralische Vorbehalte für eine aktive ärztliche Sterbebegleitung, die in Kapitel 5.1.5.2.3. zu Behandlungsaufträgen bei Sterbenden und in Kapitel 5.1.3.3. zum medizinischen Enthusiasmus bereits gezeigt wurden: „**Aktiver Sterbebegleiter**, diese **Rolle**, die finde ich **unheimlich**, die will ich mir nicht anziehen." (AB21/296–297).

5.3.3 Verlegungspraxis im Krankenhaus

Ein großes Thema für die interviewten Ärzt*innen in der Behandlung schwerstkranker und sterbender Patient*innen im Krankenhaus ist die Frage der Zuständigkeit sowie der weiteren Behandlung, wenn eine Zustandsverschlechterung als Akutsituation eingeschätzt wird oder wenn der spezifische Behandlungsauftrag beendet ist. Verlegungsüberlegungen erfolgen entlang der Indikation für eine medizinische Behandlung, der Erkrankungsprognose, des Klärungsstandes über das *Sterbendürfen* sowie der eingeschätzten Dauer des Sterbeprozesses. Für die Verlegungspraxis konnte ich folgende Themen in den Daten analysieren:
– „absehbar Sterbende bleiben" auf der aktuell behandelnden Station,
– Verlegung von einer Normalstation auf eine Intensivstation,
– Verlegung von einer Intensivstation auf eine Normalstation,
– Verlegung von Intensiv- und Normalstationen auf die Palliativstation,
– Verlegung von Intensiv- und Normalstationen außerhalb der Klinik.

In Akutsituation muss die Frage der Indikation für eine intensivierte Behandlung und Verlegung auf eine ITS beantwortet werden. Ohne akuten medizinischen Behandlungsauftrag zeigt sich die Verlegungsdringlichkeit für alle medizinischen Fachdisziplinen, wird jedoch am deutlichsten formuliert von Stationsärzt*innen der ITS sowie der Funktionsstationen, Chirurgie und Strahlenmedizin, die den Behandlungsauftrag konkreter medizinischer Interventionen haben, z. B. Operationen oder Bestrahlungen. Begründet wird der Übernahmewunsch zunächst mit fehlenden personellen Ressourcen in diesen Funktionsbereichen z. B. im Vergleich zu internistisch/onkologischen Stationen. Dass die Verlegung in ein Hospiz (eher) nicht für möglich gehalten (oder ausgeschlossen) wird, ist ein Hinweis auf fehlende Ärzt*in-Patient*in-Gespräche und/oder Belegungsdruck: Einer Hospizverlegung muss ein Patient/eine Patientin zustimmen, dafür muss die palliative Situation bzw. die begrenzte Lebenszeitperspektive angesprochen werden; zudem gibt es auch bei einer geplanten Hospizverlegung Wartezeiten.

> Wenn **Hospiz** gar nicht geht, **manchmal nimmt uns die Onkologie die auch ab**, wenn das Chirurgische abgeschlossen ist, weil es einfach so schwierig ist. Also wir haben nicht die Möglichkeiten. Die Physiotherapie, da gibt es einfach nicht so viele Kräfte. Wir haben nicht den Pflegeschlüssel. Da ist das ganz gut, wenn die uns das manchmal **abnehmen**. (AB26/479–487)

Eine spezialisiert eingeschätzte Behandlungslogik mit Fachzuständigkeiten entlang von Organen wird vor allem für die Onkologie als Kette von Kontinuitätsbrüchen und wechselnden Zuständigkeiten beschrieben. Die Begegnung zwischen Ärztin/Arzt und Patient*innen verliert damit ihren Beziehungscharakter und unterliegt ganz der medizinischen Behandlung. Eine Patientin/einen Patienten „am Ende ihrer Erkrankungsgeschichte" zu übernehmen, sehen gerade die IP aus der Onkologie als „befremdlich und undankbar" an mit Hinweisen auf eine Beziehungsmedizin.

> Was auch eine große Herausforderung darstellt, ist, dass wir onkologisch gesehen viele Patien-
> ten **am ENDE ihrer Krankheitsgeschichte übernehmen**. Das heißt Prostatakarzinome werden
> von Urologen behandelt, Mammakarzinome, gynäkologische Tumore werden von Gynäkologen
> behandelt. Wenn die Probleme größer werden, **dann reißen die behandelnden Ärzte die Hän-
> de in die Luft und sagen, dann sind die Onkologen zuständig**. Das ist relativ, sage ich mal,
> **befremdlich und auch oft undankbar**. (AB23/594–605)

Insgesamt zeigt sich, dass eine Verlegung von sterbenden Patient*innen auf eine Palliativstation, die es in beiden untersuchten Kliniken gibt, sowie die Verlegung in
Hospize oder nach Hause von den IP im klinischen Alltag selten erlebt wird.

5.3.3.1 „Absehbar Sterbende bleiben" auf der Station

In der Vorstellung der Aufnahmeindikation von Sterbenden wurde der Handlungsspielraum im Krankenhaus deutlich. Die Stationsärzt*innen berufen sich auf die jeweilige *Abteilungskultur* bzw. „Abteilungsphilosophie" (vgl. Kap. 5.3.2.), die als moralischer Rückhalt ermögliche, dass Patient*innen, die in absehbarer Zeit versterben,
auf der Station verbleiben können. In Erinnerung an die Sterbebilder wird ein „absehbares Sterben" mit einer Zeitspanne von wenigen Stunden bis maximal 3 Tagen
angegeben (vgl. Kap. 5.1.5.2.2.). Die moralische Begründung einer Nicht-Verlegung
hat dann Vorrang vor der sonst zentralen ökonomischen Logik aufgrund überschrit-
tener Liegezeiten.

> Ich hab es **nicht ein einziges Mal erlebt** und ich glaube auch nicht, dass es das wirklich gab,
> dass **jemand, der absehbar stirbt**, jetzt noch irgendwo **schnell umgelegt** wird, weil die Liege-
> zeit überschritten ist. Ich glaube, das ist schon **die Abteilung**. (AB10/433–437)

Bei Patient*innen, die als bereits im Sterbeprozess befindlich angesehen werden,
wird mehrheitlich kein Verlegungsdruck beschrieben. Der einleitend im Arbeitskontext vorgestellte Druck durch die kurzen Liegezeiten und hohen Patient*innenzahlen
werde bei Sterbenden ausgeklammert. Mit „einem Augenzwinkern", gemeint als „ein
Auge zudrücken", sei es möglich, Patient*innen länger stationär zu behandeln, als
es ökonomisch geboten wäre. Der IP verweist auf einen Unterschied zwischen öffentlich und privat finanzierten Kliniken, wobei letztere sich „das nicht leisten" könnten.

> EIGENTLICH **aus ökonomischer Sicht ist es nicht immer möglich**. [...] Ich glaube, **wenn wir
> privat wären**, könnte man sich das nicht leisten. Wenn jetzt mal einer zwei Tage länger liegt,
> dann ist das noch **mit einem Augenzwinkern zu ertragen**. (AB26/455–467)

Auch wenn das Sterben ärztlich nicht absehbar ist, wird eine ausbleibende Verlegung mit ethischen Prinzipien begründet. Es zeigt sich in der Datenanalyse eine
ethische Hierarchisierung potentiell möglicher Verlegungsbereiche für Sterbende:
Eine Kurzzeitpflege ist unethisch, ein Hospiz nicht. Allerdings erfolgt eine Hospizverlegung selten, was auf Schwierigkeiten der Überleitung in Versorgungsbereiche außerhalb der Klinik verweist.

> Eine **Kurzzeitpflege ist unethisch** bei jemandem, der stirbt, und da gab es einfach keinen Hospizplatz und die ist dann geblieben. Ich meine, das geht. **Man muss es halt dokumentieren** und es ist ja auch nicht so, dass nicht schon immer gefragt wird und geguckt wird nach **Liegezeiten**, aber wenn man das so begründet, dann kriegt die Abteilung schon ihr Geld. Es ist natürlich furchtbar für die Krankenkassen. Es ist natürlich wahnsinnig viel, was da rausgeschmissen wird, aber das geht. (AB10/460–473)

Gemeinsam ist allen Überlegungen der IP eine Gegenüberstellung von ethisch-moralischem Handeln bei Sterbenden und einer ökonomischen Behandlungslogik im Krankenhaus. Nicht nur die Abteilungskultur, und damit ein struktureller Spielraum, sondern auch ein *individueller Handlungsspielraum* ermögliche es den interviewten Ärzt*innen, in „ethisch-akzeptablem Rahmen" zu handeln. Der individuelle Handlungsspielraum wird von der emotionalen und habituellen Belastung beeinflusst, die mit der Konfrontation durch Sterbeprozesse einhergeht: „Man möchte den hier nicht sterbend haben." Die meisten IP reflektieren diesen Umstand als emotional begründeten *Verlegungswunsch*, „dass es woanders passiert". Dieser Wunsch werde aber von den „allermeisten Ärzten" einer ethisch-moralisch begründeten Nicht-Verlegung untergeordnet.

> Also die Wahrheit ist, glaube ich auch, dass man das allein schon **als Mensch** abgesehen vielleicht von, sage ich mal, strukturellen Faktoren irgendwo doch meidet. **Man möchte den nicht hier sterbend haben.** Meine Kollegen, und ich denke, das gilt für **die allermeisten Ärzte** auch, … **die wären niemals so zynisch, dass sie da irgendjemanden halt irgendwie am Freitag rauskicken, weil sie keine Lust drauf haben.** Also das geschieht in wirklich in einem **ethisch akzeptablen Rahmen.** Aber irgendwo will man dann doch, **dass das woanders passiert.** Wobei das in der Praxis, also so einen Hospizplatz zu bekommen, das ist auch nicht so EINfach, also das läuft dann schon darauf hinaus, dass das hier auch passiert. **Wenn das aber absehbar ist, dann behalten wir den hier**, also dann versuchen wir ihn nicht noch zu verlegen für die letzten zwei Tage. … Da wir **auch NIE irgendwie wirtschaftlichen Druck** oder so bekommen. Also das gibt es ja schon: > Wie lange liegt der schon hier? < , aber **bei solchen Patienten wird das komplett ausgeklammert**. Das gibt es dann nicht. (AB21/543–582)

5.3.3.2 Verlegung von der Normalstation zur Intensivstation

Es zeigt sich ein stark heterogenes Vorgehen in der Verlegungspraxis Sterbender durch die primär behandelnde medizinische Fachdisziplin. Explizit für den chirurgischen Bereich formulieren die IP den seltenen Fall eines geplanten Versterbens auf der Normalstation. Das bedeutet, dass bei einer Zustandsverschlechterung meist auf eine ITS verlegt wird. Für die Universitätsklinik wird der „Luxus" der vielen Intensivbetten benannt, welche Verlegungsüberlegungen auf die ITS befördern. Begründet werden Verlegungen zudem mit zunehmend belastenden Symptomen und komplikationsreichen Verläufen im Sterbeprozess, die auf einer Normalstation nicht zu „händeln" seien. Vor dem Hintergrund des Behandlungsauftrages eines Krankenhauses wird das *Gewollt-auf-der-Normalstation-Sterbendürfen* zu einem zentralen Kriterium für Behandlungsentscheidungen bei einer Zustandsverschlechterung und damit einhergehenden Verlegungsüberlegungen.

> [...] ein Patient auf Normalstation, der DANN sogar auf Normalstation auch gelassen wurde, das ist wirklich selten, ... weil meistens ja dann auch die **Symptome auftreten**, die man so auf **Normalstation eigentlich nicht unbedingt händeln** kann, wenn das eben nicht alles vorher genau abgesprochen ist (leichtes Lachen). Und man muss auch sagen, dass wir haben ja eben den **Luxus,** dass wir eben **sehr viel Intensivplätze** haben. (AB14/356–366)
>
> Es gibt nicht so viele Patienten, **die gewollt auf der Normalstation sterben dürfen und sollen**, sondern fast IMMER ist es dann so, wenn jemand diese Grenze von **komplikationsreichem Verlauf** auf der Normalstation überschreitet in Richtung schwerstkrank ... sterbensbedroht, dann wird/ **in der Regel wird dann Intensivverlegung gemacht.** (AB22/66–72)

Gleichzeitig wird ein starker Konsens beschrieben, Sterbende nicht unnötig zu verlegen, „nur um das Sterben von der Normalstation wegzuhalten" (AB22/157–158). Vor allem für onkologische Stationen wird von den IP ein Sterbendürfen auf der Normalstation beschrieben. Für eine Klärung der medizinischen Indikation für eine ITS-Verlegung wird vielfach eine SOP benannt, welche die Aufnahme von Patient*innen auf eine Intensivstation regelt. Bereits bei der Aufnahmeanfrage auf eine Intensivstation wird geklärt, ob eine Patient*in alle intensivmedizinischen Maßnahmen abgelehnt hat – mündlich oder schriftlich. Ist dies der Fall, besteht keine Indikation für die Intensivstation, und die weitere Behandlung bleibt in der Verantwortung der bisher zuständigen Station.

> Wenn es a priori, **im Vorfeld, eine komplette Limitierung** gibt, also wenn er sagt, er wünscht sich gar nichts an intensiven Maßnahmen, dann würde man **so jemanden gar nicht aufnehmen.** (AB12/117–120)

Von Stationsärzt*innen außerhalb der Intensivbereiche wird diese restriktive Festlegung als hinderlich für die Verlegung von palliativen/schwerstkranken Patient*innen benannt. Mit der Indikation für eine ITS als Ort der Lebensrettung zeigt sich ein Definitionsdilemma in der medizinischen Indikation. Wie in der *Palliativ-Dimension* verdeutlicht, sind palliative Patient*innen zwar per definitionem nicht heilbar in ihrer Erkrankung, jedoch prognostisch nicht gleich sterbend. Die IP formulieren immer wieder auch einen starken Wunsch von Patient*innen und Angehörigen nach einer maximaltherapeutischen Behandlung, der im Auftrag eines Krankenhauses auch zunächst festgelegt sei: „ > Hier ist ein Krankenhaus der Maximalversorgung, das ist die Garantie, die Sie haben. < ". Ohne verändertes Therapieziel bleibt die Behandlungsmaxime bestehen, insbesondere in der untersuchten Universitätsklinik. Vor allem für onkologisch fortgeschritten erkrankte Patient*innen sei jedoch eine ITS-Verlegung schwer zu begründen. Die Auseinandersetzung mit den ärztlichen Kolleg*innen der ITS-Bereiche beschreiben die IP manchmal als „Kampf" mit herausfordernden Gesprächen, bei denen sowohl eine gute fachliche Argumentation als auch die hierarchische Position eine Rolle spielt. Einem Assistenzarzt/einer Assistenzärztin würde es manchmal nicht gelingen, „den Patienten da unterzubringen", dafür sei eine oberärztliche Entscheidung notwendig. In den Interviews reflektieren einige IP, dass erst die Nachfragen der ITS einen Klärungsprozess in Gang setzen und daran anschließend eine offene Bewusstheit und Kommunikation bei der primär behandelnden Station/Abteilung über ein verändertes Therapieziel ermöglichen.

> Wenn man versucht, einen **Krebspatienten auf die ITS zu verlegen**, da muss man **gute Gründe** vorbringen. Es sei, es ist das **Argument: > Der Oberarzt hat es gesagt.** < , dann geht es manchmal leichter. Aber das muss man ja dann auch noch mit dem Arzt irgendwie verhandeln. (AB29/1311–1315)
>
> Wir haben ganz häufig diese Patienten, wo man einfach sagt: > **Das ist ein Palliativpatient**, das ist ein Patient, der hat eine begrenzte Lebensperspektive. < Aber der muss jetzt heute nicht an einer Lungenentzündung sterben. DIESE Patienten, da kriegen Sie manchmal ganz schön **Gegenwind von den Intensivstationen**, also da ist es zum Teil echt so, dass **ein Assistenzarzt kriegt das manchmal NICHT hin**, den Patienten da unterzubringen. [...] Dann wird quasi gehandelt und dann wird gesagt, ok, der ist doch von oben bis unten durchmetastasiert. ... Das ist schon manchmal so **ein KAMPF**. Und den Kampf kann man natürlich so ein bisschen ... vermeiden, indem man sich einfach selbst sehr schnell drüber bewusst wird mit dem Patienten, auch vielleicht mal fragt, gibt es eine **Patientenverfügung**, inwiefern ist da die Familie informiert. ... Wir formulieren das häufig einfach UM, dass wir sagen, wir machen relativ schnell im Aufnahmegespräch ... so eher dieses > Ok, Sie wissen, dass hier ist ein **Krankenhaus der Maximalversorgung**, das ist die **Garantie**, die Sie haben. < . (AB18/435–458)

Die Folge einer fehlenden Vorab-Kommunikation ist eine ITS-Verlegung und ein Versterben auf der ITS. Gleichzeitig zeigt sich hier der Einfluss von prognostischer Ungewissheit und der Abteilungskultur. Alle Merkmale, die sich als wirksam für Therapieentscheidungen gezeigt haben, d. h. die Behandler*innenpraxis, die Änderung des Therapieziels im Verlauf, das ärztliche Konsensideal, die Patient*innen- und Angehörigen-Merkmale, die PV sowie ihr komplexes Zusammenwirken im Klinikalltag, beeinflussen auch Verlegungsentscheidungen auf die ITS. Eine Verlegung Schwerstkranker und Sterbender auf eine ITS lässt sich zusammenfassend als Beibehaltung der ärztlichen Handlungsfähigkeit in der Akutlogik sowie Aufrechterhaltung des 'Arrangements der Hoffnung' analysieren.

5.3.3.3 Verlegung von der Intensivstation zur Normalstation

Durch intensivmedizinische Interventionen werden zum Teil Versorgungssituationen geschaffen, welche die Patient*innen bis zum Versterben auf der ITS halten und eine Verlegung erschweren, z. B. aufgrund spezifischer intensivmedizinischer und intensivpflegerischer Erfordernisse wie Drainagen, künstliche Beatmung oder die Behandlung offener Wunden. So ist eine Bedingung für die Verlegung von der ITS auf eine Normalstation immer die selbstständige Atmung eines Patienten/einer Patientin oder aber die geplante Überleitung in eine externe Intensivbeatmungspflege, wenn keine Besserung möglich ist und der Patient*innenwunsch nach dieser Behandlung besteht. In Kapitel 5.1.5.3. habe ich die daraus potentiell resultierende Patient*innengruppe der *Langlieger* beschrieben. Für die ITS benennen die IP übereinstimmend Sterbesituationen als vertraut und häufig: „Auf so einer neurologisch-neurochirurgischen **Intensivstation gehört das Sterben dazu.**" (AB08/484–486). Und auch für die ITS gilt: Absehbar (schnell) Sterbende bleiben.

Wie in Kapitel 5.2.2. dargestellt, folgen Therapieentscheidungen im Intensiv-bereich im Gegensatz zu allen anderen Stationen einer SOP zur Klärung der Begren-zung bzw. Beendigung intensivmedizinischer Maßnahmen. Das heißt, führt eine In-tensivtherapie (häufig in einem festgelegten Zeitraum) nicht zu einer Verbesserung der Erkrankungssituation, dann erfolgt eine Therapiezieländerung mit dem neuen Therapieziel **„therapia minima"** (AB19/22). Dieser vor allem im ITS-Bereich verwen-dete Terminus geht mit einer restriktiven Begrenzung aller lebenserhaltenden und damit lebensverlängernden medizinischen Maßnahmen einher, und der Behand-lungsauftrag ist eine **„reine Leidensminimierung**, das heißt, dann kriegt der im Re-gelfall ein **Opiat und schläft dann ein**. Schmerzlos." (AB12/115–117). Häufig ist die Folge einer „therapia minima" bei schwerstkranken Patient*innen ein schnelles Ver-sterben in wenigen Stunden bis Tagen auf der ITS. Wenn die Verlegung eines Ster-benden/einer Sterbenden auf eine Normalstation kurzfristig gelingt, dann erst nach dieser grundlegenden Therapiezieländerung. Überlegungen zu einer Verlegung in den ambulanten Bereich spielen zu diesem Zeitpunkt selten eine Rolle, da der Ster-beprozess meist als schnell verlaufend eingeschätzt wird.

> Dass wir eben auch **Sterbebegleitung hier leisten**. Weil hier auch Patienten, die von der Inten-sivstation sozusagen **auf therapia minima gesetzt** werden, dann hierher zum Sterbeprozess kommen. (AB19/20–23)

5.3.3.4 Verlegungsort Palliativstation

Eine Fragestellung der vorliegenden Untersuchung betraf die Erfahrungen mit und die Erwartungen der IP an eine/r Palliativstation. In beiden untersuchten Kliniken gab es im Untersuchungszeitraum eine Palliativstation mit 8 bzw. 10 Betten. Sie war allen IP in der jeweiligen Klinik bekannt. Eine geteilte Erfahrung aller IP ist die *feh-lende Kapazität* auf der Palliativstation. Es sei sehr schwer – vor allem zeitnah –, ein Bett zu bekommen. Daher ist die Erfahrung vor allem die einer seltenen Verlegung „alle Jubeljahre" (AB18/353–354). Das Bild einer Palliativstation entspricht vielfach dem ärztlich formulierten Ideal einer Sterbebegleitung mit Raum, Zeit und personell gut ausgestatteter Pflege, welches im Ergebniskapitel bereits thematisiert wurde. Da-mit steht hinter einem Verlegungswunsch nicht die Einschätzung, die medizinische Behandlung selbst nicht leisten zu können, sondern vor allem das *schönere Ambien-te, Räume für Angehörige und eine bessere personelle Ausstattung in der Pflege* im Ver-gleich zu Normal- und Intensivstationen.

Der Anteil von Patient*innen, welche das Aufnahmekriterium einer Palliativsta-tion, ein **„palliatives Akutproblem"**, erfüllen, wird als kleinste Patient*innengrup-pe gesehen: „Aber das ist leider der **geringste Teil der Patienten**, die irgendwie ein palliatives Akutproblem haben, was wir nicht in den Griff kriegen." (AB18/927–929). Vielmehr wird von den IP der Wunsch geäußert, Patient*innen auch mit dem Auftrag der Sterbebegleitung dorthin verlegen zu können: „würden gerne auch Patienten dahin legen, die vielleicht sozusagen **Betreuung auf ihrem letzten Weg** brauchen, aber das **klappt oft dann erst recht nicht.**" (AB14/802–804). Das Bild einer *Palliativstation als Sterbestation* wird zwar eher aus Sicht der Patient*innen berichtet, was häufig ein Verhinderungsgrund für eine Verlegung sei: „wollte nicht in die Palliativmedizin, wollte nicht ins Hospiz" (AB27/526–527). Aber auch im ärztlichen Verlegungswunsch spiegelt sich das Bild einer Palliativstation als Ort der (gewünschten) Sterbegeleitung und damit Sterbestation wider. Aufgrund der wenigen Bettenkapazitäten und der restriktiven Aufnahmeindikationen entstehen für die IP zum Teil strittige und frustrierende Situationen bei einer Übernahmeanfrage: „Häufig wurde mir dann auch gesagt, es sei keine **Palliativindikation**, wobei das ja dann ein **bisschen strittig** ist. Also häufig habe ich da schon klar eine palliative Indikation gesehen, weil eben noch nicht richtig schmerzversorgt." (AB07/609–615). Als ein weiterer Grund für eine Verlegung und Behandlungsauftrag einer Palliativstation wird ihre Erfahrung mit der *Organisation der weiteren Versorgung* im spezialisierten Palliativbereich, wie Hospize oder SAPV, gesehen.

In Tab. 5.4 sind die zentralen und von allen IP aus beiden Untersuchungskontexten geteilten *Bilder der und Aufträge an die Palliativstation* mit Ankerbeispielen zusammengefasst:

Tab. 5.4: Bilder der und Aufträge an die Palliativstation; Quelle: eigene Darstellung.

Bilder der Palliativstation	Ankerbeispiele
zu wenig Kapazitäten	Die Palliativstation **kann eigentlich den Bedarf,** den es gibt, **nicht decken.** (AB04/361–362) Bis dann überhaupt eine **Übernahme** erfolgt, das habe ich hier in den vier Jahren vielleicht **ein oder zwei Mal erlebt.** (AB05/75–77)
Sterbestation	Die Palliativstation [ist] **als Sterbestation verschrien** und da kommt man bei den Patienten nicht gegen an. (AB2/869–870)
besserer Personalschlüssel bei den Pflegekräften	Das ist natürlich personell bei uns immer schwieriger als auf der Palliativstation auch so mit der pflegerischen Versorgung vom **Personalschlüssel,** da haben wir natürlich nicht so schöne Situation wie auf der Palli. (AB24/74–79)
schöneres Ambiente und mehr pflegerische Zuwendung	Ich sag den Patienten auch immer, es gibt NICHTS auf der Palliativstation, was wir auf unserer akutperipheren Station nicht auch machen können, also jetzt an Angebot medizinischer Hilfeleistung. Es ist mehr in meinen Augen oft doch **eine Frage des Ambientes UND natürlich auch der pflegerischen Zuwendung,** die ist einfach eine ganz andere. (AB23/84–92)
Räume für Angehörige	Dass die Räumlichkeiten es auch hergeben, dass ihre **Kinder kommen.** (AB07/498–499)

Tab. 5.4: (fortgesetzt)

Aufträge an die Palliativstation	Ankerbeispiele
palliative Intensivstation zur Behandlung von akuten, komplexen Symptomen	Die Palliativstation, die haben uns ja mal beigebracht, dass sie quasi wie eine **palliative Intensivstation** sind, das heißt, wenn wir ein KONKRETES Problem haben, was wir nicht in den Griff bekommen, dann kommen sie quasi in Frage. (AB18/920–923)
stabilisierende Behandlung	Mittlerweile habe ich ja gelernt, dass dort nicht die Patienten hinkommen, die so krank sind, dass sie sehr sicher sterben werden oder beziehungsweise in kurzer Zeit sterben werden, sondern **eher die, die sehr krank sind**, denen es auch sehr schlecht geht, **die sterben** werden, aber **eben nicht so kurzfristig**, und die noch mal nach Hause sollen. Also die Patienten, die vielleicht **NOCH eine Menge Schwierigkeiten** haben, aber mit entsprechender Pflege dazu gebracht werden können, dass sie dann nach Hause können vielleicht noch mal. (AB14/793–802) Und das geht auch, dass sie da sind und dann bei uns dann noch mal eine **Chemo hinterher** bekommen. (AB25/414–416)
Organisation der weiteren Versorgung	Mir ging es mehr darum, dass dort eine **Hospizversorgung organisiert** wird. (AB29/566–567)

5.3.3.5 Verlegungsorte außerhalb der Klinik

Als potentielle Verlegungsorte für schwerstkranke und sterbende Patient*innen außerhalb des Krankenhauses werden von den IP eine ambulante Versorgung mit *spezialisierter palliativmedizinischer Unterstützung* zu Hause (SAPV) oder spezialisierte stationäre Versorgungsorte wie *Hospize* benannt (vgl. Kap. 2.1.5.1.). Aufgrund des Belegungsdrucks im Krankenhaus wird auch bei palliativen Patient*innen zudem eine *Zwischenlagerung*, wie Rehabilitationseinrichtungen, als – nicht ideale – Übergangslösung thematisiert (vgl. Kap. 5.1.2.1.): „Dann wird es eigentlich schon wieder so, wie man es eigentlich nicht haben wollte." (AB18/326–327), so ein IP aus der Strahlenmedizin, der Übergangslösungen bei Schwerstkranken und Sterbenden kritisch einschätzt.

Die Organisation der Verlegung von Patient*innen aus der Klinik wird im Aufgabenbereich des Sozialdienstes angesiedelt. Auch für diese Berufsgruppe wird eine starke Überlastung beschrieben, da „der unglaublich viele Patienten betreuen muss." (AB19/488–490). Wenige IP benennen auch den PKD als zuständig für die Organisation der weiteren Versorgung (vgl. Kap. 5.3.4.). Nicht nur die Masse der Patient*innen, sondern vor allem der *Verlegungsdruck* berge die größte Herausforderung und Hürde für eine gut vorausgeplante Verlegung: „JA, also häufig ist es einfach der **stetige Wandel der Arbeit und der enorme Zeitdruck** also einfach hier der Stress, den man hat, **der das eigentlich verhindert**." (AB23/475–477). Deutlich wird ein Dilemma der IP zwischen dem formulierten Ideal einer frühzeitigen Vorausplanung der weiteren medizinischen und pflegerischen Versorgung schwerstkranker Patient*innen, die auch eine Hospizanmeldung beinhalten kann, und weiterhin auf Heilung und/oder erkrankungsspezifische Behandlung hoffenden Patient*innen und Angehörigen. Es falle sehr schwer, auf diese Hoffnung ärztlich zu reagieren. Ohne ärztlich kommuniziertem Ausstieg aus dem 'Arrangement der Hoffnung', verhindert diese Situation einen nahtlosen Übergang von einer Behandlung im Krankenhaus zu einer Palliativversorgung. Hier findet sich ein Hinweis auf eine fehlende ärztliche Kommunikation über die konkrete Sterbebegleitung bzw. über ein verändertes Therapieziel. Ähnlich wie für die Verlegung auf Palliativstationen, erleben die IP auch für die Verlegung in Hospize eine ablehnende Haltung von Patient*innen und Angehörigen als häufige Hürde. Die wenigen Patient*innen und Angehörigen mit einer Bewusstheit und Akzeptanz der palliativen Erkrankungssituation würden bereits selbstständig die weitere Versorgung organisieren.

> Du findest auch **selten Leute**, die wirklich dann **zustimmende Haltung** haben. Die haben es meistens selbst schon organisiert, wenn sie auf Station sind. Die wissen das und bei denen läuft das. Jetzt so die Bewältigung dann, dass das hier alles stattfindet und dass die von hier aus dann ins Hospiz gehen, das gibt es schon, aber das ist **selten**. Also, **dass Leute so vorbereitet sind und alles schon vorbereitet ist, NOCH seltener**, aber das GIBT es. (AB13/209–221)

Eine Verlegung in Hospize erleben alle IP übereinstimmend als „**sehr spät**, meistens sehr spät" (AB13/207–209) und „von uns aus selten, also sehr, **sehr selten**" (AB12/685; vgl. AB26/471–479). Als Begründung für die *späte und vor allem seltene Hospizbahnung* wird die fehlende Organisationszeit gesehen: nicht nur die fehlende Zeit aufgrund der Arbeitsbelastung, sondern auch die schlechte Planbarkeit und Vorhersehbarkeit eines Erkrankungsverlaufs. Der Gesundheitszustand palliativer Patient*innen im Krankenhaus wird als sich überraschend verschlechternd eingeschätzt, was eine Vorausplanung erschwere bzw. verhindere: „Und dann kann es durchaus mal sein, dass es holperig wird." (AB18/330–331). Wie für die Verlegung von einer ITS in andere Versorgungsbereiche dargestellt, wird durch die medizinische Behandlung im Krankenhaus oftmals eine Situation geschaffen, die eine ambulante Versorgung, die vor allem von den Angehörigen zu leisten ist, verhindert bzw. erschwert und eine weitere stationäre Versorgungsnotwendigkeit herstellt.

> [Der Patient] es vielleicht noch schafft in eine Anschluss Institut/ also Anschluss-Einrichtung verlegt zu werden oder vielleicht sogar nach Hause kommt. Aber DAS, ganz nebenbei, ist ein GANZ seltener Fall, weil wir **durch die Operationen eine Situation herstellen, die die Patienten und Angehörigen zu Hause nicht ertragen und nicht versorgen können**, die auch ein ambulanter Pflegedienst ganz schwer bewerkstelligen kann. Weil durch die Bauchoperation, die fast immer erfolgt sind, verschiedene Schläuche aus dem Bauch raushängen, manchmal schlimme Narben bestehen, WUNDbereiche. (AB22/81–95)

Zudem erweist sich die Planungsperspektive im Krankenhaus als kurz und „dann kriegen Sie **wieder keinen Platz** oder dann ist [das Hospiz] irgendwie doch noch **nicht angemeldet** worden" (AB18/320–322). Die eingeforderte Spontanität externer Versorgungsstrukturen verweist auch auf die begrenzten Kapazitäten von Hospizen.

Gerade die IP, die in Intensivbereichen und Funktionsstationen tätig sind, berichten in besonderer Weise über den stationären Verlegungsdruck und die langen Wartezeiten bei Hospizen als Verlegungsverhinderung: „Ich hab leider im letzten halben Jahr nicht erlebt, dass da jemand direkthin verlegt wurde. Ich glaube, die **Wartelisten sind einfach voll**. Also die Sozialarbeiter machen dann schon Anmeldung in vier, fünf Hospizen." (AB10/448–452). Deutlich wird insgesamt die fehlende Erfahrung mit Hospizverlegungen. Für onkologische Stationen werden eher Hospizanmeldungen berichtet. Allerdings gelingt die Überleitung aufgrund der langen Wartezeiten ebenfalls oft nicht, wenn sich inzwischen der Gesundheitszustand der Patient*innen so verschlechtert, dass eine Verlegung bzw. der Transport nicht mehr möglich ist. Dann verstirbt die Patient*in/der Patient im Krankenhaus.

Obwohl eine SAPV-Versorgung für palliative Patient*innen, die nach Hause entlassen werden, im Gegensatz zur hospizlichen Überleitung ohne lange Wartezeiten zu bahnen ist, beschreiben mehrere IP diese Versorgungsform als selten: „Das hab ich auch schon mal gemacht, ja, aber das ist auch wirklich **eher ganz große Rarität**." (AB14/828–829). Neben einem Hinweis auf eine mangelhafte sektorale Vernetzung von ambulant und stationär finden sich in der Ergebnisdarstellung Erklärungen für diesen Befund: in einer diffusen ärztlichen Aufklärung über ein verändertes Therapieziel (vgl. Kap. 5.2.4.), im Versorgungsbedarf palliativer Patient*innen, der ambulant aufgrund von Komplikationen im Behandlungsverlauf schwer zu leisten ist (vgl. Kap. 5.1.5.2.), in der fehlenden Zeit und organisatorischen Annerkennung für diese Überleitungsarbeit im Akutkontext (vgl. Kap. 5.1.2.1.).

5.3.4 Das Paradox der Nicht-Nutzung eines Palliativkonsildienstes

In vielen Studien wurde der positive Effekt von Palliativkonsildiensten (PKD) im Krankenhaus beschrieben. Zugleich verweisen sie auf Vorbehalte bei den Primärbehandlern als Implementierungshürden, die weiterer Untersuchung bedürfen (vgl. Kap. 2.2.5.). Daher war ein Auswahlkriterium für die Studienstichprobe das Strukturmerkmal „Vorhandensein eines PKD" in den untersuchten Krankenhäusern, verbunden mit der Frage: Welche Erfahrungen haben die IP mit einem PKD? Die Datenanalyse zeigte in Bezug auf die Erfahrungen spezifische *Erwartungen an einen PKD* und Hinweise auf die *Inanspruchnahme eines PKD*, die ich nachfolgend darstelle. In der Medizin versteht man unter einem Konsil, dem lateinischen Wortsinn *consilium* entsprechend, eine patient*innenbezogene Beratung zur Unterstützung der Primärbehandler. Damit ist die Nutzung und Wirksamkeit eines Konsildienstes direkt an die Akzeptanz eines Beratungsansatzes gebunden. Ein beratendes Angebot ist vor dem Hintergrund der bereits vorgestellten Ergebnisse zum ärztlichen Behandlungsauftrag, zur Hierarchie im Krankenhaus und zur Personengebundenheit von Entscheidungen ein herausfordernder Ansatz, der stark an Akzeptanz und Kompetenz geknüpft erscheint.

Im Untersuchungszeitraum 2013/2014 gibt es in beiden Kliniken einen PKD, in der Universitätsklinik seit 2012 und im Klinikum Potsdam seit 2010. Für beide Kliniken geht das PKD-Angebot von der hämatologisch-onkologischen Abteilung aus und ist jeweils an die Palliativstation gekoppelt, v. a. durch die Personalunion der ärztlichen Teammitglieder. In der untersuchten Universitätsklinik gibt es ein weiteres PC-Angebot, ausgehend von der Anästhesie. In beiden Krankenhäusern gibt es zudem einen eigenständig konsiliarisch arbeitenden Schmerzdienst. Das PKD-Team besteht jeweils aus Ärzt*innen und v. a. Pflegekräften mit PC-Weiterbildung. Es ist über eine spezielle Telefonnummer erreichbar und zudem digital anforderbar von Montag bis Freitag von 8 bis 17 Uhr. Zum Zeitpunkt der Datenerhebung gab es keine Online-Informationen, aber eine Meldung im Intranet über den Beginn der Arbeit des PKD in der Klinik. Als Indikationen für die Anmeldung eines palliativmedizinischen Konsils auf der anfordernden Station werden im Inter- und Intranet krankheits- oder therapiebedingte symptomatische Beschwerden von Patient*innen benannt, wie Schmerzen, Luftnot, Obstipation, Übelkeit, Appetitmangel, Fatigue, Übelkeit, psychische Symptome sowie psychosoziale Probleme im Zusammenhang mit der weiteren Versorgung. Reine Übernahmeanfragen auf die Palliativstation ohne symptomatische Belastungen eines Patienten/einer Patienten sind nicht Teil der Indikationsliste. Neben einmaligen Konsilen kann bei Patient*innen mit weiter bestehendem Unterstützungsbedarf eine palliativmedizinische Komplexbehandlung auf der anfordernden Station, unterstützt durch das PKD-Team, erfolgen (vgl. Kap. 2.1.3. zum Zusatzentgelt bei palliativer Behandlung).

Die Daten zeigen, dass die ärztlichen Erwartungen an einen PKD heterogen, komplex und zudem sowohl fachlich als auch strukturell anspruchsvoll sind. In der nachfolgenden Tab. 5.5 sind die analysierten Erwartungen und Wünsche benannt.

Gruppiert man die benannten *Erwartungen an einen PKD*, zeigen sich Wünsche auf drei Ebenen: Im Vordergrund steht der Wunsch nach strukturell-organisatorischer Unterstützung, gefolgt vom Wunsch nach medizinisch-fachlicher und kommunikativer Unterstützung. Alle ärztlichen Erwartungen an einen PKD sind vor dem Hintergrund der analysierten Arbeitsbedingungen eines Akutkrankenhauses einzuordnen und finden sich bei IP aller Fachdisziplinen: v. a. wenig Zeit in den Routinen für die *zunehmenden kommunikativen Anforderungen* bei sterbenden Patient*innen (vgl. Kap. 5.1.5.2.3.), *fehlende Pflegekräfte* (vgl. Kap. 5.1.2.2.) sowie die *Verlegungspraxis* (vgl. Kap. 5.3.3.). Explizit wird das Thema der fehlenden Zeit für die Funktionsstationen Chirurgie, Gynäkologie und ITS benannt. Ähnlich wie *in den Bildern der Palliativstation* dargestellt, wird auch ein PKD mit dem Auftrag der Sterbebegleitung assoziiert. Für die zufriedenstellende Behandlung Sterbender im Sinne der ärztlichen Ideale wird ein Unterstützungsbedarf gesehen, den potentiell ein PKD leisten könnte.

Tab. 5.5: Erwartungen und Wünsche an einen Palliativkonsildienst; Quelle: eigene Darstellung.

Kategorie: Erwartungen und Wünsche an einen Palliativkonsildienst		
Kode	Nennung	Ebene
Erreichbarkeit/Verfügbarkeit	16	strukturell-organisatorische Unterstützung
Übernahmeauftrag	10	
Zeit haben	9	
Integrierbarkeit in Stationsalltag	3	
ambulante Versorgung organisieren	1	
neue Behandlungsideen, neue Perspektiven	6	medizinisch-fachliche Unterstützung
Wissensvermittlung/Kompetenz weitergeben	5	
Symptomkontrolle	4	
Kompetenz/Erfahrung haben	3	
gemeinsame Entscheidungen	2	
Unterstützung der Pflege	2	
Zuständigkeit für nicht-onkologische Patienten	3	
Gespräche führen	19	kommunikative Unterstützung
(emotionale) Entlastung	1	

> Noch mal zu den strukturellen Sachen, dass es natürlich **zeitlich schwierig** ist oft, eine Sterbebegleitung zu machen. Die **braucht ja einfach auch Zeit**. Da sind Fragen und es ist **Gesprächsbedarf und das kann man oft nicht leisten**. Ich finde, wenn dann einfach noch mal da Menschen dazukommen, die so diese **Zeit einfach noch mal mitbringen**, das ist oft ganz gut. (AB10/403–410)

Mit Blick auf die *Inanspruchnahme eines PKD* werden zwei parallele, zunächst widersprüchlich erscheinende Ergebnisse sichtbar: Neben der vielfachen (mit 37 Nennungen häufigsten) Formulierung eines PC-Bedarfs im eigenen Arbeitsbereich findet sich fast ebenso deutlich der ärztliche Anspruch (mit 33 Nennungen zweithäufigstes Thema), die palliative Behandlung selbst zu leisten. Den Widerspruch fasse ich als *Paradox der Nicht-Einbeziehung eines PKD* zusammen. Was sind die Gründe für die Nicht-Nutzung einer vorhandenen strukturellen Ressource? In der Zusammenschau der analysierten Erwartungen an einen PKD und der Inanspruchnahme lassen sich implizite und explizite Begründungen rekonstruieren, die in Abb. 5.7 zusammengefasst sind.

Die Nicht-Einbeziehung eines PKD verweist auf Begründungen im Zusammenhang mit *strukturellen, organisatorischen & personengebundenen Erfahrungen* im Krankenhaus, mit *Kenntnissen über PC* sowie mit einem *habituellen Anspruch und*

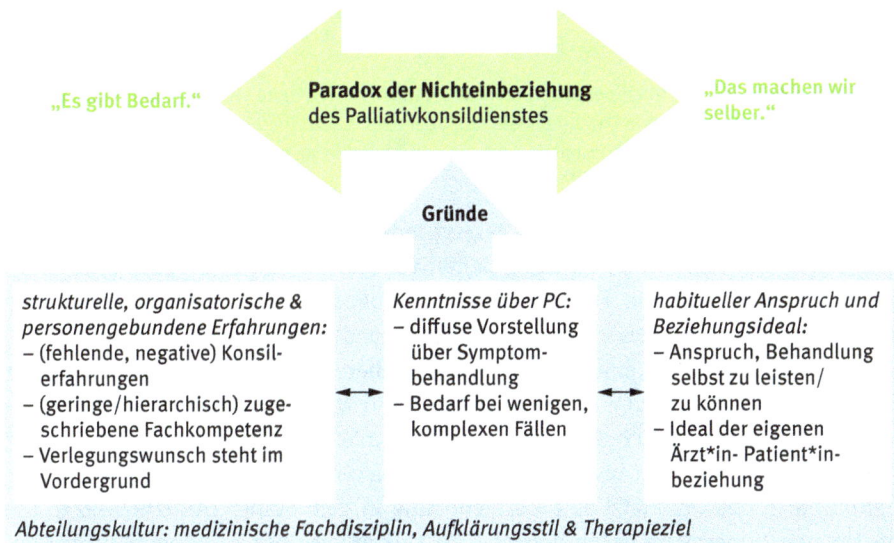

Abb. 5.7: Das Paradox der Nicht-Einbeziehung eines Palliativkonsildienstes; Quelle: eigene Darstellung.

ärztlichen Beziehungsideal. Zudem zeigt sich übergreifend die *Abteilungskultur* als Einflussfaktor für die Einbeziehung eines PKD. Als Begründungsmuster lassen sie sich als Implementierungshindernisse lesen, die ich nachfolgend zusammenführe:

Abteilungskultur: Vor allem Ärzt*innen, die auf Stationen mit vorrangig onkologischen Patient*innen arbeiten, wie hämatologisch-onkologische, onkologisch-gynäkologische, gastroenterologische und pulmologische Stationen, auch wenn sie selbst keine Onkolog*innen sind, sowie Ärzt*innen aus dem ITS-Bereich beschreiben eigene Kompetenz für die palliative Behandlung: „Vergleichsweise würde ich mal sagen, dass wir, glaube ich, **extrem viel selber machen und auch KÖNNEN.**" (AB14/766–769). Auch der Aufklärungsgrad der Patient*innen wird als ein Verhinderungsgrund für Einbeziehung eines PKD benannt: „Du kannst ja KEINE/ kannst ja den palliativen Konsildienst in keines der Zimmer oben schicken, weil die ja **gar nicht aufgeklärt** sind." (AB13/930–932). Damit erweist sich die ärztliche Kommunikation und der Entscheidungsstand über ein Therapieziel als Integrationshürde für einen PKD.

Strukturelle, organisatorische und personengebundene Erfahrungen: Das PKD-Angebot erwies sich in der Universitätsklinik als noch nicht sehr bekannt bzw. wurde stark mit einzelnen Personen verknüpft. Vor allem für das Klinikum Potsdam wurden positive Erfahrungen mit einer schnellen Erreichbarkeit beschrieben, die aber aufgrund der Weggangs des zuständigen Palliativmediziners zu einer Verunsicherung über die Ansprechpersonen und ihre palliativmedizinische Expertise führte. Hier wird die *personengebundene Kompetenzzuschreibung* als Begründung für die Nutzung bzw. Nicht-Nutzung eines PKD deutlich.

> Gibt jetzt ja hier aber auch **personell da einen Umbruch**. Ich hatte lange Zeit mit einem in meinen Augen sehr versierten Palliativmediziner, aber eben auch einem hämatologisch onkologisch gebildeten Facharzt zu tun. Er hat das sehr hervorragend in meinen Augen gemacht und da haben wir uns abgesprochen. (AB23/75–80)

Wie im vorangegangenen Abschnitt gezeigt, erleben sich die IP vielfach kompetent in der symptomatischen Behandlung palliativer Patient*innen. Ein PKD wird daher vor allem bei komplexen Fragestellungen hinzugezogen. Die Kompetenzeinschätzung eines Konsildienstes erfolgt dementsprechend *wissenshierarchisch und positionshierarchisch*. Nur bei einem höher zugeschriebenen Fachwissen des Beraters/der Beraterin im Vergleich zum eigenen Wissensstand wird der PKD als bereichernd erlebt. Andernfalls zeigt sich ein Integrationshindernis: „[...] vom **Wissensstand nicht anders** sind als ich jetzt in vielerlei Hinsicht. Also das ist jetzt **nichts,** wo ich das Gefühl habe, das wäre jetzt eine **Bereicherung** in dem Sinne" (AB02/921–923). Die im Untersuchungszeitraum vorherrschende Unklarheit über das Angebot führt zusätzlich zu Vorbehalten der IP gegenüber einem PKD. In der Bewertung und potentiellen Inanspruchnahme eines PKD greifen die Ärzt*innen daher auf ihre Erfahrungen mit anderen Konsildiensten (bzw. ihre eigenen konsiliarischen Einsätze) zurück, bei denen unerfahrene Ärzt*innen zur Beratung kommen: „Da haben Leute eine komplexe Fragestellung und du bist ja **nicht Facharzt** und da sind Leute, die sind im dritten Monat, also drei Monate Arbeitsbeginn, **junge Anfänger** und die **müssen diese Konsile führen**." (AB03/347–352). Neben der fachlichen Kompetenz ist die hierarchische Position des/der konsiliarischen Beraters/Beraterin für die Integration bzw. positive Einschätzung eines PKD-Angebotes bedeutsam. So ist die fachärztliche oder oberärztliche Beratung akzeptierter, da die eigene fachliche Kompetenz nicht in Frage gestellt wird.

> Es ist ja nicht nur der Assistenzarzt, der ein Konsil anfordert. Dann ist es auch der **Oberarzt**, der das **Konsildienst anfordert**. Und dann **kommt eine kleine Schwester**, die auch noch nicht viel gesehen hat und sagt dem, wie das geht. Es bringt gar nichts. (AB01/869–874)

Da bei Konsilanfragen häufig ein Verlegungswunsch auf die Palliativstation im Vordergrund steht, wird der einbezogene PKD nicht als unterstützend erlebt, wenn dieser die Patient*innen zunächst oder ausschließlich auf der anfordernden Station betreut.

> Den Palliativkonsildienst, den aktivieren wir in dem Sinn: > Dann **rüber auf die Palliativstation** < . [...] Die Gastroenterologen, wo ich war, die holen einen Palliativmediziner nur deswegen. (AB01/690–698). Okay, da kommt jemand jeden Tag und berät dich. Und dafür bleibt der Patient da, anstatt auf die Palliativstation. Das wäre ein, zwei Tage angenehm, aber **dann soll er trotzdem auf die Palliativstation**. (AB01/899–902)

Im Verlegungswunsch zeigen sich Abteilungskulturen, die sich je nach Fachdisziplin und Behandlungsauftrag der Funktionsstationen unterscheiden.

Kenntnisse über PC: Wie bereits für die symptomatische Behandlung dargestellt (vgl. Kap. 5.1.4.), wird von den IP Palliativmedizin oftmals mit Schmerztherapie gleichgesetzt, für die es keiner Unterstützung bedürfe: „Wenn es einfach nur in so einem Palliativsetting um Schmerzen geht, da **braucht man keine Hilfe. Das ist simpel.**" (AB12/564–566). Das zeigt, dass die palliative und symptomatische Therapie vor allem für die Behandlung von onkologischen Patient*innen thematisiert und dass die Einbeziehung eines PKD nur für komplexe Fragestellungen in Erwägung gezogen wird. Mehrere interviewte Ärzt*innen schlagen einen fachlichen Austausch oder Fortbildungen über palliativmedizinische Themen vor. Als Antwort auf die organisatorischen Bedingungen eines Krankenhauses mit der Erfahrung einer schlechten Erreichbarkeit spezialisierter Dienste, z. B. in Nachtdiensten, wird eine Wissensvermittlung durch den PKD gewünscht. Damit werde für „achtzig oder neunzig Prozent der Fälle" eine Handlungsfähigkeit erzielt. Nur für die wenigen komplexen Fälle wird dann die tatsächliche Einbeziehung eines PKD als notwendig erachtet. Hier zeigt sich sowohl ein Hinweis auf eine Differenzierung zwischen allgemeiner und spezialisierter Palliativversorgung als auch ein Hinweis auf das Krankenhaus als Lernort.

> Und um den Bogen zu schlagen zum palliativmedizinischen Konsildienst, was ich mir da am ehesten wünschen würde, wäre so eine **Fortbildung oder ein Austausch.** Weil was, glaube ich, gut ist, wenn man einen Wissensstand hat, dass man sagt, man kann **achtzig oder neunzig Prozent der Fälle selber machen**, selber richtig machen und nicht irgendwie wurschteln. Weil ansonsten ist der schnell überlastet oder auch zu Zeiten, wenn ich den nachts um vier anrufe, dann kommt da glaube ich auch niemand. (AB12/640–648)

Habitueller Anspruch und ärztliches Beziehungsideal: Bei den IP als ärztliche Primärbehandler findet sich ein starkes Ideal der Ärzt*in-Patient*in-Beziehung und Patient*innenbindung an die Station/Abteilung, verbunden mit dem Anspruch, auch die Palliativversorgung selbst zu leisten: „Das ist doch eigentlich **meine Aufgabe.**" (AB02/910). Gleichzeitig werden die eigenen Ressourcen für eine zufriedenstellende Betreuung palliativer Patient*innen und ihrer Angehörigen im Behandlungsalltag als mangelhaft eingeschätzt. Dieses Dilemma zeigt sich als Integrationshindernis eines PKD.

> Er kann mir nicht die Zeit geben, die ich brauche, um mit den Patienten selber das zu machen. Ich weiß nicht, ob es für das **Arzt-Patienten-Vertrauensverhältnis** gut ist, wenn ich als behandelnder Arzt mir Hilfe hole, nicht dass ich mich da jetzt **bevormundet fühlen** würde, aber das ich den Patienten sage: > Ich schaffe es nicht, Sie zu betreuen. < , was ich ja eigentlich kann. Sondern da kommt jemand anderes, der erklärt ihm, wie wir jetzt die Lage/ wie wir ihm den Mund pflegen. **Das ist eigentlich meine Aufgabe** in dem Moment. Ich weiß nicht, inwiefern der Palliativkonsildienst dann mir eine Hilfe darstellt. (AB02/901–912)

In der Zusammenschau der ärztlichen Erwartungen an einen PKD und der *Einbeziehung palliativmedizinischer Unterstützung* lassen sich drei ärztliche Typen rekonstruieren. Gemeinsam ist allen ein hoher Anspruch an die selbst zu leistende ärztliche Patient*innenversorgung:

– *kooperativer Typ:* Die Ärzt*innen haben einen hohen Anspruch an eine gute palliative Behandlung, gute Kenntnisse über und gute Erfahrungen mit palliativmedizinischen Behandlungsmöglichkeiten. Trotz der klinischen Erfahrung strukturell begrenzter Möglichkeiten eines PKD, wie Erreichbarkeit oder Zeit, wird palliativmedizinische Unterstützung grundsätzlich befürwortet und damit die Einbeziehung eines PKD in den eigenen Arbeitsbereich.

– *exkludierender Typ:* Die Ärzt*innen haben einen hohen Anspruch an eine gute palliative Behandlung mit einer besonders starken Betonung des Ideals der Ärzt*in-Patient*in-Beziehung und der eigenen palliativmedizinischen Kompetenz ohne Unterstützungsbedarf. Folge ist die Nicht-Nutzung eines PKD bzw. Skepsis gegenüber dem Angebot.

– *skeptischer Typ:* Die Ärzt*innen haben einen hohen Anspruch an eine gute Patient*innenversorgung, empfinden jedoch strukturelle Enttäuschung bzw. Desillusionierung über Unterstützungsangebote. Folge ist die Nicht-Nutzung eines PKD bzw. Skepsis gegenüber dem Angebot.

Bei allen drei Typen lässt sich ein Zusammenhang zwischen der Abteilungskultur, der medizinischen Fachdisziplin, der eingeschätzten eigenen Berufserfahrung und der individuellen Erfahrung mit PC darstellen.

5.4 Ärztliches Postulat vom Sterbendürfen im Krankenhaus

An mehreren Stellen der Ergebnisdarstellung tauchte bereits das „Sterbendürfen" als in-vivo-Kode auf, also als direktes wortwörtliches Zitat einer Ärztin/eines Arztes im Interview. In der Datenanalyse zeigte dieser Kode darüber hinaus eine solch starke und vielfältige Begründungskraft, dass ich ihn als Kategorie bestimmte und in der Gruppendiskussion vorstellte (vgl. Kap. 4.2.3.). Die Teilnehmenden diskutierten über die Relevanz aller vorgestellten Kategorien. Ergebnis der Gewichtung und Diskussion war zum einen die übereinstimmende Einschätzung der Teilnehmer*innen, dass die strukturellen Bedingungen der Krankenbehandlung als alles bedingende Arbeitsgrundlage zu beschreiben seien; zum anderen, dass die Kategorie *Sterben dürfen* als Schlüssel für eine würdevolle Behandlung von schwerstkranken und sterbenden Patient*innen über allen anderen Kategorien stehe. Daher müsse die von mir gesetzte Klammer um das „dürfen" wegfallen, denn vorgestellt hatte ich die Kategorie als „Sterben(dürfen) im Krankenhaus". In der Gruppendiskussion zeigte sich zudem eine kritische hierarchische Diskussionsdynamik, da sowohl Assistenzärzt*innen als auch Oberärzt*innen anwesend waren. Letztere lehnten den Zusatz „Dürfen" zunächst ab und beriefen sich auf eine Praxis konsensueller Entscheidungsfindung. Erst im Diskussionsverlauf bestätigten sie ihre (notwendige) hierarchische Verantwortungsübernahme bei einer Entscheidung; diese sei aber immer verbunden mit ihrem Wunsch (-ideal) eines Konsenses (vgl. Kap. 5.2.1. & Kap. 5.2.3.).

Auch wenn die vorliegende Studie nicht allein die Behandlung Sterbender im Krankenhaus im Fokus hat, zeigt sich in den Daten eine Zuspitzung der ärztlichen Überlegungen auf diese potentielle Situation. Das lässt sich zunächst mit der besonderen (Ver-)Störung der ärztlichen Routinen durch Sterbende erklären und mit zunehmend in Erscheinung bzw. in den Fokus der ärztlichen Aufmerksamkeit tretenden Angehörigen. Außerdem offenbart die Sichtbarkeit von Sterbenden den fehlenden medizinischen Behandlungsauftrag für diese Patient*innengruppe und/oder ungenügende palliativmedizinische Kenntnisse sowie Reibungen von ärztlichem Ethos mit strukturellen und administrativen Bedingungen, um jenseits von Heilung oder Akutbehandlung für diese Patient*innengruppe medizinische Behandlungsaufträge im Krankenhaus zu bestimmen – ebenso für nicht-sterbende, aber chronisch schwer kranke Patient*innen auf der *Palliativ-Dimension* (vgl. Kap. 5.1.5.1.) sowie *Langlieger* (vgl. Kap. 5.1.5.3.).

Im vorgefundenen normativen Postulat formiert sich eine Theorie der Praxis, welche die rekonstruierte Behandlungspraxis schwer kranker und sterbender Patient*innen im Krankenhaus aufnimmt (vgl. Abb. 5.8). „Palliativmedizin geht am Konzept der akuten Medizin vorbei." (AB05/100), fasst eine Interviewpartnerin ihr Differenzerleben zusammen. Vor dem Hintergrund der dargestellten *Arbeitsbedingungen und Behandlungsaufträge* (vgl. Kap. 5.1.), *Einflüsse auf Therapieentscheidungen* (vgl. Kap. 5.2.) und *Aufnahme- und Verlegungspraxis* (vgl. Kap. 5.3.) erscheint das *ärztliche Postulat vom Sterbendürfen* als Vermittlung zwischen der klinischen Erfahrung von Sterbefällen und dem zentralen Behandlungsauftrag der Lebensrettung, des Nicht-Sterbens, für alle Patient*innen im Krankenhaus.

In den vorangegangenen Ergebniskapiteln habe ich aus der Datenanalyse drei zentrale ärztliche Ideale für die klinische Arbeit insgesamt und die Versorgung Sterbender im Speziellen aufgezeigt: das *Konsensideal* bei der Therapieentscheidung, das *Ideal, Zeit für Gespräche* mit Patient*innen und Angehörigen zu haben, und das *Ideal, Zeit und Raum für Sterbebegleitung* zu haben. Das Ideal einer würdevollen Sterbebegleitung wurde von den IP ausdifferenziert als pflegerische Aufgabe und untermalt von individuellen positiven wie negativen Sterbebildern (vgl. Kap. 5.1.5.2.2.). Erst hier zeigt sich die Begründung eines fehlenden ärztlichen Behandlungsauftrages für diese Patient*innengruppe. Die ärztlichen Ideale werden im Verlauf der Ergebnisdarstellung immer wieder sichtbar, vor allem in Abgrenzung zum erlebten klinischen Arbeitsalltag und den daraus resultierenden Dilemma- und Konfliktsituationen.

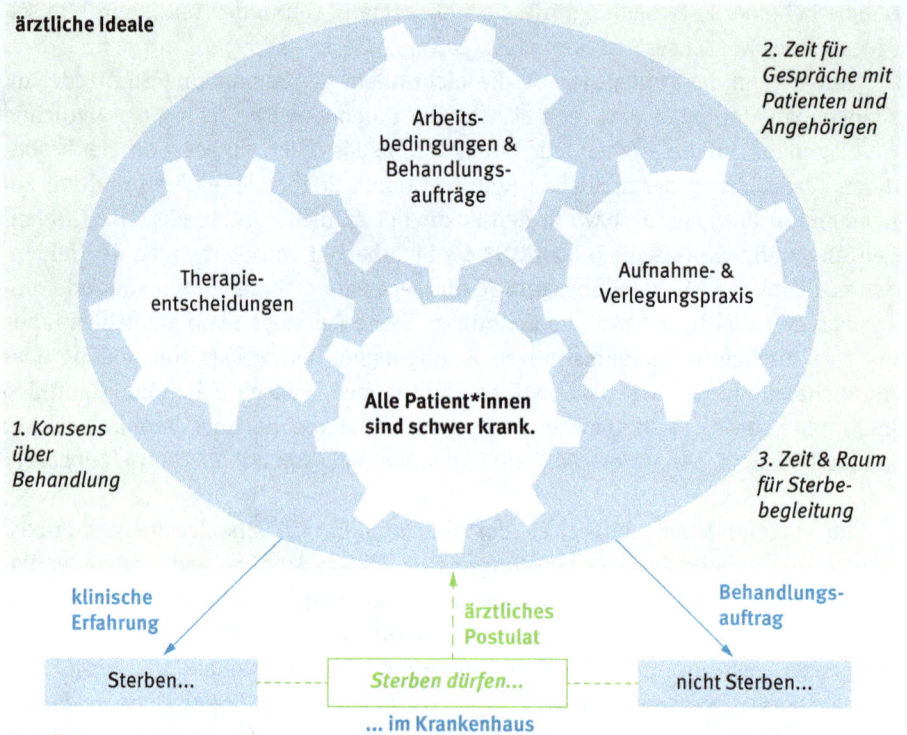

Abb. 5.8: Zusammenführung der Ergebnisse im ärztlichen Postulat vom Sterbendürfen im Krankenhaus; Quelle: eigene Darstellung.

Erst eine Entscheidung über das *Sterbendürfen* eines Patienten/einer Patientin setzt einen eindeutigen, „konsequenten" (AB03/1021) Handlungsprozess in Gang, der den formulierten ärztlichen Idealen entspricht: „Wenn das geklärt ist, dann läuft es wirklich sehr gut." (AB13/727). Für geklärte Sterbesituationen bildet sich ein idealisierter Handlungsprozess ab: in der Verlegung in ein Einzelzimmer, einer lindernden Symptombehandlung (mit den Begriffen: medikamentöse Abschirmung und Leidensminimierung), der Einbeziehung Angehöriger und einer pflegerischen Übernahme der Versorgung (vgl. Kap. 5.1.5.2.3.). In der Einforderung einer Entscheidung über ein *Sterbendürfen im Krankenhaus* vereinigen sich alle benannten Ideale im Wunsch nach Eindeutigkeit bzw. Beendigung der Ungewissheit. Anders als Begrifflichkeiten wie „Sterben lassen" [91], dem Sterben seinen Lauf lassen oder Loslassen, welche im Sinne eines Eingeständnisses bzw. einer Akzeptanz zu verstehen sind, verweist das „Dürfen" auf die stark erlebte ärztliche Entscheidungsverantwortung: „**DIESE Entscheidung SELBST**, finde ich, **ist eine ganz ärztliche**, weil wir **tragen die Verantwortung**, **ethisch und rechtlich**, und deswegen entscheiden wir das." (AB21/234–238). Damit ist dieses ärztliche Postulat vor allem als intra-professioneller sowie organisationsbezogener Appell (mit juristischen und ökonomischen Aspekten) zu verstehen.

In der Zusammenschau der ärztlichen Ideale und dem Postulat vom *Sterbendürfen im Krankenhaus* lassen sich drei normative Bilder skizzieren:

Erstes normatives Bild: Die medizinische Entscheidungsverantwortung wird hierarchisch und fachlich sowie vorausschauend übernommen.

Da die IP primär Stationsärzt*innen und Assistenzärzt*innen sind, muss das *Postulat vom Sterbendürfen* im Sinne einer Erlaubnis in besonderer Weise unter einem hierarchischen Aspekt betrachtet werden. In der vorgestellten hierarchischen Logik in der Medizin und im Krankenhaus sind Assistenzärzt*innen Regularien über ihre Befugnis, ihres „Dürfens" unterworfen bzw. sie unterwerfen sich. Die ärztliche Forderung nach einer Entscheidung taucht vor allem auf im Zusammenhang mit der Erfahrung einer fehlenden Vorausplanung einer Behandlung für den Fall, dass sich der Erkrankungszustand einer Patientin/eines Patienten verschlechtert. In der Verkettung von Ungewissheiten: „**Es ist ja IMMER so**, am Wochenende passiert dann irgendwas, der Patient wird schlecht .... ." (AB26/763) erscheint eine vorausschauende Entscheidung über das Sterbendürfen eines Patienten/einer Patientin als Lösung. Ohne verändertes Therapieziel folgen Ärzt*innen sonst – mehr oder weniger – konsequent der zentralen Behandlungslogik im Krankenhaus von Akuität und Heilung. Das gilt auch für die Verschlechterung eines Zustandes bei palliativen (oder informell als sterbend eingeschätzten) Patient*innen. In der Palliativ-Dimension sowie bei schwer chronisch Kranken (*Langliegern*) mit oftmals diskrepanten fachlichen Einschätzungen der beteiligten Akteure wird die fehlende medizinische Eindeutigkeit zur Herausforderung. Eine Nichtbefolgung der Handlungslogik bzw. eine stationsärztliche Verantwortungsübernahme in veränderten Erkrankungssituationen zeigen sich vor allem als individuelle (Not-)Lösungen. Eine hierarchisch nicht entschiedene Therapiezieländerung wird erst in der verschlechterten Erkrankungssituation augenfällig und akut in Frage gestellt, z. B. durch andere Fachdisziplinen und neue Akteure bei Verlegung auf die ITS. Bei einer Aufnahmeanfrage auf die ITS wird nun nach dem therapeutischen Nutzen einer intensivmedizinischen Behandlung gefragt. Hier formulieren die IP Unterschiede zwischen Normal- und Intensivstationen, spezifische *Abteilungskulturen* sowie übergreifend eine starke *Personengebundenheit von Entscheidungen* (vgl. Kap. 5.2.2.1.).

Zweites normatives Bild: Es gibt einen Konsens über eine Erkrankungs-/Behandlungssituation.

Das *Konsensideal* habe ich in Kapitel 5.2.3. differenziert vorgestellt.

Drittes normatives Bild: Sterbebegleitung ist ein Behandlungsauftrag im Krankenhaus – rechtlich, ökonomisch, organisatorisch, habituell und ethisch-moralisch gestützt.

Entlang der *Aufnahme- und Verlegungspraxis* habe ich individuelle und strukturelle Handlungsspielräume rekonstruiert, die Sterben im Krankenhaus ermöglichen (vgl. Kap. 5.3.). Begründet werden sie mit einem ethisch-moralischen Ideal in der Ärzt*in-Patient*in-Beziehung bei bekannten Patient*innen und mit dem Hinweis auf strukturelle Schwächen oder Lücken in der Versorgung außerhalb der Klinik. Die Ergebnisse machen auf fehlendes ärztliches Wissen über Versorgungsstrukturen außerhalb der Klinik aufmerksam und verweisen auf die starken Sektorengrenzen von ambulant und stationär, aber auch auf fehlende interdisziplinäre Kooperation innerhalb der Kliniken. Ohne angepassten Behandlungsauftrag bleiben schwer kranke und ster-

Tab. 5.6: Paradoxien eines ärztlichen Postulats vom Sterbendürfen in der rekonstruierten Behandlungspraxis im Krankenhaus; Quelle: eigene Darstellung.

Ärztliches Postulat vom Sterbendürfen im Krankenhaus	
normative Bilder im Postulat ...	**... stehen im Widerspruch zur rekonstruierten Behandlungspraxis:**
1. Bild: Die medizinische Entscheidungsverantwortung wird hierarchisch und fachlich sowie vorausschauend übernommen.	– Primat der Akut- und Heilungslogik (Kap. 5.1.3.) – fehlende medizinische Eindeutigkeit, z. B. bei Palliativpatient*innen (vgl. *Palliativ-Dimension*), schwer chronisch kranken Patient*innen (*Langlieger*) und hinsichtlich Sterbesituationen (Kap. 5.1.5.) – vermeidende oder auf Heilung festgelegte Aufklärungsstile im Ärzt*in-Patient*in-Gespräch (Kap. 5.2.4.) – Behandler*innen-Praxis: Personengebundenheit von Entscheidung (Kap. 5.2.1.)
2. Bild: Es gibt einen Konsens über eine Erkrankungs-/Behandlungssituation.	– fehlende interprofessionelle Interaktion (Kap. 5.1.2.3.) – Professionshierarchien zwischen Medizin und Pflege bzgl. der Entscheidungsfindung (Kap. 5.2.1.3.) – diskrepante Einstellungen zur Erkrankungs- und Behandlungssituation im Team (Kap. 5.2.1.2.) – Patient*innen- und/oder Angehörigenwille (Kap. 5.2.6.)
3. Bild: Sterbebegleitung ist ein Behandlungsauftrag im Krankenhaus – rechtlich, ökonomisch, organisatorisch, habituell und ethisch-moralisch gestützt.	– Einschätzung der Nicht-Integrierbarkeit der Palliativmedizin in die Akutmedizin (Kap. 5.1.2. & 5.1.3.) – fehlender Arbeitsauftrag in der Sterbebegleitung (Kap. 5.1.5.2.3.) – unklares Wissen um rechtliche Abgrenzung von Sterbebegleitung zu aktiver Sterbehilfe (Kap. 5.1.4.) – Verlegungswunsch und Verlegungsdruck, auch bei sterbenden Patient*innen (Kap. 5.3.3.) – Priorisierung kurativer vor palliativen Patient*innen (Kap. 5.3.1.) – Paradox der ausbleibenden Nutzung spezialisierter palliativmedizinischer Angebote eines PKD trotz formuliertem Bedarf (Kap. 5.3.4.)

bende Patient*innen mit fraglich adäquater Versorgung im Krankenhaus oder werden – ob aus ökonomisch-administrativen Gründen („Bettendruck"), rechtlicher oder emotional-habitueller Unsicherheit – mit ebenso fraglich adäquater Versorgung verlegt. Erst eine ärztliche Entscheidung über das *Sterbendürfen* setzt einen konsequenten Handlungsprozess in Gang, der einem Arbeiten entlang der formulierten Ideale entspricht. Für Sterbesituationen bilden sie sich ab in der Verlegung in ein Einzelzimmer, einer guten Symptombehandlung, der Einbeziehung Angehöriger und einer pflegerischen Übernahme der Versorgung (vgl. Kap. 5.1.5.2.2.).

Wenn die normativen Bilder des ärztlichen Postulats auf die rekonstruierte Behandlungspraxis im Krankenhaus treffen, werden Paradoxien deutlich (vgl. Tab. 5.6). Mögliche Überschneidungen/Dopplungen der Behandlungspraxis-Themen in den drei Bildern werden in der differenzierten Ergebnisdarstellung der vorangegangenen Kapitel deutlich.

6 Diskussion

Im folgenden Kapitel ordne ich die Forschungsergebnisse entlang relevanter wissenschaftlicher Diskussionen ein. Für die Untersuchung des komplexen Themas erwies sich ein theoretisch interdisziplinärer und methodisch explorativer Ansatz als notwendig. In der zusammenfassenden Diskussion zentraler Befunde ergänze ich daher die bisher vor allem medizinsoziologischen und medizinethischen Rahmungen des Themas um eine psychologische Perspektive ärztlichen Erlebens und Handelns in der Behandlung schwerstkranker und sterbender Patient*innen im Krankenhaus (vgl. Kap. 6.1.). In einer methodologischen Betrachtung prüfe ich die Stärken und die Limitation der Arbeit (vgl. Kap. 6.2.) und leite abschließend in einem Ausblick Perspektiven für Forschung und Praxis ab (vgl. Kap. 6.3.).

6.1 Einordnung der Untersuchungsergebnisse

Ziel dieser Arbeit war es, die gegenwärtige Behandlungspraxis schwerstkranker und sterbender Patient*innen im Krankenhaus jenseits einer spezialisierten palliativmedizinischen Versorgung zu explorieren. Für den quantitativ relevantesten Versorgungsbereich dieser Patient*innengruppe zeigt sich in der Forschung ein Desiderat. Ausgehend von der Hypothese, dass Ärzt*innen im arbeitsteiligen und hierarchischen System Krankenhaus eine Schlüsselposition einnehmen, stehen ihre Erfahrungen im Zentrum der Untersuchung. Es zeigte sich, dass ärztliche Entscheidungen insgesamt in der medizinischen Behandlung und damit auch bei Schwerstkranken und Sterbenden eine zentrale Rolle spielen, was zugespitzt in der Schlüsselkategorie des *ärztlichen Postulats des Sterbendürfens im Krankenhaus* sichtbar wird. Daher werde ich zunächst die Einflüsse, Arbeitsaufträge und das Belastungserleben im ärztlichen Entscheidungsprozess zusammenfassen (vgl. Kap. 6.1.1.), um dann die Bedeutung des Postulats für Theorie und Praxis zu diskutieren (vgl. Kap. 6.1.2.). Die Ergebnisse verweisen zudem auf die gegenwärtige Dualität von Akut- und Palliativmedizin (vgl. Kap. 6.1.3.) sowie vielfach auf eine Fehlversorgung Sterbender im Krankenhaus (vgl. Kap. 6.1.4.). Mit der Einordnung der Befunde in die aktuelle wissenschaftliche Diskussion lassen sich die Präkonzepte aus Kapitel 3 zu neuen Hypothesen weiterentwickeln, die ich durch eine Rahmung kenntlich mache.

6.1.1 Sterben im Krankenhaus als ärztliche Entscheidung – Behandlungsaufträge, Einflussfaktoren und Belastungserleben

Das ärztliche Behandlungserleben von Schwerstkranken und Sterbenden im Krankenhaus lässt sich auf das Thema Behandlungsentscheidungen als zentrale ärztliche Tätigkeit zuspitzen. Die zu treffenden Entscheidungen haben eine Spannbreite von diagnostischen Maßnahmen bis hin zu Entscheidungen am Lebensende (EoL). Im Kontext der vorliegenden Studie wurde das Thema Entscheidungsfindung von den IP vor allem als EoL-Entscheidung diskutiert. Gerade die prognostische Unsicherheit bei Schwerstkranken, d. h. potentiell Sterbenden, liefert einen breiten Interpretationsspielraum mit vielfach diskrepanten Einschätzungen der Beteiligten. Wenngleich sich Vogds Hinweis bestätigt hat, dass sich nicht nur im medizinischen, sondern auch im ärztlichen Handeln Routinen und Normen entwickeln [13, S. 394], erscheint aufgrund der Ergebnisse der vorliegenden Studie die von Wettreck eingeführte Differenzierung von ärztlichem und medizinischem Handeln durchaus hilfreich [252]. In beiden untersuchten Kliniken sind Stationsärzt*innen mehrheitlich Assistenzärzt*innen und in fachärztlicher Ausbildung. Bei diesen klinischen Novizen zeigt sich die Differenz zwischen dem ärztlichen Handeln im präsentierten Anspruch und der noch suchenden Bewegung nach einem routinierten medizinischen Handeln [159, S. 73].

Vogd fragte in seiner Untersuchung zu ärztlichen Entscheidungsprozessen im Spannungsfeld von System- und Zweckrationalität, warum die Frage des Sterbens überhaupt als medizinisches Entscheidungsproblem verhandelt wird [13, S. 349f]. Aus soziologischer Perspektive sieht er in der medizinischen Rahmung des medizinisch nicht zu lösenden Problems Tod die ärztliche Handlungsfähigkeit durch neue Entscheidungssituationen entsprechend der institutionellen Logik eines Krankenhauses wiederhergestellt. Die Ergebnisse der vorliegenden Unterstützung bestätigen Vogds Ergebnisse dahingehend, dass erst im Anschluss an eine Entscheidung über das Sterben eine (dann vor allem pflegerische) Sterbebegleitung erfolgt. Hier lässt sich eine Professionalisierungstendenz erkennen. Denn mit der Festlegung, auch das Sterben im Krankenhaus als ärztliche Entscheidung einzuordnen, erfolgt eine professionelle Ermächtigung über einen Tätigkeitsbereich, der bisher wenig anerkannt ist. Das Ergebnis kann allerdings auch gegenteilig interpretiert werden: als ein In-die-Pflicht-Nehmen der Organisation und damit als „technokratische Regression" [382, S. 45].

Sterbebegleitung wird nur selten als medizinischer (z. B. im Rahmen von Symptombehandlung) und kaum als ärztlicher Auftrag (z. B. Aufklärung der Angehörigen über eine Sterbesituation) angesehen, sondern vorrangig im Aufgabenbereich der Pflege verortet. Führt das zur Stärkung der pflegerischen Position im Krankenhaus? Oder „[s]ind Medizin und Pflege so unvereinbar, dass sie regelrecht getrennt betrachtet werden müssen?", wie der Medizinanthropologe Arthur Kleinman in seinen Überlegungen zur Rolle der Pflege im Gesundheitswesen fragt [127, S. 163]. Wie die vorliegenden Ergebnisse zeigen, dominieren ärztliche Entscheidungen in der interprofessionellen Hierarchie mit Ärzt*innen an der Spitze das routinierte Nebeneinander der pflegerischen und ärztlichen Professionen im Krankenhaus. Konflikte im Zusammenhang mit Behandlungsentscheidungen bei Sterbenden werden interdisziplinär, intradisziplinär und/oder interprofessionell als „Dauerklassiker" zwischen Ärzt*innen und Pflegenden beschrieben (vgl. Kap. 5.2.1.2.). So werden Pflegende zwar als hoch kompetent in der Patient*innenbeobachtung und geradezu beauftragt mit der Sterbebegleitung und Unterstützung der Angehörigen gesehen, als Entscheidungsträger aber nicht. Gleichwohl wird ihnen im Erkennen einer verschlechterten Erkrankungssituation und in der Einschätzung von Sterbeprozessen eine hohe fachliche Kompetenz sowie von allen IP – unabhängig von ihrer Berufserfahrung oder hierarchischen Position – mehr Erfahrung zugeschrieben (vgl. Kap. 5.2.1.3.).

Werden Patient*innen ärztlich als Sterbende definiert, erfolgt ein Aufgabenwechsel hin zur vorrangig pflegerischen Versorgung. Gelingt der Wechsel, halten die IP eine würdevolle Behandlung, d. h. Pflege, auch im Krankenhaus für möglich. Doch diese Kompetenzzuschreibung hat keine Auswirkung auf eine veränderte hierarchische Position oder Rolle der Pflege im Entscheidungsprozess (vgl. Kap. 5.2.1.3.). Die IP beschreiben durchaus eine moralische Verpflichtung, die Ärzt*in-Patient*in-Beziehung bei Sterbenden aufrechtzuerhalten. Streckeisen hat im Umgang mit Schwerstkranken und Sterbenden eine Bedrohung der ärztlichen Rolle im Gegensatz zur pflegerischen Rolle identifiziert [110, S. 198]. In diesem Sinne verweisen die Befunde zur Übergabe des Behandlungsauftrages bei Sterbenden an Pflegende auf die Aktualität von Parsons Rollenkonzeption [180].

Der insgesamt fehlende organisatorische Behandlungsauftrag eines Krankenhauses für Sterbende mit der Konsequenz einer nicht ausreichend ökonomischen Berücksichtigung wird bisher entweder individuell oder in Ausnahmen abteilungsphilosophisch mit einer vorrangig ethisch-moralischen und habituellen Begründung aufgefangen. Mit den dargestellten Idealen für die Behandlung Sterbender zeigen sich Ärzt*innen und Ärzte als soziale Repräsentanten einer ethisch-moralisch geführten gesellschaftlichen Diskussion.

Anders als im Präkonzept formuliert, lässt sich in den Daten primär keine ärztliche Verunsicherung über den medizinischen Behandlungsauftrag bei Sterbenden erkennen, sobald sie als Sterbende definiert werden. Die ärztliche Unsicherheit bezieht sich auf den davor liegenden Definitions- und Entscheidungsprozess mit einer Zentrierung auf die Frage nach dem Zeitpunkt des Sterbens. Die konkrete Sterbebegleitung, vor allem mit dem Attribut einer würdevollen Behandlung, wird als pflegerische Aufgabe angesehen.

Die vielfältigen Einflüsse auf Entscheidungsprozesse, daraus resultierende Behandlungsaufträge und mögliche Belastungen wurden im Hinblick auf die psychische und soziale Situation der Ärzt*innen analysiert. Dabei stellt sich die hierarchische Position als zentraler Einflussfaktor dar. Je höher die ärztlich-hierarchische Position, desto ferner von den Patient*innen ist die ärztliche Tätigkeit und desto mehr Verantwortung übernehmen die Ärzt*innen im Entscheidungsprozess. In der untersuchten Universitätsklinik ist diese Arbeitsteilung als deutlich steilere Hierarchie ausgeprägt. Das hierarchische Erleben unterscheidet sich nicht nur zwischen den untersuchten Kliniken, sondern auch zwischen den medizinischen Fachdisziplinen und Funktionsbereichen mit unterschiedlichen Kulturen. Die Ergebnisse zeigen, dass sich die Stationsärzt*innen zwar vorrangig als „Ausführende" innerhalb der ärztlichen Hierarchie erleben, gleichzeitig aber auch als Vermittler zwischen Patient*innen-, Angehörigen-, Pflegenden-, ärztlichen und Organisationsinteressen [13, S. 363]. Dieser stationsärztliche Anspruch spiegelt sich als Auftrag im Konsensideal wider. Konsens wird weniger als geteilte Entscheidungsfindung dargestellt, denn als Übermittlung einer hierarchisch getroffenen ärztlichen Entscheidung an andere Akteure in der Behandlung, wie ärztliche Kolleg*innen, Pflegende, Patient*innen oder Angehörige, verbunden mit dem Wunsch, diese mögen die Entscheidung annehmen und gutheißen (vgl. Kap. 5.2.3.).

Das Konsensideal steht in keinem Widerspruch zur deutlich formulierten und für notwendig erachteten Entscheidungshierarchie in der Behandler*innenpraxis (vgl. Kap. 5.2.1.). Denn grundsätzlich wird eine Hierarchie von den vorrangig stationsärztlichen IP als entlastend erlebt, vor allem, wenn komplexe, uneindeutige und unangenehme Entscheidungen zu treffen sind (z. B. bei differenten Wünschen von Patient*innen/Angehörigen und in EoL-Situationen). Dieser Befund lässt sich mit ihrer Position als Novizen mit geringer beruflicher Erfahrung erklären. Unzufriedenheit mit einer hierarchisch getroffenen Entscheidung entsteht erst, wenn die Einschätzung der Erkrankungssituation nicht geteilt wird; oder aber, wenn eine Entscheidung hierarchisch nicht getroffen wird (vgl. Kap. 5.2.1.2. & Kap. 5.2.1.1.). In beiden Fällen kann es in der Konfrontation mit Sterbeprozessen zu ethisch-moralischen Konfliktlagen und Behandlungsdilemmata bei den Stationsärzt*innen im Sinne eines breiter gefassten Moral Distress (MD) kommen. Es ist also nicht unbedingt so, dass sie wissen, wie sie handeln würden und es nur nicht dürfen [264]. Bereits die Verwicklung in eine moralisch unerwünschte Situation – bei fehlender Entscheidung oder nicht konsensuell getroffener Entscheidung – führt zu psychischen Reaktionen [273, 383]. Psychisch belastend und möglicherweise zum Dilemma wird eine Sterbesituation auch dann, wenn quälende Bilder (schreckliches Symptomerleben, protrahiertes Sterben und ein unerwarteter Krankheitsverlauf) auftreten und diese das ärztliche Handeln im Kontakt mit diesen Patient*innen verunsichern (vgl. Kap. 5.1.5.2.2.).

Die Ergebnisse bestätigen die für den Kontext Akutkrankenhaus vielfältig beschriebene „Kampf-Kultur" [252, S. 47; 209, S. e131] auch für palliative und Sterbesituationen. Der Kampf um Lebensrettung bei Sterbenden ist damit ein möglicher Ausgangspunkt für ethische Dilemmata [253] und psychische Belastung. In der Konfrontation mit Sterbenden, Schwerstkranken sowie Langliegern erscheint es für die interviewten Ärzt*innen deutlich schwieriger, sich aus der persönlichen Beziehung zu lösen sowie die eigene fachliche und emotionale Überforderung und Hilflosigkeit bis hin zu Todesängsten und medizinischen Misserfolgen auszublenden. Damit werden Befunde im Zusammenhang mit der Behandlung schwerstkranker und sterbender Patient*innen bestätigt [91, 106, 116, 255–256, 259]. Da MD und Burnout in den Interviews nicht regelhaft erfragt wurden, haben diese Überlegungen hypothetischen Charakter.

Diverse Untersuchungen zur ärztlichen Kommunikation und Entscheidungsfindung bei Schwerstkranken und Sterbenden, meist im Kontext einer onkologischen oder intensivmedizinischen Behandlung, haben Einflussfaktoren beschrieben [156, 200, 209, 211, 384–385]. Besonders differenziert zeigen sich die Ergebnisse von Granek et al. [209], die in ihrer Untersuchung der onkologischen Behandlung in drei kanadischen Krankenhäusern verschiedene Einflussfaktoren gefunden haben, die eine frühzeitige und ehrliche Aufklärung verhindern. Diese lassen sich drei Bereichen zuordnen: dem ärztlichen, dem der Patient*innen und dem institutionellen. Alle dort benannten Einflüsse wurden in der vorliegenden Studie nicht nur für Aufklärungssituationen, sondern auch für zuverlässige ärztliche Therapieentscheidungen in allen untersuchten medizinischen Fachdisziplinen bestätigt (vgl. Kap. 5.2.). Für den ärztlichen Bereich benennen Granek et al. folgende Einflussfaktoren [209, S. e131]: Unkenntnisse über eine palliative Behandlung, ein persönliches Unbehagen gegenüber Tod und Sterben, eine diffuse Zuordnung von Verantwortlichkeit unter den Kolleg*innen, einen Dem-Tode-trotzenden-Modus („death-defying mode"), einen Mangel an Erfahrung sowie eine fehlende Anleitung.

Die Ergebnisse der vorliegenden Untersuchung verweisen mit Blick auf die „diffuse Verantwortlichkeit" insbesondere auf eine starke Personengebundenheit von Entscheidungen bei einer hierarchischen Verantwortungsübernahme mit einem (ober)ärztlichen Entscheidungsspektrum von „es bis zum Äußersten zu treiben" bis „machen wir nichts mehr" (vgl. Kap. 5.2.1.1.). Benannten Granek und Kolleg*innen als Einflussfaktoren aus dem Patient*innenbereich Patient*innen und/oder Angehörige, die nicht gerne über das Lebensende sprechen, Sprachbarrieren und jüngeres Alter [209, S. e132], zeigen sich in meiner Untersuchung Ergänzungen zum Einfluss des Alters: Nicht nur junge, sondern auch alte Menschen als Patient*innen verändern die Entscheidungssituation insbesondere bei EoL-Entscheidungen. Zudem haben die Sichtbarkeit von Symptomen (vgl. Kap. 5.2.5.2.) und die Ansprechbarkeit und Bekanntheit der Patient*innen (vgl. Kap. 5.2.5.1.) einen Einfluss auf die Entscheidungsfindung. Sprachbarrieren wurden von keinem der interviewten Ärzt*innen thematisiert. Nur ein Arzt wies auf kulturelle Unterschiede im Umgang mit Trauer und Verlust hin, die zu diskrepanten Vorstellungen von Angehörigen über eine Erkrankungs- und Behandlungssituation führen können (vgl. Kap. 5.2.5.3.). Die fehlende ärztliche Thematisierung des kulturellen Hintergrunds und/oder der Sprachdefizite von Patient*innen und/oder Angehörigen sind vor dem Hintergrund der Häufigkeit von Menschen mit Migrationshintergrund[52] zumindest in der untersuchten Universitätsklinik in einer deutschen Großstadt bemerkenswert.

Schildmann und Kolleg*innen haben bereits für ärztliche Mitglieder der DGP [249] und für hämatologisch/onkologisch tätige Ärzt*innen [250, 390] vor allem nicht-medizinische Faktoren als Kriterien für Behandlungsentscheidungen heraus-

---

[52] Zu Beginn der Untersuchungszeitraumes 2013 hatten 20 % der deutschen Bevölkerung einen Migrationshintergrund, in Berlin waren es mehr als 24 % [386]. Das Statistische Bundesamt definiert Migrationshintergund wie folgt: „Eine Person hat dann einen Migrationshintergrund, wenn sie selbst oder mindestens ein Elternteil nicht mit deutscher Staatsangehörigkeit geboren ist." [387, S. 7]. Die nach wie vor inadäquate Gesundheitsversorgung dieser sehr heterogenen Gruppe ist inzwischen auch für die Palliativversorgung beschrieben worden [388–389].

gestellt. Daran anschließend haben sie die notwendige Explizierung individueller ärztlicher Werte für ethisch fundierte Entscheidungen formuliert. Diese Forderung ist auf Grundlage der vorliegenden Befunde zu kulturellem Lernen und Lehren in der Medizin, mit deutlicher Bezugnahme auf persönliche moralische Werte und Erfahrungen von Ärzt*innen unterschiedlichster medizinischer Fachdisziplinen, aufrechtzuerhalten.

Als Faktoren aus dem institutionellen Bereich haben Granek und Kolleg*innen ein Stigma in Bezug auf Palliative Care, das Fehlen eines klaren Protokolls bei EoL-Fragen sowie mangelnde Schulung zur Gesprächsführung analysiert [209, S. e132]. Für den vorliegenden Untersuchungskontext lassen sich alle benannten Einflussfaktoren bestätigen. Bezogen auf Entscheidungssituationen berichten die IP für den Intensivbereich durchaus von Standard Operating Procedures (SOP) als standardisierte Entscheidungen (z. B. bei Aufnahmen). Das berichtete Prozedere richtet sich nicht auf die Aufklärung von Patient*innen und/oder Angehörigen, sondern dient der intraprofessionellen Klärung einer medizinischen Indikation für eine ITS-Verlegung [248]. Hier wird ein Medical-Futility-Ansatz im Entscheidungsprozess sichtbar, den die interviewten Ärzt*innen für Palliativpatient*innen und bei Vorliegen einer PV oftmals – ungerechtfertigt – als restriktiv erleben (vgl. Kap. 5.3.3.2.). Bezugnehmend auf die Palliativ-Dimension wird deutlich, dass 'palliativ' von den IP nicht mit 'sterbend' assoziiert wird, weshalb auch eine intensivmedizinische Behandlung palliativer Patient*innen in akuten Situationen gerechtfertigt erscheint.

Im Hinblick auf die Kommunikation über Diagnose, Prognose und Therapie bestätigen die Ergebnisse sowohl die zentrale Bedeutung der Ärzt*in-Patient*in-Beziehung in aller Vielfältigkeit [170, 185, 203–205] als auch die zentrale ärztliche Rolle bei medizinischen Entscheidungen [192]. Insbesondere die ärztliche Rahmung der Behandlung von Schwerstkranken und Sterbenden als komplexe und prekäre medizinische Problemlage [13, S. 345] bringt Ärzt*innen einerseits in die Experten-Rolle und andererseits in das Dilemma divergierender Wünsche [247]. Ob die Patient*innen im Entscheidungsprozess der ärztlichen Expertise vertrauen oder ihre Autonomie bei Entscheidungen betonen [200–201] wird von den Ärzt*innen als gleichermaßen belastend erlebt, wenn die Therapieentscheidung unter (prognostischer) Ungewissheit erfolgt, wenn eine hierarchische Entscheidung nicht der eigenen Einschätzung entspricht bzw. wenn eine hierarchische Entscheidung trotz veränderter Erkrankungssituation ausbleibt oder wenn die Patient*innenentscheidung nicht mit der ärztlichen Behandlungsperspektive übereinstimmt [246]. In der Vielfalt der Einflüsse auf Therapieentscheidungen, die in Kapitel 5.2. dargestellt sind, wird zum einen das komplexe Geschehen und zum anderen der habituelle ärztliche Einfluss offenkundig. Der „scholastische Irrtum vom rationalen Entscheiden" zeigt sich damit einmal mehr [13; 225, S. 176].

Interessant ist, dass in den Studienergebnissen der medizinethisch und berufspolitisch postulierte Wandel von der Fürsorge zur Autonomie, den ich in Kapitel 2.1.2. skizziert habe, kaum sichtbar wird. Besonders deutlich wird das in den vier

Aufklärungstypen, die ich für die Ärzt*in-Patient*in-Kommunikation rekonstruieren konnte: eine vermeidende, eine zurückhaltende, eine Heilung visionierende und eine offene ärztliche Aufklärung (vgl. Kap. 5.2.4.). Auf die Diskussion um Shared Decision Making (SDM) Bezug nehmend, muss konstatiert werden, dass sich wenig vom partizipativen Beteiligungsgedanken [188] in den im untersuchten Forschungsfeld rekonstruierten Aufklärungsstilen findet. Selbst der Typus eines *offenen Aufklärungsstils* (vgl. Kap. 5.2.4.) verweist nicht auf eine Beteiligung von Patient*innen, sondern vielmehr auf das „Paradigma des bewussten Sterbens", welches Saake et al. in ihrer Untersuchung auf Palliativstationen rekonstruiert haben [5]. Gleichwohl verweisen alle vorgefundenen ärztlichen Ideale, allen voran das Konsensideal, im Kontakt mit Sterbenden auf beziehungsethische Überlegungen [28, S. 63ff].

Deutlich wird der fehlende Wandel vom Fürsorge- zum Autonomieprinzip, der 2009 juristisch im Patient*innenverfügungsgesetz verankert wurde, auch in der beschriebenen fehlenden Berücksichtigung von PV oder des mündlich formulierten Patient*innenwillens. Die Ergebnisse zeigen, dass PV gerade bei älteren und onkologisch Erkrankten zwar häufiger vorliegen, deren Inhalte allerdings von den IP als oftmals nicht zutreffend für die aktuelle Erkrankungssituation eingeschätzt werden (vgl. Kap. 5.2.6.). Damit bestätigen sich Untersuchungsergebnisse von Student [244] und Sahm [245], die bereits darauf hingewiesen hatten, dass die Dynamik von Erkrankungsprozessen in PV nicht genügend berücksichtigt wird. PV scheinen damit wenig hilfreich zur Eingrenzung von Behandlungsunsicherheit zu sein; bzw. sind sie für den untersuchten Kontext nur dann eine Hilfe, wenn der Patient*innenwille mit der ärztlichen Einschätzung (fachlich und moralisch) übereinstimmt. Das betrifft nicht nur Festlegungen zur Beendigung medizinischer Maßnahmen, sondern auch deren Einforderung. Ein diskrepantes Therapieziel und der Wunsch von Patient*innen nach Maximaltherapie finden sich auch bei Winkler et al. als Einflussfaktoren auf die Einbeziehung von Patient*innen bei Entscheidungen am Lebensende [246]. Die Ergebnisse belegen zudem die Hypothese von Hartog et al., die bei den formulierten Anwendungsbedingungen einer PV Interpretationsspielraum sehen und auf ärztliche Unsicherheiten über die Prognose als Grund für die Nicht-Einhaltung der Behandlungspräferenzen von Patient*innen hinweisen [240]. Und selbst wenn grundsätzlich ein palliatives Therapieziel formuliert wird, verdeutlicht die *Palliativ-Dimension* den breiten Interpretations- und Handlungsspielraum (vgl. Kap. 5.1.5.1.). Hier zeigt sich eine neue Herausforderung vor allem für die Behandlung onkologischer Erkrankungen, welche mit modernen Therapien auch in palliativen Situationen eine Lebensverlängerung bei guter Therapieverträglichkeit und damit Lebensqualität ermöglichen und damit das Feld der prognostischen Ungewissheit über den Todeszeitpunkt vergrößern [391].

Aus Vorarbeiten und eigener klinischer Erfahrung hatte ich als Präkonzept abgeleitet, dass Stationsärzt*innen im arbeitsteiligen und hierarchischen System Krankenhaus eine Schlüsselrolle für die Verbesserung der Versorgung Schwerstkranker und Sterbender einnehmen. Die Untersuchungsergebnisse legen nahe, dass zukünftige Forschung zusätzlich die primär hierarchische Entscheidungssituation, das individuelle Engagement des medizinischen Personals sowie die Eigenschaft des Krankenhauses als Lernort in den Blick nehmen muss, um die Bedeutung dieser Faktoren für die Integration der palliativen Perspektive auf Normal- und Intensivstationen adäquat zu erfassen.

6.1.2 Ärztliche Einforderung eines Sterbendürfens im Krankenhaus: offene Bewusstheit oder (neue) Eindeutigkeit in der Behandlung?

Die deutlichen Befunde über eine ärztliche Entscheidungshoheit in der medizinischen Behandlung konzentrieren sich für den Untersuchungskontext der ärztlichen Erfahrung mit der Behandlung Schwerstkranker und Sterbender in der empirisch fundierten Schlüsselkategorie: Das *ärztliche Postulat vom Sterbendürfen im Krankenhaus* kann als ein Antwortschritt in der Entscheidungskette interpretiert werden (vgl. Kap. 5.4.). Mit dem Begriff „dürfen" rückt die rechtliche Regelung in den Blick. Die rechtliche Klärung der Unterscheidung von aktiver oder passiver Sterbehilfe und Sterbebegleitung zeigt sich jedoch nur als nachrangige Begründung für die Forderung nach einer Entscheidung. Deutlicher tritt mit der Wortwahl „dürfen" die Entscheidungs- und Machtstruktur, die sich in das hierarchische System Krankenhaus eingeschrieben hat, in Erscheinung. Dies habe ich im vorangegangenen Kapitel diskutiert. Im Aufeinandertreffen der normativen Bilder im Postulat mit dem Klinikalltag werden nun Widersprüche, Konflikte und Unsicherheiten ebenso deutlich wie individuelle, informell-kollektive und strukturelle Handlungsspielräume.

Wie von Dreßke für Hospize beschrieben [119], zeichnen die interviewten Ärzt*innen auch für das Krankenhaus ein Idealbild des friedlichen Sterbens mit Zeit für Sterbebegleitung. Aber anders als ein Hospiz stellen sie das Krankenhaus nicht als „Labor des guten Sterbens" [119, S. 14] mit einer Spezialisierung auf das Sterben bzw. einem Fokus auf natürliches Sterben dar. Die Frage nach der Natürlichkeit des Sterbens in Zeiten zunehmender medizinisch-technischer Möglichkeiten, im Kontext juristischer Überlegungen und der Finanzierung im deutschen Gesundheitswesen muss eher als ethisch-moralische Kategorie diskutiert werden [4, 117]. Die Nichteinmischung in einen Sterbeprozess ohne ein zeitlich bestimmbares Ende entspricht nicht der Behandlungsrealität eines Krankenhauses mit seinen effektivierten Liegezeiten und der Akut- und Heilungslogik. Das hat Konsequenzen für die Behandlung: Ein natürliches Sterben – idealisiert als ungestörtes und friedliches Sterben [119, S. 225ff] – ist im Krankenhaus weder strukturell und organisatorisch noch habituell vorgesehen. Die Charta zur Versorgung schwerstkranker und sterbender Menschen, die von beiden untersuchten Kliniken unterzeichnet wurde, ist keinem der IP bekannt. Die vorgefundenen ärztlichen Ideale einer würdevollen Sterbebegleitung mit Zeit, Raum und Gespräch zeigen zwar eine gewisse Passung zu den Leitsätzen der Charta, die Klinikressourcen und Arbeitsorganisation jedoch nicht. Mit dem Zusatzentgelt für die Palliativkomplexbehandlung für jede Krankenhausstation und dem Zusatzentgelt für einen Palliativkonsildienst (PKD) ist ein finanzieller Rahmen geschaffen worden, doch trotz verbesserter Finanzierungsmöglichkeiten, die im Untersuchungszeitraum bereits existierten, zeigt sich keine veränderte bzw. verbesserte personelle oder räumliche Situation auf den Normalstationen (vgl. Kap. 5.1.2.).

Vogd konstatiert in einer soziologischen Rahmung der Behandlung im Krankenhaus: „Die Interferenz von medizinischer und administrativer Rationalität verhindert hier im Sinn von Glaser und Strauss einen > offenen Bewusstheitskontext < und erzeugt den Angehörigen gegenüber einen > geschlossenen Bewusstheitskontext < ." [382, S. 35]. Konnte Vogd in seiner Untersuchung auf verschiedenen Stationen eines Allgemeinkrankenhauses vor allem eine notwendige Aufrechterhaltung der Diffusität in der ärztlichen Behandlung Sterbender und in der Kommunikation mit Angehörigen als Handlungsspielraum (auch gegenüber den Krankenkassen) skizzieren [13, S. 348], verweisen die vorliegenden Befunde auf ethisch-moralische Konflikte der interviewten Ärzt*innen durch ebendiese diffuse Behandlung sowie auf das spannende Phänomen eines neuen Handlungsspielraumes gerade durch Konturierung und bewusste Festlegung. Inwieweit es sich bei der ärztlichen Einforderung eines *Sterbendürfens im Krankenhaus* um eine offene Bewusstheit in der Behandlung oder aber um eine (neue) Eindeutigkeit – und damit wieder geschlossene Bewusstheit – handelt, werde ich nachfolgend diskutieren.

In ihrer aktuellen Untersuchung kritisieren Saake et al. das „Paradigma vom bewussten Sterben" [5], welches sie auf zwei deutschen Palliativstationen identifiziert haben, ähnlich wie Dreßke in Hospizen [119]. Seit der Studie von Glaser und Strauss [172] aus dem Jahr 1974 habe sich die 'geschlossene Bewusstheit' gewandelt zu einer inzwischen 'normativen Bewusstheit', verbunden mit der Erwartung, dass Patient*innen die Sterberolle einnehmen, so Saake et al. [5]. Auf den von ihnen untersuchten Palliativstationen werden „Ärzte sichtbar, die ihre Arbeit gut machen wollen, die aber mit der mangelnden – wenn man so sagen will – Sterbeakzeptanz ihrer Patienten kämpfen" [5, S. 33]. Die Befunde der vorliegenden Arbeit mit dem Untersuchungskontext von Normal- und Intensivstationen zweier Akutkrankenhäuser mit 13 beteiligten medizinischen Fachdisziplinen zeichnen ein anderes Bild: Glasers und Strauss' Analyse eines geschlossenen Bewusstheitskontextes über Sterbesituationen erscheint so aktuell wie vor 45 Jahren. Darauf verweisen nicht nur die ärztlichen Aufklärungsstile (vgl. Kap. 5.2.4.), sondern auch die Festlegung der Heilung als zentralen Behandlungsauftrag (vgl. Kap. 5.1.3.). Was nun zutage tritt, ist ein moralisches und psychisches Unwohlsein in der erlebten Behandlung Sterbender. Die Ergebnisse verdeutlichen, dass es sich nicht nur um fehlende individuelle Bewältigungsressourcen oder eine Demoralisierung der Stationsärzt*innen handelt, sondern zudem um fehlende strukturelle und kollektive Ressourcen [295]. Insbesondere wenn Sterben als Misserfolg des ärztlichen Handelns gerahmt wird und die Kompetenzerwartung ausschließlich als Heilungserwartung existiert, führt das zu Abwehrmaßnahmen und Bedeutungsänderungen. Dies zeigt sich sowohl im vorgefundenen begrifflichen Paradox einer formal kurativen Behandlung als auch im Paradox der Nicht-Nutzung eines PKD trotz formuliertem Bedarf sowie in der Aus- oder Zwischenlagerung Sterbender.

Das Postulat erscheint damit weniger als eine Anforderung an Patient*innen, ihre Sterberolle anzunehmen. Vielmehr werden im Untersuchungskontext Ärzt*innen sichtbar, die um die Anerkennung einer Versorgungsform ringen, die im Krankenhaus längst stattfindet. Die Sprechrichtung, die „kommunikative Verflüssigung" [5, S. 49] über das Thema Sterben, die sich im Postulat zeigt, zielt also nicht auf Patient*innen und Angehörige, sondern ist intraprofessionell, interhierarchisch und organisational. In Anknüpfung an Vogds Analyse von „Täuschungsmomenten" in der Behandlung palliativer und sterbender Patient*innen im Krankenhaus [13, S. 339ff] interpretiere ich die (stations)ärztliche Einforderung einer Entscheidung über das *Sterbendürfen* als Wunsch, in der Behandlung und ggf. auch in der Ärzt*in-Patient*in-Kommunikation nicht mehr täuschen zu müssen. Aber anders als Dörner in seinen beziehungsethischen Überlegungen [28] oder Lown mit einer Anleitung für das Umdenken in der Ärzt*in-Patient*in-Beziehung werben [46], verstehe ich die ärztliche Einforderung einer offenen Bewusstheit über das Sterben hier nicht als Wiederentdeckung oder Annahme der Sterbebegleitung als ärztlichen Behandlungsauftrag. Das Postulat bewegt sich in der Logik der dargestellten hierarchischen Entscheidung und richtet sich an Ober- und Chefärzt*innen, aber auch an den Gesetzgeber und die Politik. Damit beinhaltet der Wunsch nach Beendigung der Täuschung sowohl eine Absicherungsstrategie als auch eine Verantwortungsverschiebung. Beide Strategien bewahren die ärztliche Integrität. Die interviewten Stationsärzt*innen kritisieren fehlende Entscheidungen, kaum aber die Hierarchien, die den Entscheidungsprozess dominieren und/oder verzögern. Wie die Daten zeigen, wird im Gegenteil – gerade bei EoL-Entscheidungen – ein hierarchisches Entscheiden eingefordert. In allen Formulierungen wird die Entscheidungsverantwortung in der (medizinischen) Grenzsituation Sterben außerhalb der eigenen Person gesehen: in der Gesellschaft, im Gesundheitswesen und in der Politik, die Ressourcen zur besseren Versorgung bereitstellen müssen.

Verstehe ich das normative ethische und soziale Einfordern eines *Sterbendürfens* (und im Anschluss eine Sterbebegleitung) als Konsequenz und als einen neuen medizinischen Auftrag im Krankenhaus, so tritt die gegenwärtige Parallelität der Akutbehandlung und Palliativmedizin deutlich zutage. Eine Entscheidung, Erlaubnis und damit Beauftragung zur Sterbebegleitung erscheint somit zwar als ein Ausweg aus der bisherigen Täuschung in der Behandlung [13] sowie als ein Ausstieg aus dem 'Arrangement der Hoffnung', welches die an der Behandlung beteiligten Akteure bisher eingegangen sind [116], führt aber nicht zwangsläufig zu einer Aufhebung der Dichotomie der Behandlungslogiken. Auch mit einer Entscheidung für ein *Sterbendürfen* wird die Akut- und Heilungslogik nicht grundlegend erschüttert, sondern sie stabilisiert sogar die duale Betrachtung der Behandlung. Um beim primären Rahmen eines Krankenhauses zu bleiben, der „einen sonst sinnlosen Aspekt der Szene zu etwas Sinnvollem macht" [212, S. 31]: Das Primat der Heilung erfordert auch bei Sterbenden intensivmedizinische und maximaltherapeutische Maßnahmen. Dieses Anliegen sehen die Ärzt*innen durch Forderungen von Patient*innen und Angehörigen, die mit einem Heilungsauftrag sogar im Sterbeprozess zur Behandlung im Krankenhaus erscheinen, vielfach bestätigt.

Die Sinnhaftigkeit dieser Maßnahmen zeigt sich in der ärztlichen Praxis jedoch erschüttert, wie ich entlang des ärztlichen Widerspruchserlebens der normativen Bilder im *Postulat vom Sterbendürfen* verdeutlicht habe (vgl. Kap. 5.4.). Die Vorstellung vom Krankenhaus als immerwährendem Ort der Lebensrettung und Heilung wird dekonstruiert, was sich auf die ärztliche Identität sowie das von Ärzt*innen, Patient*innen und Angehörigen geteilte 'Arrangement der Hoffnung' auswirkt.

In der einleitenden Vorstellung der Rahmenbedingungen und des Forschungsstandes hatte ich bereits Eingrenzungsversuche der Ungewissheiten in der medizinischen Behandlung bei komplexen Problemlagen vorgestellt, wie medizinische Leitlinien, die *surprise question* und statistische Überlebenswahrscheinlichkeiten (vgl. Kap. 2.1.4.2.). Das *ärztliche Postulat vom Sterbendürfen* schafft nach dieser Lesart als Absicherungsstrategie eine neue medizinische Handlungsmöglichkeit durch die Herstellung einer eindeutigen Situation. Damit ist es eher Ausdruck einer fehlenden Ambiguität: Die interviewten Ärztinnen und Ärzte suchen mit dem Postulat eine eindeutige Lösung in einer widersprüchlichen Situation. Eine geringe bis fehlende Ambiguitätstoleranz kann dem gesamten klinischen Feld attestiert werden in der Suche nach eindeutigen Entscheidungen, die in akuten Situationen im Wortsinn überlebenswichtig sind. Gleichzeitig erscheint das *Postulat vom Sterbendürfen* als Lösungsversuch im Sinne einer Entlastung oder dialektischen Öffnung des ärztlich erlebten Widerspruchs von normativen Idealbildern und rekonstruierter Praxis im Krankenhaus.

Der von Antonovsky [280] als notwendig beschriebene Kohärenzsinn zur Gesunderhaltung von Menschen in prekären Situationen ist eine passende Rahmung für die vorliegenden, zunächst paradox wirkenden Befunde. Erst durch die Sinnhaftigkeit, Verstehbarkeit und Handhabbarkeit einer Situation, hier konkret die Behandlung Sterbender, erscheint sie für die Ärzt*innen kohärent. Als Suche nach Kohärenz lässt sich das Postulat auch als gleichzeitige Bewusstheit über sich widersprechende Gewissheiten im gleichen Kontext verstehen: einerseits die Gewissheit über den Akutbehandlungs- und Heilungsauftrag im Krankenhaus und andererseits die Gewissheit über die Erfahrung von Sterbenden. Diese Lesart erweitert die Perspektive, da sie das vielfach beschriebene Dilemma einer ärztlichen offenen Bewusstheit über Sterbesituationen in akuten Behandlungssituationen aufgreift. Das psychologische Konzept einer gleichzeitigen Bewusstheit, einer *Double Awareness*, wurde bisher vorrangig in Bezug auf Patient*innen diskutiert [227–228]. Ob die Gleichzeitigkeit der gegensätzlichen Behandlungsperspektiven im Krankenhaus als Ort der (erwarteten/

erhofften) Lebensrettung und als Ort des würdevollen Sterbens aushaltbar ist, stellt eine Frage neuer Praxisforschung dar.

Mit Blick auf die vorgestellten Dilemma-Situationen in der Begegnung mit Schwerstkranken und Sterbenden im Krankenhaus ist das *ärztliche Postulat des Sterbendürfens* Frage und Forderung zugleich und verweist auf Lernfelder mit einem ganzen Spektrum an Fragen. Diese zielen auf folgende Ebenen:

– medizinisch-technische Möglichkeiten und ihre (ethischen) Begrenzungen,
– berufsrechtliche und ethisch-moralische Grundsätze als Arzt bzw. Ärztin,
– gesellschaftlicher Umgang mit Sterbenden,
– ärztliche und Professions-Hierarchien im Krankenhaus,
– strukturelle und organisatorische Möglichkeiten und Begrenzungen der Integration von Palliativversorgung im Krankenhaus,
– intersektorale und sektorenübergreifende Zusammenarbeit,
– Finanzierung palliativmedizinischer und pflegerischer Maßnahmen,
– Patient*innenrecht bei der Einforderung der Durchführung oder Beendigung von Therapien,
– psychische Be- und Entlastung im Umgang mit Uneindeutigkeit, mit medizinisch-technischer Hilflosigkeit, mit Sterbenden und Sterbebildern, mit der als zunehmend erlebten kommunikativen Anforderung im Kontakt mit Angehörigen.

> Als ein Präkonzept hatte ich formuliert, dass Behandlungsentscheidungen von Ärzt*innen bei palliativen Patient*innen und bei Sterbenden im Krankenhaus auf diffusem rechtlichen, fachlichen und organisatorischen Wissen basieren. Auf Grundlage der vorliegenden Befunde lässt sich hinzufügen: Mit der Einforderung eines *Sterbendürfens im Krankenhaus* als intraprofessionelle Bewusstheit über die Ambiguität in der medizinischen Behandlung werden das ärztliche Ethos herausgefordert und – als organisatorisch-ökonomische Bewusstheit – das gesellschaftliche Ethos über den Behandlungsauftrag eines Krankenhauses. Liest man die Entscheidung über das *Sterbendürfen* als neue Eindeutigkeit, wird die Dualität von Akut- und Palliativmedizin wiederhergestellt.

6.1.3 Die Dualität von Akut- und Palliativmedizin im Krankenhaus

Die Untersuchungsergebnisse weisen auf ein zentrales Missverständnis zwischen Palliativ- und Akutmedizin hin und bestätigen beschriebene Kulturunterschiede im deutschen Gesundheitswesen [24–25]. Das Missverständnis zeigt sich in der differenten Bezugnahme auf Qualität: Eine palliativmedizinische Perspektive definiert vorrangig Symptomlinderung als Behandlungsqualität [129]. Im Akutkrankenhaus ist das Nicht-Sterben eines Patienten/einer Patientin, d. h. die Lebensrettung und damit -verlängerung, vorrangiger Behandlungsauftrag und somit eine Behandlungsqualität. Die Analyseergebnisse verdeutlichen, dass die interviewten Ärzt*innen jede

Zustandsverschlechterung zunächst im Sinne der Akut- und Heilungslogik behandeln (vgl. Kap. 5.1.3.1.). Vor allem bei hämato-onkologischen Erkrankungen erfolgt sogar eine Erweiterung dieser Logik durch eine Rahmung als *formal kurative* Behandlung (vgl. Kap. 5.1.3.2.), und sie zeigt sich übergreifend im *medizinischen Enthusiasmus* begründet (vgl. Kap. 5.1.3.3.). Die vorgefundenen Behandlungsperspektiven legitimieren maximal- und intensivmedizinische Interventionen auch bei Schwerstkranken und Sterbenden. Den zentralen Behandlungsauftrag verdeutlichen die Qualitätsberichte der untersuchten Krankenhäuser [393–394], in denen Mortalität als Qualitätsindikator [81, S. 15] berücksichtigt wird. Auch die ärztlichen Wahrnehmungen von Patient*innen und Angehörigen, die eine maximaltherapeutische und intensivmedizinische Behandlung entgegen der medizinischen Indikation einfordern (vgl. Kap. 5.2.5.3.), sowie im Sterbeprozess befindliche Patient*innen, die zur Behandlung ins Krankenhaus kommen/gebracht werden (vgl. Kap. 5.3.2.), verweisen auf Lebensrettung/-verlängerung als zentralen Behandlungsauftrag. Eine Integration von PC in die medizinische Behandlung, wie sie von der WHO definiert [395], von Irwin & van Gunten konzipiert [153] und von Temel als effektiv – sogar im Sinne der quantitativen Lebenszeitverlängerung – nachgewiesen wurde [154], ist rar im untersuchten Kontext. Auch bei nicht-sterbenden, sondern schwerstkranken Patient*innen im Sinne der *Palliativ-Dimension* findet eine Gegenüberstellung einer kausalen Behandlung der Erkrankung und einer „rein" supportiven Behandlung bei Schwerstkranken und Sterbenden durch die interviewten Ärzt*innen statt. In der vorgestellten Änderung des Therapieziels im Behandlungsverlauf wird die Dualität der Behandlungskonzepte besonders sichtbar (vgl. Kap. 5.2.2.). Für die Beantwortung der Frage, warum die Integration palliativer Behandlungsansätze in das akute und kurative stationäre Setting so hürdenreich ist, bieten die vorliegenden Befunde vielfältige Begründungen. Vor allem das Paradox der Nicht-Nutzung und der Skepsis gegenüber einem PKD trotz formuliertem Unterstützungsbedarf ist erhellend (vgl. Kap. 5.3.4.). Gründe für die Nicht-Nutzung zeigen sich auf den Ebenen von Klinikorganisation, ärztlichem Habitus, Beziehungsethos, palliativmedizinischen Kenntnissen sowie eines begrifflichen Stigmas von 'palliativ'. Mit der Begrifflichkeit 'palliativ' und dementsprechend auch mit PKD wird von den IP v. a. ein Angebot für Sterbende assoziiert. Damit bestätigen sich für deutsche Krankenhäuser hinsichtlich aller untersuchten medizinischen Fachdisziplinen und -bereiche die Ergebnisse aus US-amerikanischen Kliniken [155, 309–311]: Palliative Angebote werden aufgrund der Gleichsetzung einer palliativen Behandlung mit Sterbebegleitung spät und häufig nicht einbezogen. Ganz eindeutig verweisen die Ergebnisse auf eine notwendige Klärung von Begriffen. Ob die Begriffsänderung von 'palliativ' zu 'supportiv', wie sie von medizinischen Fachgesellschaften inzwischen auch in Deutschland diskutiert wird [396], eine Nebelkerze ist oder ob damit tatsächlich eine Möglichkeit geschaffen wird, das Stigma einer Palliativbehandlung [397] oder die „Palliphobie", wie Bruera es nannte [261], aufzulösen, bleibt eine Aufgabe zukünftiger Praxisforschung bzw. Weiterbildung. In diesem Zusammenhang stellt sich die Frage, ob es neben einer neuen begrifflichen Rahmung von Palliative

Care nicht vielmehr eine „grundlegende Veränderung in der Art und Weise, wie Palliative Care praktiziert und dargestellt wird" als gesamtgesellschaftliche Bildungsarbeit braucht, um den gegenwärtigen Dualismus der Behandlungsperspektiven aufzuweichen, wie Zimmermann und Kollegen im Anschluss an ihre Forschungsergebnisse im Kontext des kanadischen Gesundheitssystems fordern [397, E226].

In der Behandlung onkologischer Patient*innen zeigt sich am deutlichsten die Tendenz, eine palliative Perspektive in den Behandlungsverlauf einzubeziehen. Die IP greifen bei onkologischen Erkrankungen trotz der Ungewissheit des Verlaufs auf prognostische Kennzeichen wie die statistische Überlebenswahrscheinlichkeit zurück sowie auf Erfahrungen mit belastenden und symptomreichen Sterbebildern (vgl Kap. 5.1.5.2.2.). Um bei der Quantität zu bleiben: Auch die schnelle und einfache Erreichbarkeit eines PKD erweist sich als Kriterium für eine positive Wahrnehmung. Ob das palliativmedizinische Angebot von den Ärzt*innen überhaupt genutzt wird, hängt von ihren Vorerfahrungen, von der Kenntnis des Angebots, der Wahrnehmung der eigenen ärztlichen Verantwortung in der Beziehung zum Patienten/zur Patientin, der individuellen Einstellung zu und vom Wissen um PC sowie von der Abteilungskultur ab (vgl. Kap. 5.3.4.). Diese Einflusskriterien bestätigen Untersuchungen aus dem angloamerikanischen Raum [312–314]. Aufschlussreich ist, dass sich auch bei der Formulierung eines Unterstützungsbedarfs in der vorliegenden Untersuchung ein eher quantitatives Interesse im Sinne einer schnellen Verlegung sowie der Wunsch nach Übernahme nicht zu bewältigender kommunikativer oder anderer Aufgaben durch den PKD zeigt. Gleiches wird im übrigen auch hinsichtlich der Wahrnehmung einer Palliativstation deutlich: Die Mehrzahl der interviewten Ärzt*innen formuliert sowohl das Bild einer Sterbestation als auch den Wunsch nach einer schnellen Übernahme Sterbender (vgl. Kap. 5.3.3.4.). Die Befürchtung von Dunlop und Hockney [315], dass Palliativstationen zur Auslagerung des Sterbens führen, lässt sich auf Grundlage der vorliegenden Untersuchungsergebnisse teilen. Darüber hinaus bestätigt sich ihre Annahme, dass der Verlegungswunsch vorrangig mit einer häufig fehlenden palliativen Perspektive auf den primär behandelnden Stationen eines Krankenhauses einhergeht.

Im Kontext des Krankenhauses zeigt sich in der Dualität der palliativmedizinischen und der Akutbzw. heilenden Behandlungsperspektive eine fehlende Ambiguitätstoleranz. Die Behandlung Sterbender wird von den Ärzt*innen ethisch-moralisch gerahmt und die Akutmedizin mit einer Heilungsperspektive als primär angesehen. Die ärztlich vorgenommenen Rahmungen lassen sich als soziale Repräsentationen einer gesellschaftlich, gesundheitspolitisch, rechtlich und ethisch geführten Debatte über das Lebensende verstehen.

6.1.4 Fehlversorgung Schwerstkranker und Sterbender im Krankenhaus

Insgesamt bestätigen die Untersuchungsergebnisse vielfältig die Fehlversorgung Sterbender im Krankenhaus – sowohl als palliativmedizinische Unter- als auch als kurative Überversorgung [49, 70, 149]. Eine interviewte Ärztin benennt die Fehlversorgung Schwerstkranker und Sterbender prägnant als Leerstelle: „Diese Patienten gehen da unter." (AB02/663). Die Befunde der vorliegenden Studie ermöglichen Begründungen für diese Versorgungsleerstelle im Krankenhaus, die ich nachfolgend zusammenfasse.

Wie die in Kapitel 5.1. dargestellten Arbeitsbedingungen zeigen, sind die Folgen einer ökonomisch orientierten Krankenbehandlung mit Einfluss auf strukturelle und personelle Ressourcen in beiden untersuchten Forschungsfeldern deutlich erkennbar. Den bekannten Trend der Arbeitsverdichtung durch die Zunahme von Behandlungsfällen bei gleichzeitig verkürzter Liegezeit [83] aufgrund des Fallpauschalen-Finanzierungssystems beschreiben die IP als „Durchlaufmedizin" und „Arbeit im Akkord". Insbesondere wirkt sich der Mangel an Pflegekräften negativ auf die gesamte Patient*innenversorgung aus. Speziell bei symptombelasteten (und sterbenden) Patient*innen bleibt im arbeitsverdichteten Alltag die notwendige Verlaufskontrolle für eine adäquate symptomatische Behandlung aus.

Im vorgefundenen Ideal einer würdevollen Sterbebegleitung durch gute Pflege zeigt sich der von Findeiß skizzierte „Mythos der Ganzheitlichkeit der Pflege" [88, S. 307] als nach wie vor wirksam, denn die interviewten Ärzt*innen schreiben die Versorgung dieser Patient*innengruppen sowie insgesamt eine patient*innennahe Arbeit vorrangig den Pflegekräften zu (vgl. Kap. 5.1.5.2.). Bei einem Pflegekräftemangel wird das Ideal gestört und damit die ärztliche Behandlungszufriedenheit.

Arbeitsverdichtung und Personalmangel verstärken zudem vor allem interprofessionelle Kommunikations-, Interaktions- und Kooperationsdefizite zwischen Ärzt*innen und Pflegekräften, die hierarchisch und strukturell bereits existieren. Wird die Versorgung Schwerstkranker und Sterbender vor allem als pflegerische Aufgabe verstanden, zeigt sich hier eine wichtige Begründung für den Versorgungsmissstand: Aufgrund der fehlenden Überschneidungsräume und -zeiten (z. B. interprofessionelle Übergaben, gemeinsame Visiten) gibt es eine mangelnde Rückkopplung der pflegerischen Patient*innenbeobachtung an Ärzt*innen (vgl. Kap. 5.1.2.3.) sowie eine mangelnde intra- und interprofessionelle Verständigung über eine Therapiezieländerung bei einem verschlechterten Erkrankungszustand (vgl. Kap. 5.2.2.). Die somit diffuse Situation birgt Konfliktpotential bei diskrepanten Einschätzungen und ist Ausgangspunkt einer Fehlversorgungskette, die u. U. in eine ausbleibende adäquate Behandlung mündet (vgl. Kap. 5.2.1.).

Das ärztliche Ideal der Zeit für Gespräche mit Patient*innen und Angehörigen sowie ein ärztliches Beziehungsethos treffen in der routinierten und verdichteten Praxis auf kommunikative Erfordernisse, v. a. mit den Angehörigen Schwerstkranker und Sterbender, die als zunehmend erlebt werden. Diese Gesprächs- und Organisationsarbeit in der Begleitung von Sterbesituationen ist (ohne DRG-Finanzierung) organisatorisch weder als Arbeitszeit eingeplant noch habituell anerkannt (vgl. Kap. 5.2.4.). Der Missstand wird vor allem mit individuellem Engagement der Stationsärzt*innen und informeller (interdisziplinärer und interprofessioneller) Kooperation gelöst. Die individuellen Lösungen betreffen sowohl die Kommunikation mit Angehörigen als auch die Überleitung in den pflegerischen Kompetenzbereich. Beides macht eine würdevolle Sterbebegleitung im Sinne der ärztlich formulierten Ideale möglich, z. B. durch die Verlegung in ein Einzelzimmer oder die Förderung der Anwesenheit von Angehörigen (vgl. Kap. 5.1.5.2.3.). Die Anerkennung dieser Arbeit innerhalb des interprofessionellen Teams, durch ärztliche Kolleg*innen und direkte Vorgesetzte reicht von unterstützend bis zu einem völligen Gratifikationsdefizit (vgl. Kap. 5.1.2.1.). In der knappen Zeit wird somit die kommunikative Anforderung zur stärksten Belastung in der ärztlichen Konfrontation mit Sterbenden, was bisherige wissenschaftliche Befunde zu ärztlichen Einstellungen in der Sterbebegleitung bestätigt [36] (vgl. Kap. 2.2.3.).

Die vorgestellten Behandlungsaufträge im Arbeitskontext zeigen eindrücklich die habituelle Verfestigung des Heilungsauftrags: Schwer Kranke und potentiell Sterbende im Krankenhaus stören und verunsichern den ärztlichen und *medizinischen Enthusiasmus*. Gerade in verunsichernden und uneindeutigen bzw. diffusen Situationen wird in den Ergebnissen die Stärke medizinischer Mythen deutlich [398]. Zugleich werden Widersprüche zur Behandlungspraxis sichtbar:

- Der Mythos der medizinischen Eindeutigkeit trifft in der klinischen Arbeit auf uneindeutige, „schwammige Situationen" (AB11/403–405).
- Der Mythos des ärztlichen Heilungsvermögens, das „leicht größenwahnsinnige Anliegen, das dann immer hinzukriegen" (AB21/288–279), trifft auf das Erleben von nicht heilbar oder sterbenden Patient*innen.
- Der Mythos der medizinisch-technischen Machbarkeit kollidiert mit der Sinnfrage und dem ärztlichen Ethos: „Ist DAS jetzt überhaupt noch das Richtige, was wir tun hier für den Patienten?" (AB18/201).

Die größte ärztliche Herausforderung besteht darin zu akzeptieren, dass medizinische Behandlungen und ärztliche Handlungen nicht immer heilen können. Wenn die Perspektive der Akuität und Heilung fehlt, wird für die kleine Patient*innengruppe der Sterbenden im Krankenhaus kein wesentlicher ärztlicher und medizinischer Behandlungsauftrag mehr gesehen. Die Ergebnisse zeigen im Anschluss an Herschbach einerseits eine ärztliche Verunsicherung über die Handlungsmöglichkeiten in der Konfrontation mit Sterbenden, vor allem bei Stationsärzt*innen mit hohem Arbeitsdruck [256]. Eingebettet in einen Arbeitskontext der Akut- und Therapiestationen ohne Fokus auf palliative Symptombehandlung bzw. mit zwangsläufig symptomauslösenden (z. B. Übelkeit, Fieber, Schmerzen) therapeutischen Maßnahmen (wie eine Operation oder Chemotherapie) benennen die IP vorrangig ethisch-moralische (z. B. terminale Sedierung) und rechtliche (z. B. Abgrenzung zur Sterbehilfe)

Unsicherheiten. Andererseits formulieren vor allem die IP aus der Onkologie, der Anästhesie und den Intensivbereichen kaum medizinische Unsicherheit in der palliativen Symptombehandlung, die allerdings vor allem mit Schmerztherapie gleichgesetzt wird. Deshalb kann man bei der Fehlversorgung Sterbender nicht nur auf schlechte Ausstattung und administrative Probleme verweisen. Genauso relevant erscheint ein institutionell, medizinisch und habituell fehlender Behandlungsauftrag im Krankenhaus außerhalb einer Palliativstation. Berücksichtige ich die Lehrfunktion v. a. in komplexen Behandlungssituationen, die Ober- und Chefärzt*innen als Vorbild und Mentor*in zugeschrieben wird, zeigt sich eine Lehr-Leerstelle als möglicher Ausgangspunkt für eine Fehlversorgung Schwerstkranker und Sterbender (vgl. Kap. 5.1.4.). Das Einbeziehen einer palliativmedizinischen Perspektive in die klinische Lehre und insgesamt in die Kultur der medizinischen Behandlung wird vom individuellen oberärztlichen/chefärztlichen Engagement bestimmt. Der palliativmedizinische Kenntnisstand von Ober- und Chefärzt*innen stand nicht im Fokus der Untersuchung, aber mit großer Wahrscheinlichkeit liegt ihr Studium länger als 5 Jahre zurück und Palliativmedizin war somit kein regelhafter Inhalt (vgl. Kap. 2.1.5.3.). Ohne Fort- und Weiterbildungen und individuelles Engagement muss ihr Wissen damit als ähnlich basal und von persönlichen Einstellungen beeinflusst angenommen werden, wie es in Bezug auf die Stationsärzt*innen herausgearbeitet wurde. Vor dem Hintergrund der strukturellen Bedingungen mangelnder Austauschräume und einer hierarchischen Entscheidungskultur bleibt der Einfluss individueller Erfahrungen auf die Behandlungsperspektive meist unreflektiert.

Die vorrangige Heilungsperspektive wirkt sich auch auf die Priorisierung von kurativen vor palliativen Patient*innen in der ärztlichen Aufmerksamkeit aus (vgl. Kap. 5.3.1.). Ob dies auch einer ökonomischen Logik folgt, lässt sich entlang der Ergebnisse nicht klären. Deutlich wird die ökonomische Behandlungsorientierung jedoch in der Verlegungspraxis (vgl. Kap. 5.3.). Als Fehlversorgung lässt sie sich dann fassen, wenn Schwerstkranke oder Sterbende aufgrund von „Belegungsdruck" verlegt oder „zwischengelagert" werden, und dies ohne adäquate Weiterbehandlung oder kommunizierte Überleitung (vgl. Kap. 5.1.2.1.). Zusätzlich zum Verlegungsdruck erweist sich auch fehlendes Wissen über ambulante palliative Versorgungsstrukturen als ursächlich für diese Praxis (vgl. Kap. 5.3.3.5.). Fehlendes ärztliches Strukturwissen kann auch in eine Nicht-Verlegung Schwerstkranker und Sterbender münden. Auch wenn das Entlassungsmanagement von den IP als Aufgabenbereich des Sozialdienstes beschrieben wird, zeigt sich die Notwendigkeit einer ärztlichen Entscheidung über das Therapieziel bestätigt, um diesen Prozess in Gang zu setzen. Erfolgt eine Therapiezieländerung nicht oder spät bzw. wird sie nicht oder spät (interprofessionell) kommuniziert, kann das eine adäquate Verlegung und würdevolle Behandlung verhindern. In der Folge bleibt die Aufklärung von Patient*innen und/oder Angehörigen aus, wird u. U. der Patient*innenwille nicht berücksichtigt und die Weiterbehandlung erfolgt weiterhin in der Heilungslogik. Der Akutfokus im Krankenhaus unter den Bedingungen einer ökonomisierten Krankenbehandlung verhindert zudem eine vorausschauende Versorgungsplanung mit koordinierter Entlassungsplanung und sektorenübergreifender Kooperation (vgl. Kap. 2.1.3.).

Zusätzlich zu den beiden Kennzeichen ungenügendes Strukturwissen und Verlegungsdruck für eine Nicht-Verlegung als Fehlversorgung ist ein dritter Aspekt bedeutsam: Medizinische Komplikationen im stationären Behandlungsverlauf mit daran anschließend (dauerhaft) notwendigen intensiven medizinischen und pflegerischen Maßnahmen verhindern eine Entlassung oder Verlegung. Diese Patient*innen werden zu *Langliegern,* die prognostisch sowohl Sterbende als auch chronisch Kranke sein können, zunächst – und ohne Therapiezieländerung – aber Schwerstkranke mit einer unsicheren Erkrankungsperspektive sind und damit weiter in der kurativen Logik ohne die Einbeziehung palliativer Hilfen behandelt werden (vgl. 5.1.5.3.). Mit dieser medizinisch unsicheren Perspektive werden *Langlieger* als besondere ärztliche Herausforderung erlebt, da sie Auslöser für *kurative Frustration* sind, welche den *medizinischen Enthusiasmus* bremst und ethisch-moralische Fragen provoziert.

Die Ergebnisse zur Aufnahmepraxis der untersuchten Kliniken verweisen auf weitere aufschlussreiche Phänomene zur Klärung einer möglichen Fehlversorgung Sterbender: Zum einen erklärt das Beibehalten der akuten Behandlungslogik – nicht nur durch die Behandler, sondern ebenso durch Sterbende (und ihre Angehörigen) – die Beanspruchung der Rettungsstellen (vgl. Kap. 5.3.2.). Der Akutlogik folgend kommt es zu Verlegungen Sterbender von der Rettungsstelle auf eine ITS, wenn dies nicht explizit durch den Patienten/die Patientin abgelehnt wurde bzw. wenn ärztlich nicht ein *Sterbendürfen* entschieden wird (vgl. Kap. 5.4.). Zum anderen benennen die IP ein Triagesystem, in dem bekannte Patient*innen vor dem Hintergrund einer Abteilungsphilosophie, die Sterbebegleitung als Behandlungsethos für bekannte Patient*innen formuliert, auch als Sterbende aufgenommen werden. Inwieweit es sich um ein offen kommuniziertes Angebot handelt oder ob die Inanspruchnahme der Rettungsstelle durch Sterbende (vielfach in Begleitung Angehöriger) Folge einer vorab fehlenden ärztlichen Aufklärung und Überleitung in ambulante (spezialisierte) Palliativversorgungsstrukturen ist, bleibt offen. Vogd hat diese Situation für Allgemeinkrankenhäuser als ein eher unkommuniziertes „raffiniertes Arrangement der Herstellung eines diffusen Rahmens" beschrieben [13, S. 364], um eine Sterbebegleitung organisatorisch möglich zu machen.

Die IP zeigten sich in den Interviews von der eingeführten Begriffspaarung 'schwerstkrank und sterbend', in Anlehnung an die „Charta zur Betreuung schwerstkranker und sterbender Menschen" [1], irritiert bzw. lehnten diese Kombination ab. Ihre Reaktionen bergen eine wichtige Begründung für eine potentielle Fehlversorgung: Alle Patient*innen im Krankenhaus werden als schwer krank wahrgenommen und grundsätzlich dem *Primat der Akuität und Heilung* bzw. Lebensverlängerung folgend behandelt (vgl. Kap. 5.1.3.). Ohne eine Therapiezieländerung wird die Heilungslogik mit maximal- und intensivtherapeutischen Maßnahmen auch bei Sterbenden beibehalten, was eine mögliche Erklärung für ihre kurative Überversorgung ist. Die prognostische Einschätzung zeigt sich als zentrales Kriterium für eine *Therapieziel-*

änderung (vgl. Kap. 5.2.2.). Im Konzept der *formal kurativen* Behandlung erfolgt beispielsweise eine begriffliche Erweiterung und damit sichere Rahmung einer hoch prekären Erkrankungs- und Behandlungssituation, um in der Heilungslogik ärztlich handlungsfähig zu bleiben (vgl. Kap. 5.1.3.2.).

Vor allem für onkologische Erkrankungen wird sehr deutlich zwischen palliativem und kurativem Behandlungsziel unterschieden. Für eine palliative Erkrankungssituation differenzieren die IP entlang zweier Kriterien: Prognose und Symptomlast der Patient*innen. In der *Palliativ-Dimension* wird die Spannweite der Einschätzungen sichtbar (vgl. Kap. 5.1.5.1.). Eine allgemeine palliative Erkrankungseinschätzung gibt somit zwar eine Gewissheit der Unheilbarkeit mit ungewissem Todeszeitpunkt [172], aber noch keine Auskunft über eine Begrenzung des therapeutischen Spielraums im Krankenhaus. Denn im Sinne der Akutlogik können alle medizinischen Interventionen auch ohne Heilungsauftrag erfolgen. Ein (frühzeitiges) Einbeziehen palliativer Hilfen verschiebt den Fokus auf die Lebensqualität, wie von der WHO definiert [129] und vor allem für die Onkologie differenziert beschrieben [153]. Dies wird vor dem dargestellten Hintergrund erschwert.

In der Zusammenschau aller benannten Fehlversorgungsmomente als komplexes Begründungsmuster auf individueller, sozialer, struktureller und administrativer Ebene wird deutlich, warum isolierte Vorschläge und Konzeptionen zur Verbesserung der Versorgungssituation im Krankenhaus fehlschlagen müssen.

6.2 Methodologische Betrachtung

Nachfolgend werde ich die Güte der vorliegenden sozialwissenschaftlichen Forschungsarbeit diskutieren. Stärken und Limitationen expliziere ich entlang spezifischer Gütekriterien für qualitative Untersuchungen [339–340, 343], konkret an den aktualisierten ansatzübergreifenden Standards für insgesamt heterogene Forschungsstrategien, die Stübing und Kolleg*innen 2018 formuliert haben [342].

Gegenstandsangemessenheit: Das qualitativ explorative Vorgehen dieser Studie hat sich mit der Methodentriangulation von Kontextanalyse, Interviews und Gruppendiskussion als methodischer Ansatz mit großem Erkenntnispotential erwiesen [343, S. 310], wie u. a. die Analyse der vielfältigen Begründungen für die Fehlversorgung schwer kranker und sterbender Patient*innen im Krankenhaus zeigt. Die Passung von Kontextanalyse und Interviews zur Untersuchung der Forschungsfragen war gegeben. Justierungen der Methoden wurden in der Gruppendiskussion und bei der Nutzung der Netzwerkkarte notwendig: Im Studienverlauf wurde erkennbar, dass die institutionellen Bedingungen so stark hierarchisch und gleichzeitig strukturell so prekär wirken, dass der partizipative Ansatz (im Diskussionsforum) mit eben jenen Herausforderungen kollidiert, vor denen Ärzt*innen stehen und die zentrale Analyseergebnisse sind. Hier bestätigte sich die vorab formulierte Sorge einiger IP, offen Kri-

tik an Kommunikations-, Entscheidungs- und Behandlungsstrukturen im Krankenhaus zu üben. Traf in den Einzelinterviews das Studiendesign auf große Akzeptanz,
erwies sich die Gruppendiskussion als methodische Grenzerfahrung. Von Unger hat
bereits auf die Herausforderungen für partizipative Forschung im medizinischen Feld
hingewiesen [349, Abs. 75–77]. Im Sinne eines emanzipatorischen Ansatzes erscheint
das Studiendesign dennoch fruchtbar und wurde von den interviewten Ärzt*innen
als Anerkennung ihrer Erfahrungen wahrgenommen. Das Wissen um eine Veröffent-
lichung beschrieben sie als Partizipationsschritt.

Der Verzicht auf die egozentrierte Netzwerkkarte [354] im Projektverlauf entspricht einer gegenstandsangemessenen Methodenentwicklung. Methodisch ist dies
folgendermaßen zu erklären: Den IP gelingt es, in der Erzählung bereits zusammenfassend ihre konkreten Arbeitsstrukturen und Ressourcen für die Versorgung
schwerstkranker und sterbender Patient*innen darzustellen, und sie zeigen sich irritiert durch eine formale Abfrage im Anschluss an ihre Erzählung. Kann eine Netzwerkkarte der komplexen Erzählung gerecht werden? Die Abbildung eines Netzwerks
allein über eine grafische Darstellung verleitet m. E. dazu, dieses Bild allzu leicht
mit einer realen Struktur gleichzusetzen. Strategische, organisatorische oder habituelle Aspekte der Akteursinteraktionen innerhalb eines Netzwerkes lassen sich im Untersuchungsfeld nicht auf einer eindimensionalen Netzwerkkarte visualisieren.

Empirische Verankerung: Im eigenen Arbeitsfeld zu forschen birgt die Gefahr der
Verzerrung, z. B. durch zu positive oder zu negative Darstellungen des ärztlichen
Handelns, die Befangenheit oder auch ein Wunschdenken aufgrund meiner Teilhabe
am klinischen Geschehen. Doch Bergold & Zaumseil schlagen eine „langjährige Be-
heimatung" der Forscherin im Feld sogar vor [399, S. 142]. Die lange Zeit des Einden-
kens in das Praxisfeld und der Vertrauensaufbau zu den Akteuren müssen dann
nicht während des Forschungsprozesses erreicht werden, sondern sind vorgelagert.
Meine Kenntnisse über das Forschungsfeld Krankenhaus waren zudem hilfreich, um
die wechselseitige Fremdheit von theoretischen Konzeptionen und klinischer Praxis
zu überwinden. Die Reflexion meines spezifischen Zugangs oder besser meiner Doppelrolle im Feld, eine soziale Erwünschtheit in den Gesprächen mit den Forschungs-
teilnehmer*innen und meine Reaktivität habe ich in Kapitel 4 dargestellt und reflektiert. Im Rahmen der interdisziplinären Studiengruppe und weiterer Diskussions-
gruppen, die den Datenerhebungs- und Auswertungsprozess begleiteten, konnte ich
meine Interpretationen immer wieder hinterfragen. Auch ein zeitweiliger Rückzug
aus dem klinischen Arbeits- und Forschungsfeld in der Phase der Kategorienbildung
ermöglichte mir die notwendige Distanz. Die im zirkulären Prozess der Datensammlung und -auswertung erreichte theoretische Sättigung verweist auf eine starke empirische Verankerung der vorliegenden Untersuchung und bestätigt die gewählten
Samplingstrategien. Alle Hypothesen und theoretischen Feststellungen sind mit empirischen Befunden belegt. Mit dem weiterentwickelten GTM Ansatz Situationsanalyse [324] ist zudem eine kontextuelle Verankerung gewährleistet. Eine kommunika-

tive Validierung der Analyseergebnisse erfolgte im Diskussionsforum. Die Daten flossen wiederum in die anschließenden Analysen ein.

Theoretische Durchdringung: Strübing et al. benennen das Gütekriterium der theoretischen Durchdringung als komplementäres Kriterium zur empirischen Sättigung [342, S. 9]. Die Vielfalt der dargestellten Theoriebezüge in Kapitel 2 belegt noch nicht die Qualität, sondern erst der Hinweis auf die notwendige interdisziplinäre Betrachtung für die komplexe Forschungsfrage und das bereits vielfach wissenschaftlich bearbeitete Feld Krankenhaus. Aus dem klinischen Feld kommend, gelang es mir über die Rezeption der Theoriebezüge die notwendige theoretische Sensibilität [365, S. 50] und Irritation in der Wechselbewegung zwischen Datenerhebung und Datenauswertung aufrechtzuerhalten. Widersprüche in der gleichzeitigen Betrachtung der unterschiedlichen Theoriebezüge aus psychologischer, medizinethischer und medizinsoziologischer Forschung sowie die Reflexion empirischer Arbeiten zu einzelnen Fragestellungen der Arbeit, wie ärztliches Belastungserleben im Kontakt mit Schwerstkranken und Sterbenden oder Evaluation spezialisierter palliativmedizinischer Angebote, habe ich einleitend diskutiert und für die Weiterentwicklung der Fragestellung genutzt.

Intersubjektive Nachvollziehbarkeit: Mit der Dokumentation des Forschungsdesigns und Forschungsprozesses in Kapitel 4 habe ich mein Vorgehen transparent dargestellt. Alle verwendeten Materialien wie der Interviewleitfaden, die Aufklärungs- und Informationsbögen sowie die pseudonymisierten Interviews und Protokolle der Gruppendiskussion sind den Gutachter*innen zugänglich. Dem GTM Ansatz folgend, habe ich mein Vorwissen in Kapitel 3 mit der Weiterentwicklung der Fragestellung und den explizierten Präkonzepten ausformuliert. Die Kodierung und Kategorienbildung erfolgte im Sinne der GTM und wird im Ergebniskapitel kenntlich gemacht. Alle Deutungen, Hypothesen und Lesarten sind mit Zitaten oder anderen Quellen belegt. Durch die Etablierung einer Studiengruppe für die Dauer des gesamten Forschungsprozesses und mit Hilfe weiterer Arbeitsgruppen erfolgte eine prozessuale Validierung. Das Diskussionsforum nutzte ich als kommunikative Validierungsstrategie [340, S. 320]. Für Struktur und Gliederung der Arbeit habe ich zwar den klassischen Aufbau von Theorie, Empirie und Diskussion gewählt. Der rote Faden einer detaillierten Rekonstruktion vielfältigen Widersprucherlebens als Erkenntnisprozess zieht sich jedoch von den einleitenden Worten bis zum Ausblick.

Limitation: Die Ergebnisse formuliere ich für Akutkrankenhäuser im großstädtischen Raum und für medizinische Fachdisziplinen, die an der Behandlung Schwerkranker, vorrangig onkologisch Erkrankter, beteiligt sind, sowie insbesondere für die Maximalversorgung in einer Universitätsklinik. Auch wenn Ergebnisse an den Kontext gebunden bleiben und damit nur begrenzt verallgemeinerbar sind [339, S. 251], bietet Markard folgende Überlegung an: „Verallgemeinerungsmöglichkeiten liegen nicht in zentralen Tendenzen, sondern in der Herausarbeitung gesellschaftlich vermittelter Handlungsmöglichkeiten." [335, Abs. 31]. Mit einer dichten Situationsanalyse habe ich das ärztliche Erleben und Handeln als soziale Repräsentation gesellschaftlich vermittelter Handlungsmöglichkeiten herausgearbeitet. Die Beschränkung auf Ärzt*innen als IP kann als Einengung der Perspektivenvielfalt im Krankenhaus angesehen werden, in dem viele Professionen zusammen tätig sind. Die Fokussierung hat allerdings eine konsequente Rekonstruktion des ärztlichen Blicks ermöglicht. Zudem repräsentiert das stationsärztliche Handeln Novizen in der medizinischen Behandlung und organisatorischen Struktur eines Krankenhauses und macht damit in besonderer Weise gegenwärtige Praxis sichtbar [159]. In einer anschließenden Forschungsarbeit wäre die Prüfung der Ergebnisse für Interaktionsprozesse und damit eine Erweiterung der einbezogenen Perspektiven im Forschungsfeld wünschenswert und sicherlich gewinnbringend. Auch wenn die Daten im Zeitraum von 2013 bis 2014 erhoben wurden, sind die Befunde aktuell. Einzig der Palliativkonsildienst (PKD) erscheint inzwischen aufgrund einer fest verhandelten Finanzierung und damit besseren personellen Besetzung deutlich stärker implementiert und genutzt, zumindest in der untersuchten Universitätsklinik.

Relevanz und Originalität: Die Relevanz der Fragestellung und das bestehende Forschungsdesiderat habe ich ausführlich dargestellt. Mit der dichten Beschreibung der gegenwärtigen Behandlungssituation Schwerstkranker und Sterbender im Krankenhaus liefern die Ergebnisse komplexe Begründungsmuster und gleichzeitig Hinweise für ebendiese Praxis. Widersprüche in den Daten wurden in der Ergebnisdarstellung als Erkenntnismomente offengelegt, z. B. das Paradoxon der Nicht-Einbeziehung eines Palliativkonsildienstes. Im ärztlichen Postulat vom Sterbendürfen sind die Widersprüche als zentrale Merkmale des theoretischen Konstrukts gekennzeichnet. Damit schließen die Befunde bisherige Forschungslücken und führen den Nachweis, dass die dringend notwendige Theorie-Praxis-Verständigung gelingen kann.

6.3 Ausblick

Krankenhäuser sind und bleiben perspektivisch der häufigste Sterbeort in Deutschland, und der Tod wird mit der wachsenden Zahl chronisch verlaufender Erkrankungen immer seltener plötzlich eintreten. Damit bleibt auch die Frage nach Sterbebegleitung auf Normal- und Intensivstationen eines Krankenhauses ein Thema sowohl für alle Akteure und ihre sozialen Beziehungen als auch für die medizinische Behandlung und pflegerische Versorgung.

Als eine zentrale ärztliche Begründung für eine schlechte Versorgung schwerstkranker und sterbender Patient*innen im Krankenhaus habe ich den Pflegekräftemangel rekonstruiert. Dieser – nicht nur ethische – Missstand wird inzwischen gesundheitspolitisch und gesellschaftlich deutlich wahrnehmbar verhandelt. Mit dem

Gesetz zur Stärkung des Pflegepersonals wurden zusätzliche Pflegekräfte für alle Versorgungssektoren einschließlich ihrer besseren Bezahlung und eine zusätzliche Finanzierung von Krankenhäusern beschlossen [400]. Die vorliegenden Befunde, die aus ärztlicher Sicht die Pflegenden als kompetenter im Erkennen von Sterbeprozessen und beauftragt mit der Sterbebegleitung zeigen, fordern darüber hinaus professionstheoretische Überlegungen heraus. Die Frage, wie sich die Umverteilung der Ressourcen im Gesundheitswesen und die angestrebte Aufwertung des Pflegeberufes – auch durch die Akademisierung der Pflege – auf das diffizile und (professions-) hierarchische Behandlungs- und Behandlergefüge im Krankenhaus auswirken werden, ist ein lohnender Ausgangspunkt nicht nur zukünftiger Forschung, sondern auch für die Praxisbegleitung. Zunehmend kritisch, jedoch nicht als konkrete Perspektive, wird die Abschaffung der DRG-Finanzierung für Krankenhäuser diskutiert, welche nachweislich die ökonomischen Zwänge der Krankenbehandlung insgesamt verschärft und auch in der Behandlung Sterbender zu Über- oder Unterversorgung führt – wie die Befunde dieser Untersuchung zur Verlegungspraxis zeigen.

Neben diesen Auswirkungen ökonomischer, struktureller und kultureller Bedingungen der Krankenbehandlung wird sich in den kommenden Jahren zeigen, wie und ob palliativmedizinisches Wissen, dessen Vermittlung erst seit 2014 in das Medizinstudium integriert ist, die Behandlung von palliativen und/oder sterbenden Patient*innen verändert. Das Krankenhaus ist und bleibt in jedem Fall ein wichtiger Lernort auch für nachfolgende Ärzt*innengenerationen – eine hinreichende Anerkennung der Lernsituation Praxis steht noch aus und ist daher dringend geboten.

Das in der vorliegenden Untersuchung herausgearbeitete interdisziplinäre Missverständnis über das Behandlungsziel Lebensqualität mit Auswirkungen auf die kollegiale und sektorale Zusammenarbeit sowie auf die Ärzt*in-Patient*in-Kommunikation muss in palliativmedizinischer Forschung und Praxis als Integrationshürde einer palliativen Perspektive in die Akutbehandlung konsequent berücksichtigt werden.

In den vorgelegten Befunden werden Prinzipien und Strukturen eines spezifischen ärztlichen Handelns im Kontakt mit Schwerstkranken und Sterbenden sichtbar. Damit liefert das *ärztliche Postulat vom Sterbendürfen* einen theoretischen Beitrag für ein weiter auszuarbeitendes Sterbedispositiv.

Das *Postulat vom Sterbendürfen* erweist sich in der Praxis darüber hinaus in bemerkenswerter Weise als prognostisches Instrument für individuelles und organisatorisches Handeln in der Begegnung mit Schwerstkranken. Es erscheint mir daher lohnend, das Postulat hinsichtlich Kommunikations- und Interaktionssituationen zwischen Behandlern, Patient*innen, Angehörigen und Organisationen weiter auszudifferenzieren und als Vermittlung zwischen Theorie und Praxis nutzbar zu machen.

7 Kurzfassung: Sterben dürfen im Krankenhaus

Hintergrund: Krankenhäuser sind und bleiben perspektivisch der häufigste Sterbeort in Deutschland, und der Tod wird mit der wachsenden Zahl chronisch verlaufender Erkrankungen immer seltener plötzlich eintreten. Sterbebegleitung auf Normal- und Intensivstationen eines Krankenhauses wird damit ein wichtiges Thema für alle beteiligten Akteure und ihre Zusammenarbeit sowie für die medizinische Behandlung und pflegerische Versorgung. Ausgangspunkt der Untersuchung war zudem ein identifizierter Widerspruch zwischen gesundheitspolitischen Überlegungen, öffentlicher Skandalisierung der Behandlung Sterbender und der Behandlungspraxis im Krankenhaus. Trotz der vielfachen wissenschaftlichen Belege für den Nutzen palliativmedizinischer Versorgung im gesamten Behandlungsverlauf besteht eine Forschungslücke hinsichtlich der organisatorischen und sozialen Bedingungen der Integration bzw. der Gründe für ihr Misslingen im deutschen Gesundheitswesen. Die Rolle von Ärzt*innen zeigt sich als zentral bei Behandlungsentscheidungen, auch am Lebensende. Damit erscheinen sie als Schlüsselpersonen, um die Behandlung schwerstkranker und sterbender Patient*innen im Krankenhaus zu untersuchen.

Methode: Die Grounded Theory Methodologie ist Grundlage des explorativen und zirkulären Vorgehens in der Untersuchung. Den organisatorischen Kontext bilden zwei städtische Krankenhäuser mit je einer Palliativstation und einem Palliativkonsildienst. Quantitative und qualitative Kontextanalysen, 30 Leitfadeninterviews mit Ärztinnen und Ärzten aus 13 verschiedenen medizinischen Fachdisziplinen, die auf Normal- und Intensivstationen tätig sind, sowie die Ergebnisse einer Gruppendiskussion mit den interviewten Ärzt*innen bilden die Datengrundlage. Die Gruppendiskussion dient zudem als Validierungstrategie, ebenso wie eine forschungsbegleitende Studiengruppe.

Ergebnisse: Im Kontext eines Akutkrankenhauses mit einer ökonomisierten „Durchlaufmedizin" und routinierten „Arbeit im Akkord" verunsichern Sterbende oder Langlieger als nicht heilbare Patient*innen den medizinischen Enthusiasmus. Zudem erschüttert die Behandlungspraxis die ärztlichen Ideale von Zeit und Raum für die Sterbebegleitung. Diese verunsicherte, weil uneindeutige, Behandlungssituation wird in der Palliativ-Dimension und in heterogenen Sterbebildern deutlich. Um den zentralen Behandlungsauftrag der Akutbehandlung bzw. Heilung im Krankenhaus aufrechtzuerhalten, lassen sich verschiedene ärztliche Strategien erkennen: eine begriffliche Erweiterung der Akut- und/oder Heilungsorientierung um eine „formal kurative" Behandlung, eine diffuse, vermeidende oder einseitig auf Heilung ausgerichtete ärztliche Aufklärung von Patient*in und Angehörigen trotz Verschlechterung der Erkrankungssituation, eine Priorisierung von kurativen vor palliativen Patient*innen bei der Aufnahme, eine schnelle Verlegung Schwerstkranker oder Sterbender aus dem eigenen Arbeitsbereich oder aber die paradoxe Nicht-Nutzung eines Palliativkonsildienstes trotz formuliertem Unterstützungsbedarf. Das ärztliche Entscheiden wird auch für Sterbesituationen als zentraler Behandlungsauftrag angesehen. Patient*innenverfügungen werden für die Entscheidungsfindung als wenig hilfreich erlebt, anders als die Einschätzung der Pflegenden, die eine Therapiezieländerung oftmals einleitet. Die Sterbebegleitung und die Unterstützung der nun zunehmend in Erscheinung tretenden Angehörigen, nicht aber Therapieentscheidungen, werden im Aufgabenbereich der Pflegekräfte verortet. Die komplexen Entscheidungssituationen verweisen auf Hierarchien und eine starke Personengebundenheit, d. h. auf individuelle und strukturelle Handlungsspielräume. In der Schlüsselkategorie, dem „ärztlichen Postulat vom Sterbendürfen im Krankenhaus", formiert sich eine Theorie der Praxis, welche die widersprüchlichen Forderungen und Begründungen für die gegenwärtige medizinische Behandlung schwerstkranker und sterbender Patient*innen im Krankenhaus aufgreift. Der vorrangig intradisziplinäre und organisationsbezogene Appell der Ärzt*innen verweist auf eine diffuse Bewusstheit in der Behandlung Sterbender und auf eine stark hierarchische Organisation des deutschen Gesundheitswesens.

Diskussion: Die vielfache Fehlversorgung Sterbender im Krankenhaus ist, nicht nur im Hinweis auf den Pflegekräftemangel, verbunden mit einer prekären Arbeitssituation. Das Krankenhaus zeigt sich als wichtiger Lernort, dem eine strukturelle und organisatorische Anerkennung der Lernsituation fehlt. Die vorliegenden Befunde fordern ausgehend von der Rekonstruktion der ärztlichen Entscheidungshierarchie bei gleichzeitiger Beauftragung der Pflege als zuständig in der Sterbebegleitung zudem professionstheoretische Überlegungen heraus. Ein interdisziplinäres Missverständnis über das Behandlungsziel Lebensqualität mit seinen Auswirkungen auf die kollegiale und sektorale Zusammenarbeit sowie auf die Ärzt*in-Patient*in-Kommunikation stellt sich als deutliche Integrationshürde einer palliativen Perspektive in die Akutbehandlung dar. Forschung und Praxis sind aufgefordert, dies zu berücksichtigen. Das „ärztliche Postulat vom Sterbendürfen im Krankenhaus" liefert einen theoretischen Beitrag für ein weiter auszuarbeitendes Sterbedispositiv.

8 Abstract: Permission to die in the Hospital

Background: Most people in Germany die in hospitals and this is not likely to change anytime soon. Given the growing number of chronic diseases, moreover, death will increasingly happen less sudden. Thus, care for dying patients in normal and intensive care units of a hospital will become an important issue for all actors involved and their collaboration as well as the medical treatment and nursing care. Another starting point for this investigation was the contradiction between healthcare policy considerations, the public scandalisation of the treatment of the dying and the care practice in hospitals. Despite ample scientific evidence suggesting that there is a clear benefit of providing palliative care throughout the course of treatment, we know much less about how best to integrate palliative care into hospital practice both organisationally and socially, and what integration hurdles exist in the German healthcare system. There is no doubt, however, that physicians play a central role in any decision concerning treatment, even in the final stage of life. They are, therefore, the crucial group to look at if one is to examine the treatment of seriously ill and dying patients in the hospital.

Method: The Grounded Theory methodology forms the basis for this explorative and circular analysis. The organizational context is represented by two municipal hospitals, each with a palliative care unit and a palliative care service. The data basis is supplied by quantitative and qualitative context analyses, 30 structured interviews with physicians from 13 different medical disciplines working on regular wards and on intensive care units and a group discussion with the interviewed physicians. The group discussion also served as a validation strategy, as does a research-accompanying study group.

Results: In the context of an acute care hospital with a thoroughly economized and rationalised process and assembly-line work routine, dying people or uncurable patients with a prolonged stay are often perceived as dampening the medical enthusiasm. In addition, this treatment practice seriously questions the medical ideals of having time for patients and, ideally, offering them suitable spaces for their condition. This leads to an uncertain and ambiguous treatment situation that becomes apparent in the "palliative dimension" and in heterogeneous images of death. In order to uphold the central treatment mandate of the acute treatment or cure in the hospital, various medical strategies can be identified: a conceptual extension of the acute and/or healing orientation to include a "formally curative" treatment, a style of communication that either seeks to avoid a message about the severity of the disease or unilaterally focuses on the prospect of healing, a prioritization of curative before palliative patients at the admissions stage, a quick transfer of seriously ill or dying patients, or the paradoxical non-use of a palliative care service despite a vocal request of support by physicians. The medical decision is also considered as a central treatment order for death situations. Patient wills are found to be of little help for decision-making within the treatment process, unlike the assessment of nurses who often initiate a therapy goal change. They are responsible for the care of the dying and the support of the relatives who become increasingly more involved towards the later stages of a patient's stay in hospital, but they have no say in decisions about therapy. This complex decision-making processes reflect both, the hierarchical structure in the hospitals and the individual and structural leeway that can be used by a variety of actors involved in the treatment. The key category, the "permission to die in the hospital", leads to the formulation of a theory of practice that addresses the contradictory demands and justifications for the current medical treatment of seriously ill and dying hospital patients. The predominantly intradisciplinary and organizational appeal of the physicians´ points to a however diffuse awareness in the treatment of the dying and to a highly hierarchical organization of the German health care system.

Discussion: The often-occurring wrong treatment of dying people is partly a result of the critical lack of nurses and the precarious work situation for many others working in hospitals. While being an important place of learning, hospitals have lacked a structural and organizational recognition of this learning situation. Based on the reconstruction of the medical decision-making hierarchy and the simultaneous expectations that nurses are to be responsible for the care of the dying, the present findings also provoke theoretical considerations regarding the professions as such. An interdisciplinary misunderstanding of the objective of quality of life with its effects on collegial and sectoral collaboration as well as on the physician-patient communication presents itself as a clear barrier against integrating a palliative perspective into acute care treatment. Research and practice are called upon to reflect on this. The medical postulate of the "permission to die in the hopital" provides a theoretical contribution to a Dispositif of dying that needs to be further elaborated.

Anhang I: Studieninformation

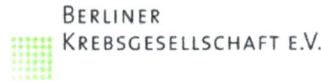

BERLINER
KREBSGESELLSCHAFT E.V.

Studie: (Aus)Sicht medizinischer Akteure auf die Versorgung schwerstkranker und sterbender Menschen im Krankenhaus

---

Das **Krankenhaus ist mit ca. 50 % Sterbeort Nummer eins** – in Deutschland wie in anderen Industrienationen. Betrachtet man die demografische und medizinische Entwicklung, werden zukünftig trotz der gesundheitspolitischen Stärkung ambulanter palliativmedizinischer Versorgungsstrukturen sogar mehr Patienten mit fortgeschrittenen Krebserkrankungen oder anderen chronischen progredient verlaufenden Erkrankungen akut stationär aufgenommen werden. Oft wegen unbeherrschbarer Schmerzen, anderen gravierenden Symptomen oder wegen Problemen in der häuslichen Versorgung. **Damit geht es zukünftig weniger um das *ob* des Sterbens in Institutionen, sondern um das *Wie*?**

Ausgangspunkt des von der Berliner Krebsgesellschaft (BKG) geförderten Forschungsprojektes ist die identifizierte Differenz der programmatischen Überlegungen der *Charta zur Betreuung schwerstkranker und sterbender Menschen* und der Handlungspraxis eines Akutkrankenhauses der Maximalversorgung. **Gesundheitspolitischen Forderungen steht eine konzeptionelle und habituelle Unsicherheit der medizinischen Akteure aus der Praxis gegenüber**, wie Versorgungsstrukturen aussehen könnten, die der anspruchsvollen Forderung nach einer Integration palliativer Angebote quer zu allen medizinischen Fachdisziplinen im Krankenhaus nachkommt.

Im Rahmen der Studie befragen wir Ärzte verschiedener Fachdisziplinen in Experteninterviews bezüglich ihrer Erfahrungen in der Behandlung schwerstkranker und sterbender Menschen in der stationären Versorgung. Ihre Erfahrungsberichte aus der Praxis liefern wichtige Hinweise für die Entwicklung von Strukturen und Empfehlungen, die unterstützend bei der Behandlung dieser Patientengruppe ist.

Ziele der Studie und praktische Relevanz:

- **Exploration der Erfahrungen von Ärzten verschiedener Fachdisziplinen** in der Versorgung schwerkranker und sterbender Menschen im Krankenhaus
- **Analyse der strukturellen und personellen Ressourcen** im Forschungsfeld
- Beteiligung der medizinischen Akteure bei der **Entwicklung von Empfehlungen** für die Versorgung schwerkranker und sterbender Menschen im Krankenhaus

Die Beteiligung der medizinischen Experten ermöglicht eine Verankerung der Empfehlungen in die klinische Praxis.

Ansprechpartnerin für das Projekt

Dipl.-Psych. Asita Behzadi
Telefon: 450-553204
Email: asita.behzadi@charite.de

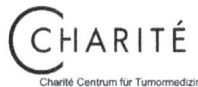

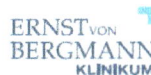

CHARITÉ
Charité Centrum für Tumormedizin

ERNST VON
BERGMANN
KLINIKUM

Projekt Zusammenfassung Mai 2013

Anhang II: Interviewleitfaden

Vielen Dank, dass Sie sich die Zeit nehmen für dieses Gespräch!

Ich habe für das Gespräch ca. eine Stunde eingeplant, bin aber ganz flexibel, je nachdem, wie wir ins Gespräch kommen und wie viel Zeit Sie haben.

Ich habe Fragen vorbereitet und möchte Sie einladen, als Experte/Expertin der stationären Patientenversorgung von Ihren Erfahrungen zu erzählen. Ich würde Sie bitten, besonderen Bezug auf die Versorgung von schwerstkranken und sterbenden Patienten zu nehmen, weil diese Patientengruppe im Fokus der Untersuchung steht. Mich interessieren dabei auch ganz konkret erlebte Episoden, denn sie veranschaulichen besonders Ihre Arbeit.

Ich frage ggf. nach, wenn ich etwas nicht verstanden habe oder ich ein Thema vertiefen möchte.

Selbstverständlich werde ich Ihre Aussagen vertraulich behandeln und Namen oder Orte, die Sie nennen, so anonymisieren, dass später keine Rückschlüsse von Dritten auf Sie oder die genannten Personen oder Orte möglich sind, wie in der Datenschutzvereinbarung formuliert.

Haben Sie vorab noch Fragen?

A. Einstieg

Können Sie mir bitte zunächst Ihren klinischen Arbeitsplatz und ihre Tätigkeit im Krankenhaus vorstellen?
– Wie würden Sie den Anteil von schwerstkranken Patienten mit einem palliativen Behandlungsansatz einschätzen?
– Welche Symptome zeigen diese Patienten?
– Welche Auswirkungen hat es auf Ihre Arbeit, ob kurativ oder palliativ behandelt wird? Gibt es überhaupt einen Unterschied?
– Was unterscheidet für Sie einen kurativen von einem palliativen Behandlungsansatz? Was sind für Sie jeweils die Herausforderungen?
– Welche Themen beschäftigen Sie in der Behandlung dieser Patienten auf ihrer Station?

B. Medizinische Ausbildung

Welche Rolle spielte Palliativmedizin bzw. der Umgang mit sterbenden Menschen in ihrem Medizinstudium?
– Können Sie im Klinikalltag auf Ausbildungsinhalte zurückgreifen? Auf welche?

C. Behandlungsbeispiele aus der klinischen Arbeit

Wenn Sie jetzt konkret an Ihre Stationsarbeit denken: Wie verläuft eine **typische Behandlung** eines Patienten mit starker Symptomlast ggf. Sterbebegleitung?

Wenn Sie jetzt konkret an Ihre Stationsarbeit denken: Was ist ein **gelungenes Beispiel**: Können Sie eine Episode beschreiben?
– Woran lag das „Gelingen" für Sie?
– Was war Ihr Behandlungsauftrag / gab es einen definierten Behandlungsauftrag? Welchen und von wem?
– Konnten Sie den Behandlungsverlauf mit jemandem besprechen? Mit wem?

Wenn Sie jetzt konkret an Ihre Stationsarbeit denken: Erinnern Sie sich auch an einen Fall, wo die Behandlung eines Patienten in palliativer Situation mit starker Symptomlast für Sie **unbefriedigend** gelaufen ist? Können Sie diesen Fall erzählen?
– Worin lag Ihrer Meinung nach die Schwierigkeit?
– Was war Ihr Behandlungsauftrag / gab es einen definierten Behandlungsauftrag? Welchen und von wem?
– Hätten Sie Ideen, wie es besser hätte laufen können?
– Konnten Sie den Verlauf mit jemandem besprechen? Mit wem, wie, wann?
– Was hätte es Ihrer Einschätzung nach gebraucht, um den Verlauf positiv zu beeinflussen?

D. Sterben

Wie schätzen Sie die Häufigkeit von Sterbefällen auf Ihrer Station/in Ihrer Abteilung ein? Wie würden Sie den Umgang mit Sterbefällen beschreiben?
– Sterbebegleitung (Abläufe, Rituale, Räume, Zeit, Einbezug von Angehörigen ...)
– Kommunikation im Team (Fallbesprechung, Teambesprechung ...)

E. Palliativmedizinische Ressourcen in der Klinik

Auf welche Hilfen/Angebote in der Versorgung von schwerstkranken und sterbenden Patienten (strukturell, personell ...) können Sie im Arbeitsalltag zurückgreifen?
– Bei Nutzung der Netzwerkkarte: Können Sie bitte diejenigen, die Sie kennen und nutzen, in der Netzwerkkarte markieren und dabei kommentieren?
– Ohne Nutzung der Netzwerkkarte: Können Sie bitte diejenigen, die Sie kennen, vorstellen?

F. Vision / Wünsche / Reflexion

Sie haben eben die vorhandenen Strukturen in ihrem Arbeitsfeld vorgestellt. Wie beurteilen Sie diese mit Blick auf Ihre Arbeit mit schwerkranken Menschen?
– Was braucht es darüber hinaus, wenn Sie ganz konkret an Ihre Klinik denken?
– In dieser Klinik gibt es die Palliativstation. Wie nutzen Sie diese?
– In dieser Klinik gibt es einen Palliativkonsildienst. Wie nutzen Sie diesen bzw. wie schätzen Sie das Angebot ein?
– Was wünschen Sie sich darüber hinaus an Palliativangeboten in der Klinik?

- Wie denken Sie grundsätzlich über die frühe Einbeziehung spezialisierter Palliativangebote?
- Was wäre Ihre Vorstellung von einer guten Versorgung Sterbender in Ihrem Bereich?
- Wenn Sie noch mal an Ihre Beispiele zurückdenken: Welche Hürden sehen Sie bei der Nutzung spezialisierter Palliativangebote?

G. Einladung zum Diskussionsforum

Wären Sie interessiert daran, an der Datenanalyse beteiligt zu werden? Konkret: Im Januar 2014 sollen die Ergebnisse der Studie allen Interviewpartnern vor- und zur Diskussion gestellt werden. Würden Sie mir im Rahmen dieses Diskussionsforums gern Rückmeldung zu den Auswertungsergebnissen geben?

H. Abschluss

Gibt es irgendetwas, was Sie noch für wichtig halten zum Thema „Versorgung schwerstkranker und sterbender Patienten im Krankenhaus"?

Anhang III: Kurzfragebogen

Studie: (Aus)Sicht medizinischer Akteure auf die stationäre Versorgung schwerstkranker und sterbender Menschen im Krankenhaus

---

Demografische Angaben – Kurzfragebogen

Datum des Interviews: _____   (ID:_ _ _ _)

Ort des Interviews: _____

Geschlecht: Weiblich ☐   Männlich ☐   Anderes ☐

Alter: _____

Staatsbürgerschaft: _____

Migrationshintergrund: nein ☐   ja ☐

Eigene Migrationserfahrung: _____

Religion: _____

Praktizierend: ja ☐   nein ☐

Ausbildung/akademischer Abschluss: _____

_____

→ Abschluss seit: _____

Medizinische Fachdisziplin: _____

Zusätzliche Qualifikationen (was / seit wann): _____

_____

_____

Seit wann in dieser Klink beschäftigt: _____

Arbeitszeit: Vollzeit ☐   Teilzeit ☐   mit _____ Stunden/Monat

Seit wann im gegenwärtigen Arbeitsbereich beschäftigt: _____

Aktuelle Position im Arbeitsbereich: _____

Seit wann in der aktuellen Position: _____

Zusätzliche Arbeitsbereiche: _____

Klinische Erfahrungen in einem anderen Krankenhaus: ja ☐   nein ☐

Studienleitung: Dipl.-Psych. Asita Behzadi   Stand: 06.2013

Anhang IV: Einladung zum Diskussionsforum

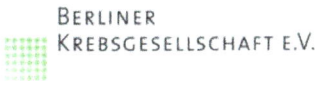

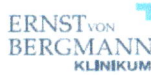

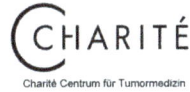

BERLINER KREBSGESELLSCHAFT E.V.   **ERNST VON BERGMANN KLINIKUM**   **CHARITÉ**
Charité Centrum für Tumormedizin

Einladung zum Diskussionsforum: Sterben im Krankenhaus

Ärztliche Erfahrungen mit der Behandlung schwerstkranker und sterbender Menschen im Krankenhaus – Eine qualitative Untersuchung.

Dienstag 21.01.2014   **von 17:00 bis 19:30 Uhr**

Charité Campus Virchow-Klinikum, Augustenburger Platz 1, 13 353 Berlin
Forum 3, Lehrgebäude, Kursraum 1 im 2.OG

Liebe Stationsärztin, lieber Stationsarzt,

das Krankenhaus ist mit ca. 50 % Sterbeort Nummer Eins in Deutschland – Tendenz steigend. Damit ist die Behandlung Schwerstkranker und Sterbender neben der Akutversorgung und Heilung eine zentrale Anforderung an Ärzte aller Fachdisziplinen im Krankenhaus.

Welche Erfahrungen haben Sie als Stationsarzt / Stationsärztin mit der Versorgung schwerstkranker und sterbender Menschen? Welche Ressourcen und Hilfen finden sich dafür an Ihrem Arbeitsplatz im Krankenhaus der Maximalversorgung – und welche fehlen? Was sind dabei die Herausforderungen vor dem Hintergrund der aktuellen gesellschaftlichen Debatten um ein würdevolles Sterben, der Entwicklungen der modernen Medizin sowie der zunehmenden Ökonomisierung im Gesundheitswesen?

Diese Fragen wurden im Rahmen der INSIDE-Studie (einer Kooperation der Charité Berlin und des Ernst-von-Bergmann Klinikums Potsdam, gefördert durch die Berliner Krebsgesellschaft) in Experteninterviews an Ärzte und Ärztinnen verschiedener medizinischer Fachdisziplinen gestellt. Denn es sind die Erfahrungsberichte aus dem Alltag der Stationsarbeit, die wichtige Hinweise für die Entwicklung von Strukturen und Empfehlungen liefern.

Nun wollen wir Ihnen die bisherigen Ergebnisse der Studie vorstellen, um diese mit Ihnen zu diskutieren und im Anschluss gemeinsam Empfehlungen abzuleiten. Dazu laden wir Sie herzlich zum Diskussionsforum am 21.01.2014 im Lehrgebäude, Forum 3 auf dem Campus Virchow-Klinikum der Charité ein. Wir freuen uns auf eine interessante Diskussion!

Die INSIDE-Studiengruppe
Asita Behzadi, Dr. Anja Hermann, Gesine Leithäuser und Dr. Peter Thuss-Patience

Verbindliche Rückmeldung bitte bis zum 14.01.2014 per:
E-Mail: asita.behzadi@charite.de   oder   Fax: 450 553974
Rückfragen an Asita Behzadi unter Tel. 0175-4136285

Hiermit melde ich mich zum Diskussionsforum *Sterben im Krankenhaus* am 21.01.2014 an.

Name: _____

Medizinische Fachdisziplin: _____

Literaturverzeichnis

[1]   Charta zur Betreuung schwerstkranker und sterbender Menschen, 2010. Abgerufen am
        18.01.2020 von https://www.dgpalliativmedizin.de/images/stories/Charta-08-09-2010%
        20Erste%20Auflage.pdf

[2]   Dasch B, Blum K, Gude P, Bausewein C. Veränderung im Verlauf eines Jahrzehnts: Eine popu-
        lationsbasierte Studie anhand von Totenscheinen der Jahre 2001 und 2011. Deutsches Ärzte-
        blatt Int, 2015,112(29–30),496–504. doi: 10.3238/arztebl.2015.0496

[3]   Sachverständigenrat für die Konzertierte Aktion im Gesundheitswesen, Bedarfsgerechtigkeit
        und Wirtschaftlichkeit – Über-, Unter-, Fehlversorgung. Gutachten 2000/2001. Baden-Baden:
        Nomos Verlagsgesellschaft, 2002.

[4]   Glöckenjan G, Dreßke S. Wandlungen des Sterbens im Krankenhaus und die Konflikte zwi-
        schen Krankenrolle und Sterberolle. Österreichische Zeitschrift für Soziologie, 2002,27(4),80–
        96.

[5]   Saake I, Nassehi A, Mayr K. Gegenwarten von Sterbenden. Eine Kritik des Paradigmas vom
        „bewussten" Sterben. Kölner Zeitschrift für Soziologie und Sozialpsychologie, 2019,71(1),27–
        52. doi: 10.1007/s11577-019-00592-z

[6]   Macho T. Sterben zwischen neuer Öffentlichkeit und Tabuisierung. In: FJ Bormann, GD Borasio
        (Hrsg.), Sterben: Dimensionen eines anthropologischen Grundphänomens. Berlin: De Gruyter,
        2012, S. 41–49.

[7]   Epikur. Brief an Menoikeus. In: Ders. Philosophie der Freude (Mewaldt J, Übers.), Stuttgart:
        Kröner, 1973, S. 40–42.

[8]   Brachtendorf J. Sterben – ein anthropologischer Konflikt sui generis? In: FJ Bormann, GD Bo-
        rasio (Hrsg.), Sterben: Dimensionen eines anthropologischen Grundphänomens. Berlin: De
        Gruyter, 2012, S. 257–270.

[9]   Pleschberger S. Palliative Care: Ein Versorgungskonzept für sterbende Menschen. Bielefeld:
        Veröffentlichungsreihe des Instituts für Pflegewissenschaft an der Universität Bielefeld, 2001.

[10]   Behzadi A. Evaluation von Implementierungsstrategien und regionalen Ressourcen für ein pal-
        liativmedizinisches Netzwerk. Nicht veröffentlichter Forschungsbericht. RWTH Universität Aa-
        chen, Lehrstuhl für Palliativmedizin, 2010.

[11]   Bosshard G, Nilstun T, Bilsen J. For the European End-of-Life (EURELD) Consortium Forgoing
        Treatment at the End of Life in 6 European Countries. Arch Intern Med, 2005,165(4),401–7. doi:
        10.1001/archinte.165.4.401

[12]   Zaman S, Inbadas H, Whitelaw A, Clark D. Common or multiple futures for end of life care
        around the world? Ideas from the 'waiting room of history'. Social Science & Medicine,
        2017,172,72–79. doi: 10.1016/j.socscimed.2016.11.012

[13]   Vogd W. Ärztliche Entscheidungsfindung des Krankenhauses im Spannungsfeld von System-
        und Zweckrationalität. Berlin: Verlag für Wissenschaft und Forschung, 2004.

[14]   Düwell M. Bioethik. Methoden, Theorien und Bereiche. Stuttgart: Metzler, 2008.

[15]   Bormann FJ, Borasio GD (Hrsg.). Sterben: Dimensionen eines anthropologischen Grundphäno-
        mens. Berlin: De Gruyter, 2012.

[16]   Wittkowski J. Zur Psychologie des Sterbens – oder: Was die zeitgenössische Psychologie über
        das Sterben weiß. In: FJ Bormann, GD Borasio (Hrsg.), Sterben: Dimensionen eines anthro-
        pologischen Grundphänomens. Berlin: De Gruyter, 2012, S. 50–54.

[17]   Nassehi A, Weber G. Tod, Modernität und Gesellschaft. Entwurf einer Theorie der Todesver-
        drängung. Opladen: Westdeutscher Verlag, 1989.

[18]   Elias N. Über die Einsamkeit des Sterbenden in unseren Tagen. Frankfurt/M: Suhrkamp, 1982.

[19]   Kübler-Ross E. Interviews mit Sterbenden. Stuttgart: Kreuz, 1982.

[20]   Gehring P, Rölli M, Saborowski M. Ambivalenzen des Todes. Wirklichkeit des Sterbens und Todestheorien heute. Darmstadt: Wissenschaftliche Buchgesellschaft, 2007.

[21]   Ebeling H (Hrsg.). Der Tod in der Moderne (3. Aufl.). Frankfurt/M: Verlag Anton Hain, 1992.

[22]   Ariés Ph. Studien zur Geschichte des Todes im Abendland. München: DTV, 1981.

[23]   Badura B, Feuerstein G, Schott T (Hrsg.). System Krankenhaus. Arbeit, Technik und Patienten-orientierung. München: Juventa, 1993.

[24]   Badura B. Evaluation und Qualitätsberichterstattung im Gesundheitswesen – Was soll bewer-tet werden und mit welchen Maßstäben. In: B Badura, J Siegrist (Hrsg.), Evaluation im Gesund-heitswesen. Weinheim: Juventa, 1999, S. 15–42.

[25]   Amelung E, Sydow J, Windeler A (Hrsg.). Vernetzung im Gesundheitswesen: Wettbewerb und Kooperation. Stuttgart: Kohlhammer, 2008.

[26]   Rosenbrock R. Gesundheitspolitik. In: K Hurrelmann, U Laaser (Hrsg.), Handbuch Gesund-heitswissenschaften. Weinheim: Juventa, 1998, S. 707–751.

[27]   Kaasa S, Loge JH. Quality of life in palliative care: principles and practice. In: NI Cherny, M Fallon, S Kaasa, RK Portenoy, DC Currow (Hrsg.), Oxford Textbook of Palliative Medicine Ox-ford: University Press, 2015, S. 1198–1209.

[28]   Dörner K. Der gute Arzt. Lehrbuch der ärztlichen Grundhaltung (2. Aufl.). Stuttgart: Schattauer, 2001.

[29]   Foucault M. Die Geburt der Klinik. Eine Archäologie des ärztlichen Blicks. Frankfurt/M: Fischer, (Original veröffentlicht 1963), 1988.

[30]   Statista. Bevorzugte Sterbeorte, 2017. Abgerufen am 08.02.2020 von http://de.statista.com/statistik/daten/studie/227365/umfrage/bevorzugte-sterbeorte/

[31]   Ochsmann R. Sterbeorte in Rheinland-Pfalz: Zur Demographie des Todes. Mainz: Interdiszipli-närer Arbeitskreis Thanatologie, Johannes-Gutenberg-Universität Mainz, 1997.

[32]   Kern M, Wessel H, Ostgathe E. Ambulante Palliativbetreuung. Einflussfaktoren auf eine statio-näre Einweisung am Lebensende. Zeitschrift Palliativmedizin, 2007,8,155–161. doi: 10.1055/s-2007-986261

[33]   Klie T. Pflegereport 2016. Palliativversorgung: Wunsch, Wirklichkeit und Perspektiven. Heidel-berg: medhochzwei Verlag, 2016. Abgerufen am 08.02.2020 von https://www.dak.de/dak/gesundheit/pflege-das-sollten-sie-wissen-2124258.html#/

[34]   Statistisches Bundesamt. Todesursachen, 2015. Abgerufen am 18.01.2020 von https://www.destatis.de/DE/ZahlenFakten/GesellschaftStaat/Gesundheit/Todesursachen/Todesursachen.html

[35]   Bertelsmann Stiftung (Hrsg.). Faktencheck Palliativversorgung – Modul 2. Strukturen und re-gionale Unterschiede in der Hospiz- und Palliativversorgung, 2015. Abgerufen am 12.02.2020 von https://faktencheck-gesundheit.de/fileadmin/files/BSt/Publikationen/GrauePublikatio-nen/Studie_VV__FCG_Versorgungsstrukturen-palliativ.pdf

[36]   Kaluza J, Töpferwein G. Sterben begleiten. Zur Praxis der Begleitung Sterbender durch Ärzte und Pflegende. Eine empirische Studie. Berlin: Trafo, 2005.

[37]   Jaspers B, Schindler T. Stand der Palliativmedizin und Hospizarbeit in Deutschland und im Vergleich zu ausgewählten Staaten, 2004. Abgerufen am 12.02.2020 von https://www.dgpal-liativmedizin.de/images/stories/pdf/Gutachten%20Jaspers-Schindler%20Endfassung%2050209.pdf

[38]   Dunlop RJ, Davies RJ, Hockley JM. Preferred versus actual place of death: a hospital palliative care support team experience. Palliative Medicine, 1989,3,197–201. doi: 10.1177/026921638900300305

[39]   Krankenhausfinanzierungsgesetz, 10. April 1991 mit Änderung des Art. 6 vom 17. Juli 2017, § 2, Abs. 1. Abgerufen am 08.02.2020 von https://www.destatis.de/DE/Methoden/Rechtsgrundlagen/Statistikbereiche/Inhalte/625_KHG.pdf?__blob=publicationFile

[40]   Sozialgesetzbuch Fünf (SGB V). Gesetzliche Krankenversicherung, Artikel 1, vom 20.12.1988, BGB l. I, S. 2477. Abgerufen am 18.01.2020 von http://www.sozialgesetzbuch-sgb.de/

[41]   Gerlinger T. Versorgungsbedarf – Leistungserbringung – Leistungsanbieter. 2014. Abgerufen am 18.02.2020 von https://m.bpb.de/politik/innenpolitik/gesundheitspolitik/72010/versorgungsbedarf

[42]   Deutscher Bundestag Enquete-Kommission Ethik und Recht der modernen Medizin. Über den Stand der Arbeit. Bundestagsdrucksache, 2005, 15 (464). Abgerufen am 12.02.2020 von http://dip21.bundestag.de/dip21/btd/15/059/1505980.pdf

[43]   Deutscher Ethikrat (Hrsg.). Patientenwohl als ethischer Maßstab für das Krankenhaus. Stellungnahme, 2016. Abgerufen am 12.02.2020 von http://www.ethikrat.org/dateien/pdf/stellungnahme-patientenwohl-als-ethischer-massstab-fuer-das-krankenhaus.pdf

[44]   Rohde JJ. Strukturelle Momente der Inhumanität einer humanen Institution. In: O Döhner (Hrsg.), Arzt und Patient in der Industriegesellschaft. Frankfurt/M: Suhrkamp, 1973, S. 632–647.

[45]   Schleidgen S, Klingler C, Bertram T, Rogowski WH, Markmann G. What is personalized medicine: sharpening a vague term based on a systematic literature review. BMC Medical Ethics, 2013,14. doi: 10.1186/1472-6939-14-55

[46]   Lown B. Die verlorene Kunst des Heilens. Anleitung zum Umdenken. Stuttgart: Schattauer, 2002.

[47]   Arnold M. Die Rolle des Akutkrankenhauses im Versorgungssystem der Zukunft. In: B Badura, G Feuerstein, T Schott (Hrsg.), System Krankenhaus. Arbeit, Technik und Patientenorientierung. München: Juventa, 1993, S. 15–27.

[48]   Goffman E. Asyle. Über die soziale Situation psychiatrischer Patienten und anderer Insassen. Frankfurt/M: Suhrkamp, (Original veröffentlicht 1961), 1973.

[49]   George W, Dommer E, Szymczak VR (Hrsg.). Sterben im Krankenhaus. Situationsbeschreibung, Zusammenhänge, Empfehlungen. Gießen: Psychosozial-Verlag, 2013.

[50]   George W. Ergebnisse der Gießener Studie zu den Sterbebedingungen in deutschen Krankenhäusern. In: W George, E Dommer, VR Szymczak (Hrsg.), Sterben im Krankenhaus. Situationsbeschreibung, Zusammenhänge, Empfehlungen. Gießen: Psychosozial-Verlag, 2013, S. 67–101.

[51]   Rippegather J. Kliniken nicht auf Sterbende vorbereitet. Frankfurter Rundschau, 20. August 2013. Abgerufen am 18.01.2020 von http://www.fr.de/wissen/gesundheit/medizin/krankenhaeuser-kliniken-nicht-auf-sterbende-vorbereitet-a-669190

[52]   Heller A, Pleschberger S, Fink M, Gronemeyer R. Die Geschichte der Hospizbewegung in Deutschland. Ludwigsburg: Der Hospiz Verlag, 2012.

[53]   Loewy E. Ethische Fragen in der Medizin. Wien: Springer Verlag, 1985.

[54]   Marckmann G (Hrsg.). Praxisbuch Ethik in der Medizin. Berlin: MWV, 2015, S. 9ff.

[55]   Beauchamp TL, Childress JF. Principles of Biomedical Ethics. Oxford: University Press, 2001.

[56]   Pschyrembel Klinisches Wörterbuch. Hippokratischer Eid oder der Eid des Hippokrates im Wortlaut (255. Aufl.). Berlin, New York: De Gruyter, 1986, S. 695f.

[57]   Ärztezeitung. Eid des Hippokrates, 2016. Abgerufen am 12.02.2020 von https://www.aerztezeitung.de/Politik/Der-Eid-des-Hippokrates-269137.html

[58]   Beneker Ch. Bröckelt der Hippokratische Eid? 2016. Abgerufen am 18.01.2020 von https://www.aerztezeitung.de/Politik/Broeckelt-der-Hippokratische-Eid-277510.html

[59]   World Medical Association. WMA Declaration of Geneva, 2017. Abgerufen am 30.01.2020 von https://www.wma.net/policies-post/wma-declaration-of-geneva/

[60]   Bundesärztekammer Musterberufsordnung für die in Deutschland tätigen Ärztinnen und Ärzte, 2015. doi: 10.3238/arztebl.2015.mbo_daet2015

[61]   Bundesärztekammer Grundsätze der Bundesärztekammer zur ärztlichen Sterbebegleitung. Deutsches Ärzteblatt, 2011,108(7),A346–A348. Abgerufen am 08.02.2020 von https://www. bundesaerztekammer.de/fileadmin/user_upload/downloads/Sterbebegleitung_17022011.pdf

[62]   Bundesministerium der Justiz und für Verbraucherschutz. Bürgerliches Gesetzbuch (BGB): § 1901a Patientenverfügung, 2010. Abgerufen am 08.02.2020 von https://www.gesetze-im-internet.de/bgb/__1901a.html

[63]   Bundesgerichtshof, 2016. Abgerufen am 08.02.2020 von http://juris.bundesgerichtshof.de/cgi-bin/rechtsprechung/document.py?Gericht=bgh&Art=pm&pm_nummer=0136/16

[64]   Sommer S, Marckmann G, Pentzek M, Wegscheider K, Abholz HH, in der Schmitten J. Advance directives in nursing homes: prevalence, validity, significance, and nursing staff adherence. Dtsch Arztebl Int, 2012,109(37),577–583. doi: 10.3238/arztebl.2012.0577

[65]   Klinkhammer G, Rabbata S. Luxemburg: Straffreiheit für aktive Sterbehilfe. Deutsches Ärzteblatt, 2008,105(10),A-493/B-449/C-437. Abgerufen am 12.02.2020 von https://www.aerzteblatt.de/archiv/59199/Luxemburg-Straffreiheit-fuer-aktive-Sterbehilfe

[66]   Nauck F, Ostgathe Ch, Radbruch L. Ärztlich assistierter Suizid: Hilfe beim Sterben – keine Hilfe zum Sterben. Deutsches Ärzteblatt, 2014,111(3),A67–71.

[67]   Bundesamt für Justiz. abgerufen von https://www.gesetze-im-internet.de/stgb/__216.html

[68]   Deutsches Ärzteblatt Verbot der geschäftsmäßigen Förderung der Selbsttötung (§ 217 StGB): Hinweise und Erläuterungen für die Praxis. Dtsch Arztebl, 2017,114(7),A-334/B-290/C-286

[69]   Bundesministerium für Justiz und Verbraucherschutz. Strafgesetzbuch (StGB): § 217 Geschäftsmäßige Förderung der Selbsttötung, 2015. Abgerufen am 08.02.2020 von https://www.gesetze-im-internet.de/stgb/__217.html

[70]   Dasch B, Kalies H, Feddersen B, Ruderer C, Hiddemann W, Bausewein C. Care of cancer patients at the end of life in a German university hospital: A retrospective observational study from 2014. PLoS One, 2017,12(4)e0175124. doi: 10.1371/journal.pone.0175124

[71]   French EB, McCauley J, Aragon M, et al. End-Of-Life Medical Spending In Last Twelve Months Of Life Is Lower Than Previously Reported. Health Aff (Millwood), 2017,36(7),1211–1217. doi: 10.1377/hlthaff.2017.0174

[72]   Nöthen M. Hohe Kosten im Gesundheitswesen: eine Frage des Alters? Wirtschaft und Statistik, 2011,7,665–675.

[73]   Marckmann G, Sanktjohanser AM, In der Schmitten J. Sterben im Spannungsfeld zwischen Ethik und Ökonomie. In: FJ Bormann, GD Borasio (Hrsg.), Sterben: Dimensionen eines anthropologischen Grundphänomens. Berlin: De Gruyter, 2012, S. 351–376.

[74]   Krankenhausfinanzierungsgesetz (KHG). Gesetz zur wirtschaftlichen Sicherung der Krankenhäuser und zur Regelung der Krankenhauspflegesätze, 1972/zuletzt geändert 2017, § 17b Abs. 1, S. 12 und § 17b Abs. 1, Satz 10. Abgerufen am 18.01.2020 von https://www.gesetze-im-internet.de/khg/KHG.pdf

[75]   Gesetzliche Krankenversicherungen (Fragen und Antworten zu DRG), 2017. Abgerufen am 08.02.2020 von https://www.gkv-spitzenverband.de/krankenversicherung/krankenhaeuser/drg_system/fragen_und_antworten_drg/fragen_und_antworten_drg.jsp

[76]   Gemeinsame Stellungnahme der Deutschen Gesellschaft für Palliativmedizin und des Deutschen Hospiz- und Palliativverbandes zum Gesetzentwurf der Bundesregierung für ein Hospiz- und Palliativgesetz. Palliativversorgung im Krankenhaus, 2015. Abgerufen am 18.01.2020 von https://www.dgpalliativmedizin.de/images/stories/Stellungnahme_DGP_DHPV_HPG_02092015.pdf

[77]   Bundesärztekammer. Privatisierung von Krankenhäusern, 2007. Abruf von http://www.bundesaerztekammer.de/fileadmin/user_upload/downloads/Privatisierung_Krankenhaeuser_2007.pdf

[78]   Manzeschke A. Der Umgang mit finanziellen Anreizen als ethische Herausforderung. In: G Marckmann (Hrsg.), Praxisbuch Ethik in der Medizin. Berlin: MWV, 2015, S. 223–232.

[79]   Vogd W. Das Missverstehen des Ökonomischen. Oder vom Sündenfall falsch verstandener Rationalitäten im Krankenhaus. In: I Bode, W Vogd (Hrsg.), Mutationen des Krankenhauses. Wiesbaden: VS Verlag, 2016, S. 281–308.

[80]   Statistisches Bundesamt. Krankenhäuser, 2016. Abgerufen am 08.02.2020 von http://www. gbe-bund.de/pdf/2120630167004.pdf

[81]   Gemeinsamer Bundesausschuss, 2016. Qualitätsreport 2015. Abgerufen am 18.01.2020 von https://www.g-ba.de/downloads/39-261-2699/2016-08-03_QSKH-RL_Freigabe-Q-Report-IQTIG_2015_inkl_Anlage.pdf

[82]   Institut Arbeit und Qualifikation der Universität Duisburg-Essen, 2015. Krankenhäuser und Betten nach Trägerschaft 1991–2013. Abgerufen am 18.01.2020 von http://www.sozialpolitik-aktuell.de/tl_files/sozialpolitik-aktuell/_Politikfelder/Gesundhe itswesen/Datensammlung/ PDF-Dateien/abbVI32b.pdf

[83]   Bundesamt für Sicherheit in der Informationstechnik. KRITIS – Sektorstudie Gesundheit, 2016, S. 47ff. Abgerufen am 12.02.2020 von https://www.kritis.bund.de/SubSites/Kritis/DE/ Publikationen/Sektorspezifisch/Gesundheit/Sektorstudie_Gesundheit.html

[84]   Reifferscheid A, Pomorin N, Wasem J. Ausmaß von Rationierung und Überversorgung in der stationären Versorgung. Ergebnisse einer bundesweiten Umfrage in deutschen Krankenhäusern. Dtsch med Wochenschr, 2014,140(13),e129-e135. doi: 10.1055/s-0041-102550

[85]   Barthes R. Mythen des Alltags. Frankfurt/M: Suhrkamp, 1964, S. 85.

[86]   Saake I, Vogd W (Hrsg.). Moderne Mythen in der Medizin. Studien zur organisierten Krankenbehandlung. Wiesbaden: VS, 2008.

[87]   Stollberg G. Kunden der Medizin? Der Mythos vom mündigen Patienten. In: I Saake, W Vogd (Hrsg.), Moderne Mythen in der Medizin. Studien zur organisierten Krankenbehandlung. Wiesbaden: VS, 2008, S. 345–362.

[88]   Findeiß A. Die Ganzheitlichkeit der Pflege. Ein notwendiger Mythos klinischer Organisationen. In: I Saake, W Vogd (Hrsg.), Moderne Mythen in der Medizin. Studien zur organisierten Krankenbehandlung. Wiesbaden: VS, 2008, S. 307–325.

[89]   Husebø S, Klaschik E. Palliativmedizin. Grundlagen und Praxis (5. akt. Aufl.). Berlin: Springer, 2009.

[90]   Borasio GD. Ernährung und Flüssigkeit am Lebensende aus palliativmedizinischer Sicht. In: FJ Bormann, GD Borasio (Hrsg.), Sterben: Dimensionen eines anthropologischen Grundphänomens. Berlin: De Gruyter, 2012, S. 150–158.

[91]   Jox RJ. Sterben lassen. Über Entscheidungen am Ende des Lebens. Reinbek: Rowohlt, 2013.

[92]   Gottschling S. Leben bis zuletzt. Frankfurt/M: Fischer Verlag, 2016.

[93]   Mukherjee S. Der König aller Krankheiten. Krebs – Eine Biografie. Köln: Dumont, 2015.

[94]   Hermann A, Schürmann I, Zaumseil M (Hrsg.). Chronische Krankheit als Aufgabe – Betroffene, Angehörige und Behandler zwischen Resignation und neuem Aufbruch. Tübingen: dgvt-Verlag, 2000.

[95]   Filipp SH, Aymanns P. Kritische Lebensereignisse und Lebenskrisen. Vom Umgang mit den Schattenseiten des Lebens. Stuttgart: Kohlhammer, 2010.

[96]   Aymanns P, Filipp SH. Elemente subjektiver Theorien über Krebspatienten aus Sicht von Angehörigen, Pflegekräften und Nicht-Betroffenen. Zeitschrift für Gesundheitspsychologie, 1997,V (1),33–46.

[97]   Lazarus RS, Folkman S. Stress, appraisal, and coping. New York: Springer, 1984.

[98]   Faller H, Schilling S, Lang H. Die Bedeutung subjektiver Krankheitstheorien für die Krankheitsverarbeitung – im Spiegel der methodischen Zugänge. In: U Flick (Hrsg.), Alltagswissen über Gesundheit und Krankheit, 1991, S. 28–42.

[99] Verres R. Krebs und Angst. Subjektive Theorien von Laien über Entstehung, Vorsorge, Früherkennung, Behandlung und die psychosozialen Folgen von Krebserkrankungen. Berlin: Springer, 1986.

[100] Filipp SH, Freudenberg E, Aymanns P, Ferring D, Klauer T. Elemente subjektiver Krankheitstheorien: Ihre Bedeutung für die Krankheitsbewältigung, soziale Interaktion und Rehabilitation von Krebskranken. In: U Koch, F Potreck-Rose (Hrsg.), Krebsrehabilitation und Psychoonkologie. Berlin: Springer, 1990, S. 147–156.

[101] Muthny FA, Bechtel M, Spaete M. Laienätiologien und Krankheitsverarbeitung bei schweren körperlichen Erkrankungen. Psychother Psychosom med Psychol, 1992,42,41–53.

[102] Flick U. Alltagswissen über Gesundheit und Krankheit – Subjektive Theorien und soziale Repräsentation. Heidelberg: Asanger, 1991.

[103] Schwarz R. Psychologie des Gesundheitsverhaltens. Einführung in die Gesundheitspsychologie, (3. überarb. Aufl.). Göttingen: Hogrefe, 2004.

[104] Koch U, Bengel J (Hrsg.). Anwendungen der Medizinischen Psychologie. Enzyklopädie der Psychologie. Serie Medizinische Psychologie. Band 2. Göttingen: Hogrefe, 2017.

[105] Corbin J, Strauss A. Weiterleben Lernen. Chronisch Kranke in der Familie. München, (Originalausgabe: "Unending work and care", San Francisco, 1988), 1993.

[106] Meerwein F (Hrsg.). Einführung in die Psychoonkologie. Bern: Huber, 1991.

[107] Holland JC (Hrsg.). Psycho-Oncology. Oxford: Oxford University Press, 1998.

[108] Kappauf H, Gallmeier WM. Nach der Diagnose Krebs – Leben ist eine Alternative. Freiburg: Herder, 1995.

[109] Maio G. Medizin in einer Gesellschaft, die kein Schiksal duldet. Eine Kritik des Machbarkeitsdenkens in der modernen Medizin. Zeitschrift für medizinische Ethik, 2011(2),57.

[110] Streckeisen U. Legitime und illegitime Schmerzen. Ärztliche und pflegerische Strategien im Umgang mit invasiven Maßnahmen bei Sterbenden. In: I Saake, W Vogd (Hrsg.), Moderne Mythen in der Medizin. Studien zur organisierten Krankenbehandlung. Wiesbaden: VS, 2008, S. 191–213.

[111] Arbeitsgemeinschaft der Wissenschaftlichen Medizinischen Fachgesellschaften (AWMF). Leitlinien. Abgerufen am 08.02.2020 von https://www.awmf.org/leitlinien.html

[112] Schwing C. Grand Canyon der Medizin, Gesundheitsreformgesetz 2000: Mit Leitlinien ärztliche Handlungsfreiheit einschränken. Klinik Management Aktuell, 2000,46,44–58.

[113] Vogd W. Professionalisierungsschub oder Auflösung ärztlicher Autonomie: die Bedeutung von Evidence Based Medicine und der neuen funktionalen Eliten in der Medizin aus system- und interaktionstheoretischer Perspektive. Zeitschrift für Soziologie, 2002,31(4),294–315

[114] Deutsche Gesellschaft für Innere Medizin e. V. (Hrsg.). Klug entscheiden. Köln: Deutscher Ärzteverlag GmbH, 2017. Abgerufen am 12.02.2020 von https://www.klug-entscheiden.com/fileadmin/user_upload/Sammelband_Klug_Entscheiden.pdf

[115] Downar J, Goldman R, Pinto R, Englesakis M, Adhikari NKJ. The "surprise question" for predicting death in seriously ill patients: a systematic review and meta-analysis. CMAJ, 2017,189 (13),E484-E493. doi: 10.1503/cmaj.160775

[116] Hermann A. Das Arrangement der Hoffnung. Kommunikation und Interaktion in einer onkologischen Spezialklinik während der chirurgischen Behandlung von Knochen- und Weichgewebesarkomen. Frankfurt/M: Mabuse-Verlag, 2005.

[117] Bormann FJ. Ist die Vorstellung eines „natürlichen Todes" noch zeitgemäß? Moraltheologische Überlegungen zu einem umstrittenen Begriff. In: FJ Bormann, GD Borasio (Hrsg.), Sterben: Dimensionen eines anthropologischen Grundphänomens. Berlin: De Gruyter, 2012, S. 325–350.

[118] Glöckerjan G. Sterben in unserer Gesellschaft – Ideale und Wirklichkeiten. Politik und Zeitgeschichte 4, 2008,7–14.

[119] Dreßke S. Sterben im Hospiz. Der Alltag in einer alternativen Pflegeeinrichtung. Frankfurt/M: Campus, 2005.

[120] Dreßke S. Die Herstellung des „guten Sterbens". Arbeiten an der Identitätssicherung im Hospiz. In: I Saake, W Vogd (Hrsg.), Moderne Mythen in der Medizin. Studien zur organisierten Krankenbehandlung. Wiesbaden: VS, 2008, S. 215–236.

[121] Gesundheitsinformation. Definition von Best Supportive Care, 2004. Abgerufen am 18.01.2020 von https://www.gesundheitsinformation.de/Best-Supportive-Care.2004.de.html?term=361

[122] WHO. WHO Definition of Quality of Life, 1997. Abgerufen am 18.01.2020 von http://www.who.int/healthinfo/survey/whoqol-qualityoflife/en/

[123] Leitlinienprogramm Onkologie (Deutsche Krebsgesellschaft, Deutsche Krebshilfe, AWMF). Palliativmedizin für Patienten mit einer nicht heilbaren Krebserkrankung, Langversion 1.1., 2015. Abgerufen am 12.02.2020 von https://www.leitlinienprogramm-onkologie.de/leitlinien/palliativmedizin/

[124] Radbruch L, Zech D. Definitionen, Entwicklungen und Ziele der Palliativmedizin. In: E Aulbert, D Zech (Hrsg.), Lehrbuch der Palliativmedizin. Stuttgart: Schattauer, 1997, S. 1–14.

[125] Radbruch L, Nauck F, Fuchs M, Neuwohner K, Schulenberg D, Lindena G. What is palliative care in Germany? Results from a representative survey. J Pain Symptom Manage, 2002,23(6),471–483.

[126] Nauck F. Entwicklung der Palliativmedizin in Deutschland und Europa. In: E Aulbert, E Klaschik, H Pichelmaier (Hrsg.), Beiträge zur Palliativmedizin. Band 3. Verpflichtung zur Interdisziplinarität. Stuttgart: Schattauer, 2000, S. 30–36.

[127] Kleinman A, van der Geest S. 'Care' in health care: remaking the moral world of medicine. Medizinische Antropologie, 2009,21(1),159–168.

[128] Ewers M, Schaeffer D (Hrsg.). Am Ende des Lebens. Versorgung und Pflege von Menschen in der letzten Lebensphase. Bern: Verlag Hans Huber, 2005.

[129] WHO. WHO Definition of Palliative Care, 2002. Abgerufen am 18.01.2020 von http://www.who.int/cancer/palliative/definition/en/

[130] Simmenroth N, Gágyor I. Wem gehört die ambulante Palliativmedizin? Z Allg Med, 2008,84(6),236–238. doi: 10.1055/s-2008-1080901

[131] van Oorschot B. Hospizbewegung und Palliativmedizin – ein Streit um Kaisers Bart? Die Hospizzeitschrift, 2000,2(2),3–6.

[132] Deutsche Hospiz Stiftung. Was denken die Deutschen über Palliative-Care? Neues Konzept für menschenwürdiges Sterben, 2003. Abgerufen am 08.02.2020 von https://www.stiftung-patientenschutz.de/uploads/docs/stellungnahmen/14.pdf

[133] Coors M, Jox R, In der Schmitten J (Hrsg.). Advances Care Planning. Von der Patientenverfügung zur gesundheitlichen Vorausplanung. Stuttgart: Kohlhammer, 2015.

[134] Sabatowski R, Radbruch L, Nauck F, Roß J, Zernikow B. Wegweiser Hospiz- und Palliativmedizin Deutschland. Wuppertal: Hospiz Verlag, 2005.

[135] Gärtner J, Jaroslawski K, Thuss-Patience P, Rosenbruch J, Berendt J, Becker G. SOP – Aufnahmekriterien auf die Palliativstation. Der Onkologe, 2017,23(4),300–302. doi: 10.1007/s00761-017-0196-8

[136] Deutscher Hospiz- und Palliativverband. Zahlen und Fakten, 2016. Abgerufen am 12.02.2020 von http://www.dhpv.de/service_zahlen-fakten.html

[137] Home Care Berlin. Liste der Palliativstationen, 2018. Abgerufen am 18.01.2020 von https://homecareberlin.de/wp-content/uploads/2016/10/Palliativstationen-in-Berlin.pdf

[138] Deutsche Gesellschaft für Palliativmedizin (Hrsg.). Glossar der AG Stationäre Versorgung der DGP zur OPS 8–98 h. 2017. Abgerufen am 12.02.2020 von https://www.dgpalliativmedizin.de/images/Glossar_PMD_3.0_Überarbeitung_12-12-2017.pdf

[139]   Müller-Busch H, Andres I, Jehser T. Wieviele Palliativstationen und Hospize brauchen wir in Deutschland? Zeitschrift für Palliativmedizin, 2,2001,16–19.

[140]   Viefhues H, Spikowski W, Freundlieb A, Friese S, Kühn U, Seidensticker P, Struck E. Palliativeinheiten im Modellprogramm zur Verbesserung der Versorgung Krebskranker. Ergebnisse der wissenschaftlichen Begleitung. Schriftreihe des Bundesministeriums für Gesundheit, 95. Baden-Baden: Nomos-Verlag, 1997.

[141]   Schneider N, Buser K, Janus K, Brandes I, Amelung VE. Konzepte zur bedarfsgerechten Strukturierung der Palliativversorgung im deutschen Gesundheitswesen: Das Beispiel des Bundeslandes Niedersachsen. Gesundheitswesen, 2005,67(11),755–762. doi: 10.1055/s-2005-858792

[142]   Hospiz- und Palliativgesetz. Gesetz zur Verbesserung der Hospiz- und Palliativversorgung in Deutschland. Bundesgesetzblatt Jahrgang 2015,2214–2218.

[143]   Charta zur Betreuung schwerstkranker und sterbender Menschen, 2018. Abgerufen am 18.01.2020 von https://www.charta-zur-betreuung-sterbender.de/die-charta.html

[144]   Zech A. Die Entwicklung der Palliativmedizin in Deutschland. In: E Klaschik, F Nauck (Hrsg.), Palliativmedizin heute. Berlin: Springer Verlag, 1994, S. 85–102.

[145]   Zielinski HR. Palliative Therapie und Hospizbewegung in der Bundesrepublik Deutschland. Saarbrücken: Dadder, 1993.

[146]   Schneider N, Amelung V, Ziegler C, Buser K. Palliativversorgung im Land Brandenburg. Bestandsaufnahme und Empfehlungen zur Weiterentwicklung, 2005. Abgerufen am 08.02.2020 von http://docplayer.org/29881793-Palliativversorgung-im-land-brandenburg.html

[147]   Herrlein P. Handbuch: Netzwerk und Vernetzung in der Hospiz- und Palliativversorgung. Theorien, Strategien, Beratungs-Wissen. Wuppertal: Hospiz Verlag, 2009.

[148]   Mielke L. Hospiz im Wohlfahrtsstaat. Unsere gesellschaftlichen Antworten auf Sterben und Tod – Eine soziologische Bestandsaufnahem in Deutschland. Wuppertal: Hospiz Verlag, 2007.

[149]   Radbruch L, Anderson F, Walker J. Palliativversorgung – Modul 3. Überversorgung kurativ – Unterversorgung palliativ? Analyse ausgewählter Behandlungen am Lebensende, 2015. Abgerufen am 18.01.2020 von Bertelsmannstiftung https://www.bertelsmann-stiftung.de/fileadmin/files/BSt/Publikationen/GrauePublikationen/Studie_VV__FCG_Ueber-Unterversorgung-palliativ.pdf

[150]   Murray SA, Kendall K, Boyd K. Illness trajectories and palliative care. BMJ, 2005,330 (7498),1007–1011. doi: 10.1136/bmj.330.7498.1007

[151]   Lunney JR, Lynn J, Foley DJ, Lipson S, Guralnik JM. Patterns of Functional Decline at the End of Life. JAMA, 2003,289(18),2387–2392. doi: 10.1001/jama.289.18.2387

[152]   Borasio GD, Volkenandt M. Palliativmedizin – weit mehr als nur Schmerztherapie. Zeitschrift für medizinische Ethik, 2006,52,215–232.

[153]   Irwin SA, von Gunten CF. The role of palliative care in cancer care transitions. In: J Holland, W Breitbart, P Jacobsen, M Lederberg, M Loscalzo, R MaCorkle (Hrsg.), Psycho-Oncology (2. Aufl.). New York: University Press, 2010, S. 277–283.

[154]   Temel JS, Greer JA, Muzikansky A, Gallagher ER, Adamane S, Jackson VA, Dahlin C M, Blindman CD, Jacobsen J, Pirl WF, Billings JA, Lynch T. Early Palliative Care for Patients with Metastatic Non–Small-Cell Lung Cancer. New England Journal of Medicine, 2010,363,733–742. doi: 10.1056/NEJMoa1000678

[155]   Hui D, Bruera E. Integrating palliative care into the trajectory of cancer care. Nat Rev Clin Oncol, 2016, 13(3),159–171. doi: 10.1038/nrclinonc.2015.201

[156]   Baile WF, Lenzi R, Parker PA. Oncologists' attitudes toward and practices in giving bad news: An exploratory study. J Clin Oncol, 2002,20,2189–2196. doi: 10.1200/JCO.2002.08.004

[157]   Thuss-Patience P, Storek B, Henke O, Hildebrandt B. Palliativmedizin und Betreuung sterbender Patienten. In: M Dietel, N Suttorp, M Zeit (Hrsg.), Harrisons Innere Medizin (ins Deutsche

übersetzte Sonderausgabe der 18. Ausgabe von Harrison´s Principals of Internal Medicine). Berlin: ABW Wissenschaftsverlag, 2012.

[158]   Aulbert E, Zech D (Hrsg.). Lehrbuch der Palliativmedizin. Stuttgart: Schattauer, 1997.

[159]   Wilkesmann M. Das Krankenhaus im Fokus der Soziologie. In: Ders. Wissenstransfer im Krankenhaus. Wiesbaden: VS, 2009, S. 49–76.

[160]   Roth Ch. Geleitwort. In: L Boos, Soziales Dilemma und die Organisation des Krankenhauses. Die Aufgaben des Spitalmanagements. Zürich: SGGP, 2002.

[161]   Good BJ. Medicine, rationality, and experience: An Anthropological prspective. Cambridge: University Press, 1994.

[162]   Strauss AL. A Social World Perspektive. In: NK Denzin (Hrsg.), Studies in Symbolic Interaction 1. Greenwich: JAI press, 1978.

[163]   Strauss AL. Continual Permutations of Action. New York: De Gruyter, 1993.

[164]   Ewerbeck V, Krämer KL. Knochen- und Weichteiltumoren. In: KL Krämer, M Stock (Hrsg.), Klinikleitfaden Orthopädie. Untersuchung, Diagnostik, Therapie, Notfall (3. erweiterte Aufl.). Ulm: Gustav Fischer, 1997.

[165]   Bourdieu P. Entwurf einer Theorie der Praxis auf der ethnologischen Grundlage der kabylischen Gesellschaft. Frankfurt/M.: Suhrkamp, 1976.

[166]   Bourdieu P. Homo academicus (2. Aufl.). Frankfurt/M: Suhrkamp, 1998.

[167]   Abbott A. The System of Professions. An Essay on the Division of Expert Labor. Chicago: The University of Chicago Press Books, 1988.

[168]   Freidson E. Professionalism. The third logic. Cambridge, Mass: Polity Press, 2001.

[169]   Dreyfus HL, Dreyfus SE. Künstliche Intelligenz. Von den Grenzen der Denkmaschine und dem Wert der Intuition. Reinbek: Rowohlt, 1987.

[170]   Baecker D. Zur Krankenbehandlung im Krankenhaus. In: I Saake, W Vogd (Hrsg.), Moderne Mythen in der Medizin. Studien zur organisierten Krankenbehandlung. Wiesbaden: VS, 2008, S. 39–62.

[171]   Rhode JJ. Soziologie des Krankenhauses. Zur Einführung in die Soziologie der Medizin (2. überarb. Aufl.). Stuttgart: Enke, 1974.

[172]   Glaser BG, Strauss AL. Interaktion mit Sterbenden. Beobachtungen für Ärzte, Pflegepersonal, Seelsorger und Angehörige. Göttingen: Vanderhoeck & Ruprecht, (Original veröffentlicht 1965), 1974.

[173]   Siegrist J. Arbeit und Interaktion im Krankenhaus. Stuttgart: Enke, 1978.

[174]   Vogd W. Zur Soziologie der organisierten Krankenbehandlung. Göttingen: Velbrück Wissenschaft, 2011.

[175]   Flick U. Wissen, Regeln, Handeln: individuelle und soziale Modelle der Repräsentation von Erfahrungswissen als Basis regelgeleiteten Handelns. In: G Jüttemann (Hrsg.), Individuelle und soziale Regeln des Handelns: Beiträge zur Weiterentwicklung geisteswissenschaftlicher Ansätze in der Psychologie. Heidelberg: Asanger, 1991, S. 23–33.

[176]   Moscovici S. The phenomenon of social representations. In: RM Fan, C Moscovici (Hrsg.), Social representations. Cambridge: University Press, 1984, S. 3–69.

[177]   Zimbardo P, Gerrig RJ. Psychologie. Berlin: Springer, 1974.

[178]   Zaumseil M. Modernisierung der Identität von psychisch Kranken? In: M Zaumseil, K Leferink (Hrsg.), Schizophrenie in der Moderne – Modernisierung der Schizophrenie. Bonn: Psychiatrie-Verlag, 1997, S. 145–200.

[179]   Keupp H, Ahbe T, Gmür W. Identitätskonstruktionen. Das Patchwork der Identitäten in der Spätmoderne. Hamburg: Rowohlt, 1999.

[180]   Parsons T. The Social System. London: Routledge & Kegan, 1951.

[181]   Freidson E. Der Ärztestand. Stuttgart: Enke, 1979.

[182] Heim E. Die Arzt-Patient-Beziehung. In: E Heim, J Willi (Hrsg.), Psychosoziale Medizin. Band 2. Klinik und Praxis Berlin: Springer, 1986, S. 444–502.

[183] Roßmanith S. Arztrolle – Patientenrolle. In: G Sonneck, O Frischenschlager, M Hexel, U Kropiunigg, I Pucher, M Schjerve (Hrsg.), Medizinische Psychologie (5. Aufl.). Wien: Facultas, 1998, S. 91–95.

[184] McDonald HP, Garg AX, Haynes RB. Interventions to Enhance Patient Adherence to Medication Prescriptions: Scientific Review. JAMA, 2002,288(22),2868–2879. doi: 10.1001/jama.288.22.2868

[185] Begenau J, Schubert C, Vogd W (Hrsg.). Die Arzt-Patient-Beziehung. Stuttgart: Kohlhammer, 2010.

[186] Szaz TS, Hollender MH. A Contribution to the Philosophy of Medizine. The basic Models of the Doctor-Patient-Relationship. Archives of internal Medicine, 1956,97,585–592.

[187] Emanuel EJ, Emanuel L Four Models of the Physician-Patient Relationship. JAMA, 1992,267 (16),2221–2226. doi: 10.1001/jama.267.16.2221.

[188] Charles C, Gafni A, Whelan T. Shared decision-making in the medical encounter: What does it mean? (Or it takes at least two to tango). Social Science and Medicine, 1997,44(5),681–692.

[189] Terzioglu P. Gelungene Zusammenarbeit. Eine qualitative Untersuchung zur Umsetzung partizipativer Aspekte in der Zusammenarbeit von psychoseerfahrenen Patienten und niedergelassenen Psychiatern (Dissertation). Fachbereich Erziehungswissenschaften und Psychologie der Freien Universität Berlin, Deutschland, 2004. doi: 10.17169/refubium-10626

[190] Koepsel J. Ausblenden der Fremdbestimmungen. Eine qualitative Studie über die Interaktionen von Assistenzärzten und psychoseerfahrenen Patienten (Dissertation). Freie Universität Berlin, Deutschland, 2015. doi: 10.17169/refubium-5842

[191] Zaumseil M. Möglichkeiten der Verständigung über Medikamente. Wie kommen Professionelle und Betroffene zu gemeinsamen Entscheidungen? In: A Knuf, U Seibert (Hrsg.), Selbstbefähigung fördern. Empowerment und psychiatrische Arbeit Bonn: Psychiatrie-Verlag, 2000, S. 196–210.

[192] Reiter-Theil S. Ethikberatung in der Klinik – ein integratives Modell für die Praxis und ihre Reflexion. Therapeutische Umschau, 2008,65,359–365. doi: 10.1024/0040-930.65.7.359

[193] Reiter-Theil S. Ethics consultation on demand: concepts, practical experiences and a case study. Journal of Medical Ethics, 2000,26(3),198–203. doi:10.1136/jme.26.3.198

[194] Neitzke G. Ethikberatung und Ethikkomitees als Instrumente der Entscheidungsunterstützung. In: G Marckmann (Hrsg.), Praxisbuch Ethik in der Medizin. Berlin: MWV, 2015, S. 23–33.

[195] Marckmann G. Im Einzellfall ethisch gut begründet entscheiden: Das Modell der prinzipienorientierten Falldiskussion. In: G Marckmann (Hrsg.), Praxisbuch Ethik in der Medizin. Berlin: MWV, 2015, S. 15–22.

[196] Bundesärztekammer. Empfehlungen der Bundesärztekammer und der Zentralen Ethikkommission bei der Bundesärztekammer zum Umgang mit Vorsorgevollmachten und Patientenverfügungen in der ärztlichen Praxis. Deutsches Ärzteblatt, 2018,115(51–52). Abgerufen am 08.02.2020 von https://www.bundesaerztekammer.de/fileadmin/user_upload/downloads/pdf-Ordner/Patienten/Hinweise_Patientenverfuegung.pdf

[197] Raspe HH. Informationsbedürfnisse und faktische Informiertheit bei Krankenhauspatienten. In: Begemann (Hrsg.), Patient und Krankenhaus. München: Urban & Schwarzenberg, 1976, S. 49–70.

[198] Frosch DL, Kaplan RM. Shared decision making in clinical medicine: past research and future directions. Am J Prev Med, 1999,17(4),285–294.

[199] Thielhorn U. Shared decision-making: Entscheidungserleben von Patienten im Verlauf einer Krebserkrankung (Dissertation). Universität Bielefeld, Deutschland, 2008.

[200] Preisler M, Heuse S, Riemer M, Kendel F, Letsch A. Early integration of palliative cancer care: patients' and caregivers' challenges, treatment preferences, and knowledge of illness and treatment throughout the cancer trajectory. Support Care Cancer, 2018,26(3),921–931. doi: 10.1007/s00520-017-3911-5

[201] Schildmann J, Ritter P, Salloch S, Uhl W, Vollmann J. "One also needs a bit of trust in the doctor ...": a qualitative interview study with pancreatic cancer patients about their perceptions and views on information and treatment decision-making. Annals of Oncology, 2013,24 (9),2444–2249. doi: 10.1093/annonc/mdt193

[202] Pierloot RA. Different Models in the approach to the Doctor-Patient-Relationship. Psychotherapy and Psychosomatics, 1983,39,213–224.

[203] Haferlach T. Das Arzt-Patient-Gespräch. München: Zuckschwerdt Verlag für Medizin und Naturwissenschaft, 1994.

[204] Meerwein F. Das Erstgespräch auf der medizinischen Abteilung für Onkologie. In: W Bräutigam, F Meerwein (Hrsg.), Das therapeutische Gespräch mit Krebskranken. Bern: Huber, 1985, S. 41–66.

[205] Pribersky A. Das Gespräch mit dem Patienten als Aufgabe des Arztes. In: H Strotzka, H Wimmer (Hrsg.), Arzt-Patient Kommunikation im Krankenhaus. Wien: Facultas, 1986, S. 30–42.

[206] Binder J, Böning L, Schalhorn A. Das Erstaufklärungsgespräch bei Krebs aus der Sicht des Patienten. In: FH Muthy, G Haag (Hrsg.), Onkologie im psychosozialen Kontext: Spektrum psychoonkologischer Forschung, zentrale Ergebnisse und klinische Bedeutung. Heidelberg: Asanger, 1993, S. 40–57.

[207] Dubler NN, Post LF. Truth Telling and Informed Consent. In: J Holland (Hrsg.), Psycho-Oncology. Oxford: Oxford University, 1998, S. 1085–1095.

[208] Arends J, Unger C. Die Bedeutung von Therapiezielen in der Onkologie. Der Onkologe, 1997,3,29–32.

[209] Granek L, Krzyzanowska MM, Tozer R, Mazzotta P. Oncologists' Strategies and Barriers to Effective Communication About the End of Life. Journal of Oncology Practice, 2013,9(4),129–135. doi: 10.1200/JOP.2012.000800

[210] Hermann A, Zaumseil M, Hohenberger P. Der kommunikative Umgang mit dem Thema „Zukunft" bei Krebspatienten. Der Onkologe, 2001,7(2),167–111. doi: 10.1007/s007610170153

[211] Rohrmoser A, Preisler M, Bär K, Letsch A, Goerling U. Early integration of palliative/supportive cancer care-healthcare professionals' perspectives on the support needs of cancer patients and their caregivers across the cancer treatment trajectory. Support Care Cancer, 2017,25 (5),1621–1627. doi: 10.1007/s00520-017-3587-x

[212] Goffman E. Rahmen Analyse. Ein Versuch über die Organisation von Alltagserfahrungen (4. Aufl.). Frankfurt/M: Suhrkamp, 1996.

[213] Kreibich-Fischer R. Krebsbewältigung – Neubestimmung des Verhältnisses von Patienten und Ärzten in der Onkologie und die Rolle der Psychoonkologie (Dissertation). Fachbereich Psychologie der Technischen Hochschule Berlin, Deutschland, 1993.

[214] Jox RJ, Schaider A, Marckmann G, Borasio GD. Medical futility at the end of life: the perspectives of intensive care and palliative care clinicians. J Med Ethics, 2012,38(9),540–545. doi: 10.1136/medethics-2011-100479

[215] Wenrich MD, Curtis R, Ambrozy DA, Carline JD, Shannon SE. Dying Patients' Need for Emotional Support and Personalized Care from Physicians: Perspectives of Patients with Terminal Illness, Families, and Health Care Providers. J Pain Symptom Management, 2003,25(3),236–46.

[216] Singer PA, Martin DK, Kelner M. Quality end-of-life care: patients' perspectives. JAMA, 1999,281(13),163–168. doi: 10.1001/jama.281.2.163

[217] Steinhauser KE, Clipp EC, McNeilly M. In search of a good death: observations of patients, families, and providers. Ann Intern Med, 2000,132(10),825–832. doi: 10.7326/0003-4819-132-10-200005160-00011

[218] Curtis JR, Wenrich MD, Carline JD, Shannon SE, Ambrozy DM, Ramsey PG. Understanding physicians' skills at providing end-of-life care: perspectives of patients, families, and health care workers. J Gen Int Med, 2001,16(1),41–49. doi: 10.1111/j.1525-1497.2001.00333.x

[219] Vogd W. Arzt – Patient – Interaktion aus medizinsoziologischer Perspektive. In: D Nittel, A Seltrecht (Hrsg.), Krankheit: Lernen im Ausnahmezustand? Brustkrebs und Herzinfarkt aus interdisziplinärer Perspektive. Berlin: Springer, 2013, S. 455–467.

[220] Vogd W. Entscheidungen und Karrieren. Organisationssoziologische Betrachtungen zu den Geschehnissen einer psychosomatischen Abteilung. Soziale Welt, 2004,55,283–306.

[221] Kahneman D, Tversky A. Prospect Theory: An Analysis of Decision Under Risk. Econometrica, 1979,47,263–291.

[222] Treadwell JR, Lenert LA. Health Values and Prospect Theory. Medical Decision Making, 1999,19,344–352.

[223] Rommelfanger H, Eickemeier S. Entscheidungstheorie: klassische Konzepte und Fuzzy-Erweiterungen. Berlin: Springer, 2001.

[224] Goldstein DG, Gigerenzer G. Models of Ecological Rationality: The Recognition Heuristic. Psychological Review, 2002,109,75–90.

[225] Bourdieu P. Meditationen. Zur Kritik der scholastischen Vernunft. Frankfurt/M.: Suhrkamp, 2001.

[226] Häcker HO, Stapf KH. (Hrsg.). Dorsch Psychologisches Wörterbuch (14. Aufl.). Bern: Huber, 2004.

[227] Rodin G, Zimmermann C, Rydall A. The desire for hastened death in patients with metastatic cancer. Journal of Pain and Symptom Management, 2007,33,661–675.

[228] Colosimo K, Nissim R, Pos AE, Hales S, Zimmermann C, Rodin G. "Double awareness" in psychotherapy for patients living with advanced cancer. Journal of Psychotherapy Integration, 2018,28(2),125–140. doi: 10.1037/int0000078

[229] Reddemann L, Schulz-Kindermann F. Endlich Leben: Krebs und die Suche nach dem Sinn. In: F Schulz-Kindermann (Hrsg.), Psychoonkologie. Grundlagen und psychotherapeutische Praxis. Weinheim: Beltz, 2013, S. 360–370.

[230] Sahm S. Sterbebegleitung und Patientenverfügung – Ärztliches Handeln an den Grenzen von Ethik und Recht. Frankfurt/M: Campus Verlag, 2006.

[231] Gigerenzer G. The irrationality paradox. Behavioral and Brain Sciences, 2004,27(3),336–338. doi: 10.1017/S0140525X04310083

[232] Gigerenzer G. Rationality for Mortals: How People Cope with Uncertainty. Oxford: University Press, 2008.

[233] Reyna VF, Nelson WL, Han PK, Pignone MP. Decision making and cancer. Am Psychol, 2015,70 (2),105–118. doi: 10.1037/a0036834

[234] Finlayson CS, Chen YT, Fu MR. The impact of patients' awareness of disease status on treatment preferences and quality of life among patients with metastatic cancer: a systematic review from 1997–2014. J Palliat Med, 2015,18(2),176–186. doi: 10.1089/jpm.2014.0222

[235] Chochinov HM, Tataryn DJ, Wilson KG, Ennis M, Lander S. Prognostic awareness and the terminally ill. Psychosomatics, 2000,41(6),500–504. doi:10.1176/appi.psy.41.6.500

[236] Lee MK, Baek SK, Kim SY, Heo DS, Yun YH, Park SR. Awareness of incurable cancer status and health-related quality of life among advanced cancer patients: a prospective cohort study. Palliat Med, 2013,27(2),144–154. doi: 10.1177/0269216311429042

[237] El-Jawahri A, Traeger L, Park ER, Greer JA, Pirl WF, Lennes IT et al. Associations among prognostic understanding, quality of life, and mood in patients with advanced cancer. Cancer, 2014,120(2),278–285. doi: 10.1002/cncr.28369

[238] Tang ST, Chang WC, Chen JS, Chou WC, Hsieh CH, Chen CH. Associations of prognostic awareness/acceptance with psychological distress, existential suffering, and quality of life in terminally ill cancer patients' last year of life. Psychooncology, 2016,25(4),455–462.

[239] Sprung CL, Cohen SL, Sjokvist P et al. End-of-life practices in European intensive care units: the Ethicus Study. JAMA, 2003,290(6),790–797.

[240] Hartog CS, Peschel I, Schwarzkopf D et al. Are written advance directives helpful to guide end-of-life therapy in the intensive care unit? A retrospective matched-cohort study. J Crit Care, 2014,29(1),128–133. doi: 10.1016/j.jcrc.2013.08.024

[241] Deutscher Hospiz- und Palliativverband. Wissen und Einstellungen der Menschen zum Sterben – Ergebnisse einer repräsentativen Bevölkerungsbefragung im Auftrag des DHPV, 2017. Abgerufen am 08.02.2020 von https://www.dhpv.de/tl_files/public/Aktuelles/presse erklaerungen/3_ZentraleErgebnisse_DHPVBevoelkerungsbefragung_06102017.pdf

[242] Stutzki R, Weber M, Reiter-Theil S, Simmen U, Borasio GD, Jox RJ. Attitudes towards hastened death in ALS: a prospective study of patients and family caregivers. Amyotroph Lateral Scler Frontotemporal Degener, 2013,15(1–2),68–76. doi: 10.3109/21678421.2013.837928

[243] Raymont V, Bingley W, Buchanan A, David AS, Hayward P, Wessely S, Hotopf M. Prevalence of mental incapacity in medical inpatients and associated risk factors: cross-sectional study. Lancet, 2004,364(9443),1421–1427.

[244] Student Ch. Warum wir kein Patientenverfügungs-Gesetz brauchen. Fünf Argumente, 2007. Abgerufen am 12.02.2020 von http://christoph-student.homepage.t-online.de/Downloads/Warum_wir_kein_Patientenverfuegungs-Gesetz_brauchen.pdf?foo=0.1888486570596703

[245] Sahm S, Will R, Hommel G. What are cancer patients' preferences about treatment at the end of life, and who should start talking about it? A comparison with healthy people and medical staff. Support Care Cancer, 2005,13(4),206–214. doi: 10.1007/s00520-004-0725-z

[246] Winkler EC, Reiter-Theil S, Lange-Rieß D, Schmahl-Menges N, Hiddemann W. Patient involvement in decisions to limit treatment: the crucial role of agreement between physician and patient. J Clin Oncol, 2009,27(13),2225–2230. doi: 10.1200/JCO.2008.17.9515

[247] Alt-Epping, B, Nauck F. Der Wunsch des Patienten – ein eigenständiger normativer Faktor in der klinischen Therapieentscheidung? Ethik in der Medizin, 2012,24(1),19–28. doi: 10.1007/s00481-011-0147-7

[248] Winkler EC, Markmann G. Therapieverzicht gegen den Patientenwillen? Eine ethische Orientierungshilfe. Ärzteblatt Baden-Württemberg, 2012,67(4),140–144.

[249] Schildmann J, Hoetzel J, Mueller-Busch C, Vollmann J. End-of-life practices in palliative care: a cross sectional survey of physician members of the German Society for Palliative Medicine. Palliat Med, 2010,24(8),820–907. doi: 10.1177/0269216310381663

[250] Schildmann J, Vollmann J. Behandlungsentscheidungen bei Patienten mit fortgeschrittenen Tumorerkrankungen: eine empirisch-ethische Untersuchung zur ärztlichen Indikationsstellung und Entscheidungsfindung. Deutsche Medizinische Wochenschrift, 2010,135,2230–2234. doi: 10.1055/s-0030-1267505

[251] Weber M, Stiehl M, Reiter J, Rittner C. Ethische Entscheidungen am Ende des Lebens: Sorgsames Abwägen der jeweiligen Situation. Dtsch Arztebl, 2001,98(48).

[252] Wettreck R. Arzt sein – Mensch bleiben. Eine Qualitative Psychologie des Handelns und Erlebens in der modernen Medizin. Münster: LIT Verlag, 1999.

[253] Hurst SA, Perrier A, Pegoraro R et al. Ethical difficulties in clinical practice: experiences of European doctors. J Med Ethics, 2007,33(1),51–57. doi: 10.1136/jme.2005.014266

[254] Hermann A. Das Arrangement der Hoffnung auf der Basis von Perspektivendivergenz. In: J Begenau C Schubert W Vogd (Hrsg.), Die Arzt-Patient-Beziehung. Stuttgart: Kohlhammer, 2010, S. 112–128.

[255] Borasio GD, Weltermann B, Voltz R, Reichmann H, Zierz S. Einstellungen zur Patientenbetreuung in der letzten Lebensphase. Eine Umfrage bei neurologischen Chefärzten. Nervenarzt, 2004,75,1187–1193.

[256] Herschbach P. Arbeitssituation und Arbeitsbelastung bei Ärzten und Ärztinnen im Krankenhaus. In: B Badura, G Feuerstein, Th Schott (Hrsg.), System Krankenhaus. Arbeit, Technik und Patientenorientierung. Weinheim, München: Juventa, 1993, S. 123–136.

[257] Herschbach P. Psychische Belastung von Ärzten und Krankenpflegekräften. Berlin: VCH Verlag, 1991.

[258] Hollmann J, Geissler A. Leistungsbalance für Leitende Ärzte: Selbstmanagement, Stress-Kontrolle, Resilienz im Krankenhaus. Berlin: Springer, 2012.

[259] Senn HJ. Wahrhaftigkeit am Krankenbett. In: F Meerwein (Hrsg.), Einführung in die Psycho-Onkologie. Bern: Huber, 1991, S. 59–70.

[260] Beck U. Eigenes Leben. Ausflüge in die unbekannte Gesellschaft, in der wir leben. München: Beck, 1995.

[261] Bruera E. The Development of a Palliative Care Culture. J Palliat Care, 2004,20(4),316–319

[262] Heimerl K. Orte zum Leben – Orte zum Sterben. Freiburg im Breisgau: Lambertus-Verlag, 2008.

[263] Lemiengre J, de Casterlé BD, Van Craen K, Schotsmans P, Gastmans C. Institutional ethics policies on medical end-of-life decisions: a literature review. Health Policy, 2007,83(2–3),131–143.

[264] Jameton A. Nursing Practice: The Ethical Issues. Englewood Cliffs, NJ: Prentice Hall, 1984.

[265] Jameton A. Dilemmas of moral distress: moral responsibility and nursing practice. AWHONNS Clin Issues Perinat Womens Health Nurs, 1993,4(4),542–551.

[266] Corley MC, Elswick RK, Gorman M, Clor T. Development and evaluation of a moral distress scale. Journal of advanced nursing, 2001,33(2),250–256.

[267] Hamric AB, Borchers CT, Epstein EG. Development and testing of an instrument to measure moral distress in healthcare professionals. AJOB Primary Research, 2012,3(2),1–9. doi: 10.1080/21507716.2011.652337

[268] Wocial LD, Weaver MT. Development and psychometric testing of a new tool for detecting moral distress: the Moral Distress Thermometer. Journal of advanced nursing, 2013,69(1),167–174.

[269] Whitehead PB, Herbertson RK, Hamric AB, Epstein EG, Fisher JM. Moral distress among healthcare professionals: report of an institution-wide survey. J Nurs Scholarsh, 2014,47(2),117–125. doi: 10.1111/jnu.12115

[270] Mehlis K, Jaeger E, Mumm F, Laryionava K, Hiddemann W, Heußner P, Winkler EC. Moral Distress unter Ärzten und Pflegenden in Therapiebegrenzungssituationen in der Hämatologie/Onkologie – Ergebnisse der EPAL-Studie (Ethics Policy for Advanced Care Planning and Limiting Treatment). Palliativmedizin, 2016,17(05),1–9. doi: 10.1055/s-0036-1594146

[271] Gonzalez J. Exploring the Presence of Moral Distress in Critical Care Nurses. Master's Theses, Dissertations, Graduate Research and Major Papers Overview, 2016,184. doi: 10.28971/532016GJ79

[272] Thomas TA, McCullough LB. A philosophical taxonomy of ethically significant moral distress. J Med Philos, 2015,40(1),102–120. doi: 10.1093/jmp/jhu048

[273] Fourie C. Moral Distress and Moral Conflict in Clinical Ethics. Bioethics, 2015,29(2),91–97.

[274] Kälvemark S, Höglund AT, Hansson MG, Westerholm P, Arnetz B. Living with conflicts-ethical dilemmas and moral distress in the health care system. Soc Sci Med, 2004,58(6),1075–1084. doi: 10.1016/s0277-9536(03)00279-x

[275] Enzmann D, Kleiber D. Helfer-Leiden: Streß und Burnout in psychosozialen Berufen (korr. Fassung, 2004). Heidelberg: Asanger, 1989. Abgerufen am 08.02.2020 von http://nbn-resolving. de/urn:nbn:de:0168-ssoar-48022-3

[276] Maslach C, Jackson SE, Leiter MP. Maslach Burnout Inventory. (3. Aufl.). Palo Alto, CA: Consulting Psychologist Press, 1996.

[277] Rotter J. Some problems and misconceptions related to the construct of internal versus external control of reinforcement. Journal of Consulting and clinical Psychology, 1975,43(1),56–67.

[278] Bandura A. Self-efficacy: Toward a Unifying Theory of Behavioral Change. Psychological Review, 1977,84(2),191–215.

[279] Werner EE. What can we learn about resilience from large-scale longitudinal studies? In: S Goldstein, R Books (Hrsg.), Handbook of resilience in children. New York: Kluwer Academic, 2005, S. 91–105.

[280] Antonovsky A. Health, stress and coping. San Francisco: Jossey Bass, 1979.

[281] Honneth A. Kampf um Anerkennung. Zur Grammatik sozialer Konflikte. Frankfurt/M: Suhrkamp, 1992.

[282] Filsinger D. Anerkennungstheoretische Reflexion zur psychosozialen Praxis. Psychiatrische Praxis, 2003,30(1),21–27.

[283] Hobfoll SE, Shirom A. Conservation of resources theory: Applications to stress and management in the workplace. In: RT Golembiewski (Hrsg.), Handbook of organization behavior (2. überarb. Aufl.). New York: Marcel Dekker, 2000, S. 57–81.

[284] Burisch, M. Das Burnout-Syndrom: Theorie der inneren Erschöpfung – Zahlreiche Fallbeispiele – Hilfen zur Selbsthilfe (5. Aufl.). Berlin: Springer, 2014.

[285] Edelwich J, Brodsky A. Ausgebrannt. Das Burnout Syndrom in den Sozialberufen. Salzburg: AVM, 1984.

[286] Freudenberger HJ, North G. Burnout bei Frauen. Frankfurt/M: Fischer Taschenbuch Verlag, 1994.

[287] Maslach C, Leiter MP. Die Wahrheit über Burnout – Stress am Arbeitsplatz und was Sie dagegen tun können. Wien: Springer Verlag, 2001.

[288] DGPPN, BÄK, KBV, AWMF (Hrsg.) für die Leitliniengruppe Unipolare Depression. S3-Leitlinie/ Nationale Versorgungsleitlinie Unipolare Depression – Langfassung (2. Aufl., Version 5), 2015. doi: 10.6101/AZQ/000364

[289] Bianchi R, Schonfeld IS, Laurent E. Burnout–depression overlap: A review. Clinical Psychology Review, 2015,36,28–41. doi: 10.1016/j.cpr.2015.01.004.

[290] Elpern EH, Covert B, Kleinpell R. Moral Distress of staff nurses in a medical intensive care unit. Am J Crit Care, 2005,14(6),523–530.

[291] Webster G, Bayliss F. Moral Residue. In: S Rubin, L Zoloth (Hrsg.), Margin of Error: The Ethics of Mistakes in the Practice of Medicine. Hagerstown, M: University Publishing Group, 2000, S. 217–230.

[292] Epstein EG, Hamric AB. Moral Distress, Moral Residue, and the Crescendo Effect. The Journal of Clinical Ethics, 2009,20(4),330–342.

[293] Hamric AB, Davis W, Childress MD. Moral Distress in Health-Care Providers: What Is It and What Can We Do About It? Pharos of Alpha Omega Alpha Honor Society, 2006,69(1),16–23.

[294] Lazarus RS. Psychological stress and the coping process. New York: McGraw-Hill Book Company, 1966.

[295] Hobfoll SE. The influence of culture, community, and the nested-self in the stress process: Advancing conservation of resources theory. Applied Psychology, 2001,50(3),337–421.

[296] Hobfoll SE. Conservation of resources theory: Its implication for stress, health and resilience. In: S Folkman, PE Nathan (Hrsg.), The Oxford handbook of stress, health, and coping. New York: Oxford University Press, 2011, S. 127–147.

[297] Zaumseil M, Schwarz S. Understandings of coping: A critical review of coping theories for disaster contexts. In: M Zaumseil, S Schwarz, M von Vacano, G Sullivan, J Prawitasari-Hadiyono (Hrsg.), Cultural psychology of coping with disasters. New York: Springer, 2014, S. 45–83.

[298] Müller M, Pfister D, Markett S, Jaspers B. Wie viel Tod verträgt das Team? In Schmerz, 2009,23,600–608.

[299] American Association of Critical Care Nurses from AACN Ethics Work Group. The 4 A's to Rise above moral distress. Aliso Viejo, CA: AACN, 2004.

[300] Lynch T, Clark D, Centeno C, et al. Barriers to the development of palliative care in Western Europe. Palliative Medicine, 2010,24(8),812–819. doi: 10.1177/0269216310368578

[301] Gockel M. Der palliativmedizinische Konsiliardienst am Klinikum der Universität München: Akzeptanz und Entwicklung der Leistungen über einen 5-Jahres-Zeitraum (2002–2007) (Dissertation), 2008. Abgerufen am 08.02.2020 von https://core.ac.uk/download/pdf/11030053.pdf

[302] Ewing G, Farquhar M, Booth S. Delivering Palliative Care in an Acute Hospital Setting: Views of Referrers and Specialist Providers. Journal of pain and symptom management, 2009,38,327–340. doi: 10.1016/j.jpainsymman.2008.09.009

[303] Strohscheer I, Verebes J, Samonigg H. Implementierung eines palliativmedizinischen Konsiliardienstes an einer Universitätsklinik. Zeitschrift für Palliativmedizin, 2005,6(04)112–116, doi: 10.1055/s-2005-915354

[304] Chapman L, Groves K. Is integrated specialist palliative care a myth? European Journal of Palliative Care, 2007,14(1).

[305] Evans CJ, Harding R, Higginson IJ, MORECare. 'Best practice' in developing and evaluating palliative and end-of-life care services: a meta-synthesis of research methods for the MORECare project. Palliative Medicine, 2013,27(10),885–98. doi: 10.1177/0269216312467489

[306] Penrod JD, Deb P, Dellenbaugh C. Hospitalbased palliative care consultation: effects on hospital cost. J Palliat Med, 2010(13),973–979. doi: 10.1089/jpm.2010.0038

[307] Hanson LC, Usher B, Spangens L, Bernard S. Clinical and economic impact of palliative care consultation. J Pain Symptom Manage, 2008,35(4),340–346. doi: 10.1016/j.jpainsymman.2007.06.008

[308] Ploenes V. Die Etablierung des interdisziplinären palliativmedizinischen Konsildienstes am Universitätsklinikum Aachen: Eine quantitative und qualitative Analyse. In: L Radbruch, F Elsner (Hrsg.), Aachener Dissertationen zur Palliativmedizin, 4. Aachen: RWTH Aachen, 2012.

[309] Hui D, Kim SH, Kwon JH et al. Access to palliative care among patients treated at a comprehensive cancer center. Oncologist, 2012,17(12),1574–80. doi: 10.1634/theoncologist.2012-0192

[310] Rodriguez KL, Barnato AE, Arnold RM. Perceptions and Utilization of Palliative Care Services in Acute Care Hospitals. J Palliat Med, 2007,10(1),99–110.

[311] Hui D, Park M, Liu D, Reddy A, Dalal S, Bruera E. Attitudes and Beliefs Toward Supportive and Palliative Care Referral Among Hematologic and Solid Tumor Oncology Specialists. The Oncologist, 2015,20(11),1326–32. doi: 10.1634/theoncologist.2015-0240

[312] Grudzen CR, Richardson LD, Hopper SS, Oortiz JM, Whang C, Morrison RS. Does palliative care have a future in the emergency department? Discussions with attending emergency physicians. J Pain Symptom Management, 2012,43(1),1–9. doi: 10.1016/j.jpainsymman.2011.03.022

[313] Snow CE, Varela BR, Pardi DA, Adelman RD, Said S, Reid MC. Identifying factors affecting utilization of an inpatient palliative care service: a physician survey. J Palliat Med, 2009,12 (3),231–237. doi: 10.1089/jpm.2009.9656

[314] Mosenthal AC, Weissman DE, Curtis JR et al. Integrating palliative care in the surgical and trauma intensive care unit: a report from the Improving Palliative Care in the Intensive Care Unit

(IPAL-ICU) Project Advisory Board and the Center to Advance Palliative Care. Crit Care Med, 2012,40(4),1199–1206. doi: 10.1097/CCM.0b013e31823bc8e7

[315]   Dunlop RJ, Hockley J. Hospital-based palliative care teams: The hospital-hospice interface (2. Aufl.). Oxford: University Press, 1998.

[316]   Bruera E, Hui D. Integrating Supportive and Pallaitive Care in the Trajectory of Cancer: Establishing Goals and Models of Care. J Clinical Oncology, 2010,28(25),4013–7. doi: 10.1200/JCO.2010.29.5618

[317]   Ellershaw J, Wilkinson S. Care of the dying: a pathway to excellence. Oxford: University Press, 2003.

[318]   National Institute for Clinical Excellence (NICE). Improving Supportive and Palliative Care for Adults with Cancer. Guidance on cancer services. London: NICE, 2004.

[319]   Ellershaw J. Care of the dying: what a difference an LCP makes. Palliative Care Medicine, 2007,21,365–368.

[320]   Reinholz U, Mai S, Oftring Z, Hopprich A, Weber M, Hildebrandt J, Weber M. Einführung der Handlungsempfehlung Sterbephase (HES) auf einer universitären Palliativstation – Veränderung in der Betreuung Sterbender und ihrer Angehörigen aus Sicht der Pflege. Palliativmedizin, 2016,17(05),1–59. doi: 10.1055/s-0041-102550

[321]   Arbeitsgruppe Palliativmedizin im Netzwerk der von der Deutschen Krebshilfe geförderten Comprehensive Cancer Center (Hrsg.). Best Practice Empfehlungen zur Integration der Palliativmedizin in ein von der Deutschen Krebshilfe gefördertes Comprehensive Cancer Center, 2017, S. 12. Abgerufen am 08.02.2020 von http://www.ccc-netzwerk.de/fileadmin/Inhalte/Downloads/PDF/Best_Practice_Handreichung.pdf

[322]   Barclay S, Wood D, Knights D. The Liverpool Care Pathway for the dying: what went wrong. Br J Gen Pract, 2013,63(615),509–510. doi: 10.3399/bjgp13X673559

[323]   Knights D, Wood D, Barclay S. The Liverpool Care Pathway for the dying: what went wrong? Br J Gen Pract, 2015,63(615),509–510. doi: 10.3399/bjgp13X673559

[324]   Clarke A. Situationsanalyse. Grounded Theory nach dem Postmodern Turn. Interdisziplinäre Diskursforschung. Wiesbaden: Springer VS, 2012.

[325]   Breuer F. Subjekthaftigkeit der sozialwissenschaftlichen Erkenntnistätigkeit und ihre Reflexion: Epistemologische Fenster, methodische Umsetzungen [44 Absätze]. Forum: Qualitative Social Research, 2003,4(2). doi: 10.17169/fqs-4.2.698

[326]   Flick U. Qualitative Sozialforschung. Eine Einführung (3. Aufl.). Hamburg: Rowohlt, 2002.

[327]   Strauss AL, Corbin J. Grounded Theorie: Grundlagen qualitativer Sozialforschung. Weinheim: Beltz, PVU, 1996.

[328]   Breuer B, Muckel P, Dieris B. Reflexive Grounded Theory. Eine Einführung für die Forschungspraxis (3. überarb. und erweiterte Aufl.). Wiesbaden: Springer, 2018.

[329]   Kelle U. Empirisch begründete Theoriebildung. Zur Logik und Methodologie interpretativer Sozialforschung (2. Aufl.). Weinheim: Deutsche Studien Verlag, 1996.

[330]   Geertz C. Dichte Beschreibung. Beiträge zum Verstehen kultureller Systeme. Frankfurt/M: Suhrkamp, 1983.

[331]   Mruck K, Mey G. Qualitative Forschung. In: F Jacobi, A Poldrack (Hrsg.), Klinisch-Psychologische Forschung: ein Praxishandbuch. Göttingen: Hogrefe, 2000, S. 191–208.

[332]   Strauss AL, Corbin J. Grounded Theory Research: Procedures, Canons and Evaluative Criteria. Qualitative Sociology, 1990,13(3),3–21. doi: 10.1007/BF00988593

[333]   Mey G, Mruck K (Hrsg.). Grounded Theory Reader (2. aktual. Aufl.). Wiesbaden: VS Verlag für Sozialwissenschaften, 2011.

[334]   Diaz-Bone R. Review Essay: Situationsanalyse – Strauss meets Foucault? Forum Qualitative Sozialforschung/Forum: Qualitative Social Research, 2012,14(1). doi: 10.17169/fqs-14.1.1928

[335] Markard M. Kritische Psychologie: Methodik vom Standpunkt des Subjekts. Forum Qualitative Sozialforschung/Forum: Qualitative Social Research, 2000,1(2). doi: 10.17169/fqs-1.2.1088

[336] Flick U. Zugänge zum Un-Vertrauten: qualitative Methoden in der Analyse sozialer Repräsentationen. In: EH Witte (Hrsg.), Sozialpsychologie der Kognition: soziale Repräsentationen, subjektive Theorien, soziale Einstellungen. Beiträge des 13. Hamburger Symposiums zur Methodologie der Sozialpsychologie. Lengerich: Pabst, 1998. Abgerufen am 18.01.2020 von http://nbn-resolving.de/urn:nbn:de:0168-ssoar-39901

[337] Flick U. (Hrsg.). Psychologie des Sozialen. Repräsentationen in Wissen und Sprache. Reinbeck: Rowohlt, 1995.

[338] Moscovici S. Geschichte und Aktualität sozialer Repräsentationen. In: U Flick (Hrsg.), Psychologie des Sozialen. Repräsentationen in Wissen und Sprache. Reinbeck: Rowohlt, 1995, S. 266–314.

[339] Steinke I. Kriterien qualitativer Forschung. Ansätze zur Bewertung qualitativ-empirischer Sozialforschung. Weinheim: Juventa, 1999.

[340] Steinke I. Gütekriterien Qualitativer Forschung. In: U Flick, E von Kardorff, I Steinke (Hrsg.), Qualitative Forschung – Ein Handbuch. Reinbek: Rowohlt, 2000, S. 319–331.

[341] Breuer F. (Hrsg.). Qualitative Psychologie. Grundlagen, Methoden und Anwendungen eines Forschungsstils. Opladen: Westdeutscher Verlag, 1996.

[342] Strübing J, Hirschauer S, Ayaß R, Krähnke U, Scheffer T. Gütekriterien qualitativer Sozialforschung. Ein Diskussionsanstoß. Zeitschrift für Soziologie, 2018,47(2),83–100. doi: 10.1515/zfsoz-2018-1006

[343] Flick U. Triangulation in der qualitativen Forschung. In: U Flick, E von Kardorff, I Steinke (Hrsg.), Qualitative Sozialforschung – ein Handbuch. Reinbeck: Rowohlt, 2000, S. 309–318.

[344] Berliner Krebsgesellschaft. Aktuell 2014. Abgerufen am 18.01.2020 von https://www.berliner-krebsgesellschaft.de/fileadmin/Newsletter/2014/Newsletter_BKG_Juni2014.pdf

[345] Mayr VD, Dünser MW, Greil V. Causes of death and determinants of outcome in critically ill patients. Critical Care, 2006,10(6),R154. doi: 10.1186/cc5086

[346] Kelle U, Kluge S. Vom Einzelfall zum Typus: Fallvergleich und Fallkontrastierung in der qualitativen Sozialforschung. Opladen: Leske und Budrich, 1999.

[347] Wright MT, Block M, von Unger H. Partizipative Qualitätsentwicklung. In: P Kolip, V Müller (Hrsg.), Qualität von Gesundheitsförderung und Prävention. Handbuch Gesundheitswissenschaften. Bern: Hans Huber Verlag, 2009, S. 157–175.

[348] Montgomery A, Doulougeri K, Panagopoulou E. Implementing action research in hospital settings: a systematic review. Journal of Health Organization and Management, 2015,29(6),729–749. doi: 10.1108/JHOM-09-2013-0203

[349] von Unger H. Partizipative Gesundheitsforschung: Wer partizipiert woran? Forum Qualitative Sozialforschung / Forum: Qualitative Social Research, 2012,13(1). doi: 10.17169/fqs-13.1.1781

[350] Bühler D. Therapie und Zwang. Teilnehmende Beobachtung in einer Suchtkrankenorganisation. In: J Glazel, H Krüger, C Scharfetter (Hrsg.), Forum der Psychiatrie. Stuttgart: Enke, 1984.

[351] Flick U, von Kardorff E, Keupp H, Wolff S (Hrsg.). Handbuch Qualitative Sozialforschung. München: PVU, 1991.

[352] Lau T, Wolff S. Der Einstieg in das Untersuchungsfeld als soziologischer Lernprozess. Kölner Zeitschrift für Soziologie und Sozialpsychologie, 1983,35(3),417–437.

[353] Breuer F. Wissenschaftliche Erfahrung und der Körper/Leib des Wissenschaftlers. Sozialwissenschaftliche Überlegungen. Unveröffentlichtes Manuskript, 1999.

[354] Kahn RL, Antonucci TC. Convoys over the life course: Attachment, roles, and social support. In: PB Baltes, OG Brim (Hrsg.), Life-span development and behaviour. New York: Academic Press, 1980, S. 383–405.

[355] Witzel A. Das problemzentrierte Interview. Forum Qualitative Sozialforschung/Forum: Qualitative Social Research, 2000,1. doi: 10.17169/fqs-1.1.1132

[356] Witzel A. Das problemzentrierte Interview. In: G Jüttemann (Hrsg.), Qualitative Forschung in der Psychologie. Grundfragen, Verfahrensweisen, Anwendungsfelder. Weinheim: Beltz, 1985, S. 227–255.

[357] Mayring P. Einführung in die qualitative Sozialforschung. München: PVU, 1990.

[358] Deppermann A. Gespräche analysieren. Opladen: Leske & Budrich, 2001.

[359] Bohnsack R. Gruppendiskussion. In: U Flick, E von Kardorff, I Steinke (Hrsg.), Qualitative Sozialforschung – ein Handbuch. Reinbeck: Rowohlt, 2000, S. 369–384.

[360] Loos P, Schäffer B. Das Gruppendiskussionsverfahren. Opladen: Leske & Budrich, 2001.

[361] Glaser B, Strauss A. Grounded Theory. Strategien qualitativer Forschung Göttingen: Huber, (Original veröffentlicht 1967), 1998.

[362] Böhm A, Legewie H, Muhr T. Kursus Textinterpretation: Grounded Theory, Bericht aus dem interdisziplinären Forschungsprojekt Atlas, 1992. doi:10.13140/2.1.3739.9844

[363] Legewie H. Globalauswertung von Dokumenten. In: A Boehm, A Mengel, T Muhr (Hrsg.), Texte verstehen: Konzepte, Methoden, Werkzeuge. Konstanz: Univ.-Verlag Konstanz, 1994, S. 177–182. Abgerufen am 18.02.2020 von https://nbn-resolving.org/ urn:nbn:de:0168-ssoar-14547

[364] Glaser B. Theoretical Sensitivity. Advances in the Methodology of Grounded Theory. Mill Valley: Sociology Press, 1978.

[365] Strauss AL. Grundlagen qualitativer Sozialforschung. München: Fink, 1991.

[366] Bogner A, Menz W. Experteninterviews in der qualitativen Sozialforschung. Zur Einführung in eine sich intensivierende Methodendebatte. In: Bogner A, Littig B, Menz (Hrsg.), Experteninterviews. Theorien, Methoden Anwendungsfelder. Wiesbaden: VS Verlag für Sozialwissenschaften, 2009, S. 7–34.

[367] Meuser M, Nagel U. Expertenwissen und Experteninterview. In: R Hitzler, A Honer, C Maeder (Hrsg.), Expertenwissen. Die institutionelle Kompetenz zur Konstruktion von Wirklichkeit. Opladen: Westdeutscher Verlag, 1994, S. 180–192.

[368] MaxQDA. Einführung. VERBI Software. Consult. Sozialforschung. GmbH, Berlin, 2014. Abgerufen am 08.02.2020 von https://www.maxqda.de/download/manuals/MAX11_intro_ger.pdf

[369] Girtler R. Methoden der qualitativen Sozialforschung. Eine Anleitung zur Feldarbeit. Wien: Böhlau, 1984.

[370] Gerdes K. (Hrsg.). Explorative Sozialforschung. Einführende Beiträge aus „Natural Sociology" und Feldforschung in den USA. Stuttgart: Enke, 1979.

[371] Mruck K, Mey G. Selbstreflexivität und Subjektivität im Auswertungsprozess biographischer Materialien – zum Konzept einer „Projektwerkstatt qualitativen Arbeitens" zwischen Colloquium, Supervision und Interpretationsgemeinschaft. In: G Jüttemann, H Thomae (Hrsg.), Biographische Methoden in den Sozialwissenschaften. Weinheim: Beltz/PVU, 1998, S. 284–306.

[372] Muckel P. Selbstreflexivität und Subjektivität im Forschungsprozess. In: F Breuer (Hrsg.), Qualitative Psychologie. Grundlagen, Methoden und Anwendungen eines Forschungsstils. Opladen: Westdeutscher Verlag, 1996, S. 61–78.

[373] Behzadi A, Leithäuser G, Hermann A. „Palliativkonsildienst? Das machen wir selber." Ärztliche Erwartungen an einen Palliativkonsildienst. Zeitschrift für Palliativmedizin, 2016,17(05),1–59. doi: 10.1055/s-0036-1594075

[374] Mehnert A, Goerling U. Cancer Survivorship – psychoonkologische Versorgungsmodelle in der Praxis. PSO-Tagungsbericht 2015. FORUM, 2016,31,65–66. doi: 10.1007/s12312-015-0017-1

[375] GGFP. Jahrestagung der GGFP: Alles nur zu deinem Wohle?! Well-Being: Wider eine individualisierende sicht, 2015. Abgerufen am 08.02.2020 von http://www.ggfp.de/index.php/jahrestagung-ggfp-2015-programm.html

[376] Balint M. Der Arzt, sein Patient und die Krankheit. Stuttgart: Klett-Cotta, 1984.

[377] Berg M. Praktiken des Lesens und Schreibens. Die konstitutive Rolle der Patientenakte in der medizinischen Arbeit. In: I Saake, W Vogd (Hrsg.), Moderne Mythen in der Medizin. Studien zur organisierten Krankenbehandlung. Wiesbaden: VS, 2008, S. 63–85.

[378] Bestattungsgesetz. Gesetz über das Leichen- und Bestattungswesen, 1973. Abgerufen am 12.02.2020 von http://gesetze.berlin.de/jportal/?quelle=jlink&query=BestattG+BE&psml= bsbeprod.psml&max=true&aiz=true#jlr-BestattGBErahmen

[379] Siewert JR, Rothmund M, Schumpelick V (Hrsg.). Praxis der Viszeralchirurgie: Onkologische Chirurgie. Heidelberg: Springer, 2006.

[380] Vogl TJ, Mack MG, Balter JO (Hrsg.). Lebermetastasen. Diagnose – Intervention – Therapie. Berlin: Springer, 2002.

[381] Gemeinsamer Bundesausschuss. Richtlinie des Gemeinsamen Bundesausschusses zur Umsetzung der Regelungen in § 62 für schwerwiegend chronisch Erkrankte, 2017. Abgerufen am 18.01.2020 von https://www.g-ba.de/downloads/62-492-1530/RL-Chroniker_2017-11-17.pdf

[382] Vogd W. Ärztliche Entscheidungsfindung im Krankenhaus. Komplexe Fallproblematiken im Spannungsfeld von Patienteninteressen und administrativ-organisatorischen Bedingungen. Zeitschrift für Soziologie, 2004,33(1),26–47. doi: 10.1515/zfsoz-2004-0102

[383] Campbell SM, Ulrich CM, Grady C. A Broader Understanding of Moral Distress. American Journal of Bioeth, 2016,16(12),2–9. doi: 10.1080/15265161.2016.1239782

[384] Visser M, Deliens L, Houttekier D. Physician-related barriers to communication and patient- and family-centred decision-making towards the end of life in intensive care: a systematic review. Crit Care, 2014,18(6)604. doi: 10.1186/s13054-014-0604-z

[385] Rosenberg LB, Greenwald J, Caponi B, et al. Confidence with and Barriers to Serious Illness Communication: A National Survey of Hospitalists. J Palliat Med, 2017,20(9),1013–1019. doi: 10.1089/jpm.2016.0515

[386] Statistisches Bundesamt. Bevölkerung und Erwerbstätigkeit, Fachserie 1, Reihe 2.2, Bevölkerung mit Migrationshintergrund. Ergebnisse des Mikrozensus 2013. Abgerufen am 18.02.2020 von https://www.verband-binationaler.de/fileadmin/user_upload/_imported/fileadmin/ Dokumente/PDFs/Mikrozensus_2013.pdf

[387] Statistisches Bundesamt. Glossar, Migrationshintergrund. Abgerufen am 30.01.2020 von https://www.destatis.de/DE/Themen/Gesellschaft-Umwelt/Bevoelkerung/Migration-Integration/Glossar/migrationshintergrund.html

[388] Henke O, Thuss-Patience P. Hospiz- und Palliativversorgung von Patienten mit Migrationshintergrund in Deutschland. Zeitschrift für Palliativmedizin, 2012,13(04),191–196. doi: 10.1055/s-0032-1305060

[389] Henke A, Thuss-Patience P, Behzadi A, Henke O. End-of-life care for immigrants in Germany. An epidemiological appraisal of Berlin. PLoS ONE, 2017,12(8),e0182033. doi: 10.1371/journal. pone.0182033

[390] Schildmann J, Tan J, Salloch S, Vollmann J. "Well, I think there is great variation ...": a qualitative study of oncologists' experiences and views regarding medical criteria and other factors relevant to treatment decisions in advanced cancer. Oncologist. 2013,18(1),90-96. doi:10.1634/theoncologist.2012-0206

[391] Temel JS, Shaw AT, Greer JA. Challenge of Prognostic Uncertenty in the Modern Era of Cancer Therapeutics. J Clin Oncol, 2016,34(30),3605–3608. doi: 10.1200/JCO.2016.67.8573

[392] Institut für Palliativpsychologie. Glossar: Lebensqualität. Abgerufen am 20.03.2020 von https://www.palliativpsychologie.de/?page_id=1476

[393] Jürgensen JS, Frei U (Hrsg.). Strukturierter Qualitätsbericht. Berichtsjahr 2013. Abgerufen am 30.01.2020 von https://qualitaetsmanagement.charite.de/leistungen/qualitaetssicherung/ strukturierter_qualitaetsbericht/

[394] Klinikum Ernst von Bergmann. Strukturierter Qualitätsbericht 2013. Abgerufen am 18.02.2020 von https://www.klinikumevb.de/fileadmin/pflege/klinikum/QM/Qualitaets-bericht_KEvB_2013.pdf

[395] WHO Expert Committee on Cancer Pain Relief and Active Supportive Care & World Health Organization. Cancer pain relief and palliative care : report of a WHO expert committee [meeting held in Geneva from 3 to 10 July 1989]. Abgerufen am 12.02.2020 von https://apps.who.int/iris/handle/10665/39524

[396] DGP und DGHO. Gemeinsame Stellungnahme: Frühzeitige Integration palliativmedizinischer Versorgung in die onkologische Therapie. Abgerufen am 08.02.2020 von https://www.dgho.de/publikationen/stellungnahmen/gute-aerztliche-praxis/palliativmedizinische_versorgung/Stellungnahme_DGP_DGHO.pdf

[397] Zimmermann C, Swami N, Krzyzanowska M et al. Perceptions of palliative care among patients with advanced cancer and their caregivers. CMAJ, 2016,188(10),E217–E227. doi: 10.1503/cmaj.151171

[398] Saake I, Vogd W (Hrsg.). Moderne Mythen in der Medizin. Studien zur organisierten Krankenbehandlung, Wiesbaden: VS, 2008.

[399] Bergold J, Zaumseil M. Forschungsdienst Wedding: Versuch der Entwicklung eines gemeinde-psychologischen Forschungszugangs. In: I Beerlage, EM Fehre (Hrsg.), Praxisforschung zwischen Intuition und Institution. Tübingen: DGVT, 1989, S. 137–150.

[400] Bundesgesundheitsministerium Sofortprogramm Pflege. Gesetz zur Stärkung des Pflegepersonals. Abgerufen am 12.02.2020 von https://www.bundesgesundheitsministerium.de/Sofortprogramm-Pflege

[401] Freudenberger HJ. Staff Burn-Out. Journal of Social Issues, 1974,30(1),159–165.

[402] Letsch A, Ahn J, Preisler M. Die personalisierteste Medizin: Integrierte Supportiv- und Palliativversorgung in der Krebsbehandlung. Aktuelle Gesundheitsnachrichten, 2016,21,20–31, Abb. 1.

Stichwortverzeichnis

www.ingramcontent.com/pod-product-compliance
Lightning Source LLC
Chambersburg PA
CBHW081512190326
41458CB00015B/5351